中国抗癌协会中西整合白血病专业委

U0629451

2025

白血病

中西整合诊治技术指南（CACA）

主　编：胡晓梅　江倩

天津出版传媒集团

天津科学技术出版社

图书在版编目（CIP）数据

白血病中西整合诊治技术指南 / 胡晓梅，江倩主编.

天津 ：天津科学技术出版社，2025. 4. -- ISBN 978-7-5742-2620-3

Ⅰ. R733.705-62

中国国家版本馆CIP数据核字第2025GW2661号

白血病中西整合诊治技术指南

BAIXUEBING ZHONGXI ZHENGHE ZHENZHI JISU ZHINAN

策划编辑：方　艳

责任编辑：孟祥刚

责任印制：赵宇伦

出　　版：天津出版传媒集团
　　　　　天津科学技术出版社

地　　址：天津市西康路35号

邮　　编：300051

电　　话：（022）23332390

网　　址：www.tjkjcbs.com.cn

发　　行：新华书店经销

印　　刷：天津中图印刷科技有限公司

开本 787×1092　1/32　印张20　字数350 000

2025年4月第1版第1次印刷

定价：120.00元

主　编

胡晓梅　江　倩

副主编

史哲新　孙雪梅　郎海燕　佟红艳

编　委 （姓氏笔画排序）

丁晓庆　北京中医药大学东方医院

马俊丽　北京市海淀医院

王子卿　首都医科大学附属北京友谊医院

王　芳　郑州大学第一附属医院

王茂生　河北中医药大学附属廊坊市中医医院

王杰松　福建省肿瘤医院

王雪莹　河南省中医院

王　跃　湖南中医药大学第一附属医院

王　婷　安徽医科大学第一附属医院

申小惠　甘肃省中医院

史哲新　天津中医药大学第一附属医院

付海英　福建中医药大学附属第三人民医院

代兴斌　江苏省中医院

吕　妍　中国中医科学院西苑医院

全日城　中国中医科学院西苑医院

刘丽敏　福建中医药大学附属第三人民医院

刘兵城　中国医学科学院血液病医院（中国
　　　　医学科学院血液学研究所）

刘　欣　辽宁中医药大学附属医院

刘学文　内蒙古科技大学包头医学院第二附
　　　　属医院

刘　承　清华大学附属北京清华长庚医院

刘　娜　重庆市中医院

刘海生　河北医科大学第四医院

米瑞华　河南省肿瘤医院

江　倩　北京大学人民医院

孙　洁　浙江大学医学院附属第一医院

孙雪梅　江苏省中医院

纪　敏　山东大学齐鲁医院

李芋锦　云南省第一人民医院

李秀军　遵义医科大学附属300医院（贵航
贵阳医院）

李晓帆　福建医科大学附属协和医院

杨二鹏　清华大学附属北京清华长庚医院

杨云帆　四川大学华西医院

杨　静　山东省潍坊市中医院（山东第二
医科大学附属中医院）

吴　冰　中国中医科学院西苑医院苏州医院
（苏州市中医医院）

吴远彬　广东省中医院

吴迪炯　浙江省中医院

吴建伟　暨南大学附属江门中医院（江门
市五邑中医院）

吴筱莲　浙江省中医院

佟红艳　浙江大学医学院附属第一医院

宋敏敏　北京市昌平区南口医院

张伟锋　天津中医药大学第一附属医院

张　梅　北京市隆福医院

陈苏宁　苏州大学第一附属医院

陈　斌　湖北省中医院（湖北中医药大学
　　　　附属医院）

范　腾　中山大学附属肿瘤医院（中山大
　　　　学肿瘤防治中心）

林　海　首都医科大学附属北京友谊医院

周红升　南方医科大学南方医院

周振环　河北中医药大学附属廊坊市中医
　　　　医院

郎海燕　北京中医药大学东直门医院（通
　　　　州院区）

胡晓梅　中国中医科学院西苑医院

侯雅军　首都医科大学附属北京中医医院

洪　鸣　南京医科大学第一附属医院

贾永前　四川大学华西医院

徐成波　福建中医药大学附属人民医院

谌海燕　北京中医药大学东方医院

隗　佳　华中科技大学附属同济医院

韩丽珍　北京中医药大学东直门医院（通
　　　　州院区）

程　志　河南省中医院

程纬民　广西中医药大学第一附属医院

曾英坚　江西省中医院

缪文雄　泰州市中医院

魏嘉琦　北京市丰台区大红门社区卫生服
　　　　务中心

秘书（兼）：吕妍　中国中医科学院西苑
　　　　　　　医院

目录

第一篇 白血病的中西整合基础

第二篇 白血病的中西整合诊断

第三篇　白血病的中西整合治疗

第四篇　白血病的中西整合调护

第一篇

白血病的中西整合基础

—— 第一章 ——

白血病的中医概论

第一节　白血病的中医古籍描述

白血病是起源于造血干细胞，以发热、出血、贫血，伴或不伴肝、脾、淋巴结肿大为主要临床表现的一类造血系统恶性克隆性疾病。中医学历代文献中没有"白血病"的系统描述，根据白血病证候特征，有关白血病的起源、证候、治法、调护等内容散见于中医学的"虚劳""血证""温病""癥瘕""恶核"等病证之中。

白血病起源于骨髓造血干、祖细胞，早在《黄帝内经》就有关于"髓"的记载，如《素问·五藏别论》篇载："脑、髓、骨、脉、胆、女子胞，此六者，地气之所生也，皆藏于阴而象于地，故藏而不泻，名奇恒之腑。"，《素问·脉要精微论》载："骨者髓之府，不能久立，行则振掉，骨将惫矣。"。由此可见，髓是"奇恒之腑"之一，是一种不同于人体内其他脏腑的重要组织，居于骨内而贮藏精气，以濡养机体而不泄于体外。《素问·生气通天论》曰："骨髓坚固，气血皆从"，可见古人已经对"骨髓化生血液"有一定的认识，与现代医学认为骨髓为造血细胞生成、成熟的主要场所，骨髓中的多能干细胞分化、发育、成熟，最终释放至外周血，成为成熟的血细胞的关念相符。《类经·藏象类》曰："髓者骨之充也。"，《灵枢·海论》曰："髓海有余，则轻劲多力，自过其度；髓海不足，则脑转耳鸣，胫酸眩冒，目无所见，懈怠安卧。"。此外，骨髓的盈盛与肾密切相关。《灵枢·本神》曰："肾藏精"，《素问·五运行大论》有"肾生骨髓"，唐代王冰注解曰："肾之经气生养骨髓。"，《中西汇通医经精义·上卷》："盖髓者，肾精所生，精足则髓足；髓在骨内，髓足则骨强，所以能作强而才力过人也。"。由此可见血液的化生在骨髓，而骨髓的造血作用主要取决于肾的功能状态，即精血互生，精生髓，髓化血。这和现代医学提出的肾小球球旁细胞产生促红素，从而促进骨髓红细胞分化成熟同样不谋而合。

贫血是白血病的最常见的症状之一，祖国医学常常归属于"血虚"、"虚劳"的范畴。《素问·通评虚实论》曰"精气夺则虚"。《金匮要略·血痹虚劳病脉证并治》首先提出了"虚劳"的病名，列举了"面色薄""烦热""盗汗""亡血"等主症，载"五劳虚极羸瘦，腹满不能饮食，食伤，忧伤，饮伤，房室伤，劳伤，营卫气伤，内有干血，肌肤甲错，两目黯黑"

等，并提出"夫男子平人，脉大为劳，极虚亦为劳"，成为后世虚劳脉学之总纲；《诸病源候论·虚劳病诸候》进一步详细地论述了虚劳的原因及各类症状，对"五劳""六极""七伤"的具体内容做了说明。上述论述与白血病贫血导致的面色苍白、倦怠乏力、自汗盗汗、心悸气促等临床表现极为相近。

发热和出血是白血病另两个常见表现，中医认为："血，得温则行"，因此二者往往同时并见。《素问·评热病论》记载："有病温者，汗出辄复热，而脉躁急，不为汗衰，狂言不能食。"指出发热可以引起机体的血流动力学改变；《诸病源候论·温病衄候》曰："由五脏热结所为，心主血，肺主气，而开窍于鼻，邪热伤于心，故衄，衄者，血从鼻出也。"，这与白血病出现的高热、出血及败血症的临床表现相近。而《圣济总录》云："急劳之病，其证与热劳相似，而得之差暴也。"，又曰："热劳之证，心神烦躁，面赤，头痛，眼涩，唇焦，身体壮热，烦渴不止，口舌生疮，食饮无味，肢节疼痛，多卧少起，或时盗汗，日渐羸瘦者是也。"这与急性白血病出现的高热或者骨骼、肢体疼痛，以及贫血等衰竭症状极为相似。

白血病多伴有肝、脾不同程度的肿大，以慢性髓系白血病尤为突出，多归于中医"癥瘕""积聚"的范畴，如《诸病源候论·虚劳癥瘕候》云："癥瘕病者，皆由久寒积冷，饮食不消所致也。结聚牢强，按之不转动为癥；推之浮移为瘕。虚劳之人，脾胃气弱，不能尅消水谷，复为寒冷所乘，故结成此病也。"。而"积聚"之名首见于《灵枢·五变》："人之善肠中积聚者，……皮肤薄而不泽，肉不坚而淖泽。如此，则肠胃弱，恶则邪气留止，积聚乃伤。"。《素问·举痛论》曰："血气稽留不得行，故宿昔而成积矣。"，《内经》里还有伏梁、息贲、肥气、奔豚等病名，亦皆属积聚范畴，无论是饮食因素，还是气血失和，或是外感风寒诸邪，皆可导致其产生。《医宗必读》有言："积之成者，正气不足而后邪气踞之。"，白血病患者正虚于内，邪气聚于人体，日久形成推之不移的腹部包块（肝脾肿大），即"癥瘕积聚"。

淋巴结肿大多见于急慢性淋巴细胞白血病，多归于中医"瘰疬""痰核""恶核"等范畴。《诸病源候论·恶核候》曰："恶核者，是风热毒气，与血气相搏结成核生颈边，又遇风寒所折，遂不消不溃，名为恶核也。"，《外科证治全生·治法》记载："大者，名恶核；小者，名痰核。与石疽初起相同。然其寒凝甚结，毒根最深，却不易溃。"。在《备急千金药方》中有记载"凡恶核似射之，……，时有不痛者，不痛便不忧，不忧则救迟，救迟则杀人，是宜早防之""恶核病卒然而起，有毒。若不治入腹，烦闷杀人"。凡此"恶核"描述较为接近白血病淋巴结肿大且难治愈的特点。白血病的病程与感染密不可分，和机体自身的免疫状态息息相关，这与祖国医学认为的外邪与血气搏结发病可以说是异曲同工。

白血病的病因，中医归结于"毒"邪。"毒"，《说文解字》释"厚也，害人之草"，后世引申，凡对人有害即谓之"毒"。中医认为白血病病因之"毒"分为六淫之毒、环境之毒、药石之毒、病证之毒。六淫之"毒"泛指一切致病邪气，常见的如风、寒、暑、湿、燥、火、疫毒之气等，对人体伤害大的皆可谓"毒"，如热毒、寒毒、疫毒等。如徐延祚《医医琐言》中认为的"万病唯一毒"之论，吉益东洞认为"邪气者，毒也"，即致病邪气均可称"毒"。白血病中医病因之毒以外感温热毒邪为主，与其高热、出血等热入营血之表现相符，此亦符合白血病常伴细菌、病毒、真菌感染的特点。环境之"毒"如《医学正传》提到的"岭南闽广等处"的"山岚雾露烟瘴湿热恶气"及现代之各种物理、化学污染，如苯、甲醛、放射线等皆可谓病因之毒。药石之"毒"，一是中医早期即认为所有药物皆被称为毒药，如《素问·脏气法时论》的"毒药攻邪"。《景岳全书》中有"毒药者，总括药饵而言。凡可避邪安正者，皆可称为毒药。"之论。二是指药物四气五味、升降浮沉之偏性。

如张景岳"药以治病，因毒为能。所谓毒者，以气味之有偏也"。此二"毒"非后世之毒，正确应用不会危害人体，即"有故无殒，亦无殒也"。三是指药物有对人体有严重危害的，或可造成严重不良反应的毒性。《素问·五常政大论》提到："大毒治病，十去其六；常毒治病，十去其七；小毒治病，十去其八……"。一般而言，凡有毒的药物，大多具有强烈、峻猛，易伤害人体的特点，即"毒药，为药之峻利者"。当然也包括各种可导致骨髓受损，诱发白血病的现代西药，如应用环磷酰胺、甲氨蝶呤等免疫抑制剂或化疗药物可称为"药石攻伐"。病证之"毒"指邪气过盛、积聚或难以去除者诱发的病症。如"阴阳毒""火毒""湿毒""浊毒"等。白血病以高热、广泛出血、肝脾淋巴结肿大为常见表现，难以治愈、可危及生命的特点亦符合病证之毒。此外，部分白血病等恶性血液系统疾病可来自先天遗传因素，亦可归为"胎毒"。由此可见，病因之"毒"的含义囊括了外感病因之毒、药物之毒、先天胎毒、环境之毒等各种特性。

古籍中也不乏对白血病治疗的记载和探讨，归纳起来，白血病之中医治疗不外扶正祛邪，《素问·三部九候论》曰"虚则补之"，《素问·阴阳应象大论篇》："形不足者，温之以气；精不足者，补之以味。"等，均可以作为扶正治疗的原则；《素问·至真要大论》记载的"寒者热之，热者寒之，温者清之，清者温之，散者收之，抑者散之，燥者润之，急者缓之，坚者奠之，脆者坚之，衰者补之，强者泻之，各安其气，必清必静，则病气衰去，归其所宗，此治之大体也"可作为祛邪之总纲。

古代文献中白血病的中医调护内容亦为丰富，《素问·上古天真论》记载："其知道者，法于阴阳，和于术数，食饮有节，起居有常，不妄作劳，故能形与神俱，而尽终其天年，度百岁乃去。"包括了顺应自然规律、避风寒、慎起居、调情志、节饮食等多方面养生内容，可作为日常调养的总纲。

（河北中医药大学附属廊坊市中医医院　王茂生）

第二节　白血病的中医病名

中医对于白血病的认识，源于其独特的理论体系和丰富的临床经验。在中医看来，白血病并非一种独立的疾病，而是属于一系列复杂症状的集合。这些症状包括发热、贫血、出血、肝脾肿大等，虽然古代中医没有明确的白血病的命名，但在"虚劳""血证""温病""癥瘕""积聚""瘰疬""恶核""外感热病""内伤发热""骨痹"等范畴内散见相似的记述。

由于历史条件的限制，古代中医对白血病的认识并不深入，上述病名并不能涵盖白血病的全部特点。

如"虚劳"仅能代表白血病面色苍白、乏力等阴阳气血不足的特点，和再生障碍性贫血、营养不良性贫血难以区分；"血证"仅能代表白血病肌肤、齿鼻衄血等特点，和原发性血小板减少症、重型再生障碍性贫血的出血难以区分；"温病"多由外感温热邪毒诱发，卫气营血的辨证过程可用于白血病合并感染阶段，但不能涵盖全部病程；"癥瘕""瘰疬""恶核""积聚"等也仅是部分白血病患者的合并症状，且难与其他一些内科疾病鉴别。

现代医家结合白血病的自身特点，结合古代文献，对白血病的中医命名进行了深入的讨论和探索。部分医家根据急性白血病的起病急、进展快、病情危重的特点，主张将其归为"急劳"；根据其发热、出血、肝脾淋巴结肿大的特点，主张将其归为"热劳""血证""痰核"，仍然未能跳出古人之藩篱；亦有医家主张"血瘤"，但血瘤中医有其固定含义，是指体表血络扩张，纵横丛集而形成的肿瘤。可发生于身体任何部位，大多数为先天性，其特点是病变局部色泽鲜红或暗紫，或呈局限性柔软肿块，边界不清，触之如海绵状，相当于西医的海绵状血管瘤，故并不适合。梁冰教授首次提出了白血病邪毒内蕴、气血两虚的主要病机，杨淑莲教授提出瘀血阻络、血不循经亦是其主要病理机制，从"毒""瘀""虚"的角度探讨白血病的发病机制，并在20世纪90年代初，提出了以"髓毒"命名急性白血病的初步构想，认为邪毒内蕴骨髓为因，肝肾阴精气血亏虚为本，热毒炽盛、血不循经、癥瘕瘰疬为其征象。中国中西医结合学会血液病专业委员会与中华中医药学会内科分会血液病专业组于2008年10月17~19日联合召开了由全国部分高校、研究院所从事血液病临床与科研的专家、教授参加的"常见血液病中医病名"专题讨论会，暂定由西医病名"白血病"及"急性白血病"、"慢性白血病"作为中医病名，认为疾病性质相同，医患均能明了，有中医行业标准，该中医病名有益于学术交流，故暂以大类疾病命名，但此命名不能体现中医特点。2010年李达教授认为肿瘤性疾病均属于"癌病"，故提倡"血癌"这一民间称呼作为概括白血病的名称。

2019年，中华中医药学会血液病分会认为，既往常见的血液病中医病名已经不能涵盖现代血液病的病因、病理、发病过程以及临床证候等特征，不能适应现代血液病学的进步与发展。因此，应从传承、发展与创新的视角出发，探讨并规范常见血液病中医病名，并拓展其内涵及外延，以加快中西医基础理论融合研究与临床多学科交叉诊疗技术的并轨步伐，提高中医诊治能力与临床疗效。基于上述目的，陈信义教授、胡晓梅教授等于2017年11月与2018年4月分别组织全国各高等院校、中医血液病重点学科与重点专科建设单位部分专家，对《规范常见血液病中医病名建议》进行了讨论与重新修订，发布了《常见血液病的中医分类与命名》。会议采纳了"髓毒"命名，将髓系白血病中医命名为"髓毒病"，其中急性髓系白血病命名为"急髓毒病"，慢性髓细胞白血病命名为"慢髓毒病"，急性早幼粒细胞白血病是髓系白血病的特殊类型，且用砷剂疗效显著，基于目前研究进展，结合白血病总体中医命名和该病临床以出血为主要表现的特点，采用"急髓毒紫斑病"中医病名。而淋巴细胞白血病与髓系白血病虽均具有"毒"的特征，但从现代医学检查细胞形态、免疫分型、细胞遗传学等方面有明显差别，故淋巴细胞白血病以"淋毒病"命名，急性淋巴细胞白血病（ALL）命名为"急淋毒病"，慢性淋巴细胞白血病（CLL）命名为"慢淋毒病"。至此，白血病中医命名基本统一和固定下来。

（河北中医药大学附属廊坊市中医医院　王茂生）

第三节　白血病的中医病因病机

白血病的内因是正气不足，而先天已有"胎毒"内伏，复感瘟毒，邪毒侵袭，由表入里致脏腑受邪，骨髓受损，正虚邪实，耗气伤阴，气血亏损更甚，瘟邪入里，内热熏蒸，热伤脉络，迫血妄行；或由瘟毒耗气伤血。日久致气虚或脾虚，气虚则不能摄血，脾虚则血无统摄，则发生出血渚症。若血上溢则见鼻衄、齿衄、咯血、吐血，血下溢则见便血、尿血，妇女可见崩漏不止。若血溢肌表损及络脉，可见皮肤黏膜紫斑，舌颊黏膜血泡等。由于正气不足，癌毒，邪毒侵袭营血。血热炽盛，阴伤血败，则见高热不退，故有热劳、急劳之称，病邪久恋不去，气血更虚，气血虚则面色苍白，乏力气短，心悸头晕，懒言嗜卧，动则汗出，舌质淡，舌体胖，苔薄白，脉沉细无力。气为血之帅，气行血则行，气虚则血行不畅，日久则气滞血瘀或脉络瘀阻，结于胁下等，形成痞积，推之不移，临床表现肝、脾、淋巴结肿大，胸骨压等。

白血病的整个疾病过程中，正邪的分争贯其始终。若瘟毒、邪毒由盛而衰，正气由虚而渐复，则疾病得以缓解。若外邪盛，日久未见平复，营阴内耗，而致阴虚，阴虚则生内热，故两颊红，心烦，手足心热，口渴欲饮，夜间盗汗，舌质微红，脉细数。由于热伤气损阳，久之阳气耗之愈甚而致阳虚，阳虚则外寒，四肢冷凉，喜暖卷卧，自汗出.大便溏，小便清长，舌胖，苔薄白，脉沉细无力。若正气仍不转机，邪仍不去，病情进一步恶化，气血阴阳虚甚，最后导致阴阳两竭而死亡。

总之，白血病的发生发展有虚有实，是虚实夹杂的错综复杂的病理过程。先天禀赋不足，正气虚弱，此为内因。在正气亏虚的基础上，感受外邪是慢髓毒发生的必然条件，常见的外在因素主要包括疫疠之气、邪气辐射、药毒致病三个方面。正虚是根本，邪毒是关键，内外合因，合而为病，缺一不可。

（中国中医科学院西苑医院　胡晓梅）

第四节　白血病的中医治疗原则

急性髓细胞白血病的中医治疗原则是扶正与祛邪相结合；在病理各阶段，根据邪正的盛衰，治疗应有偏重。白血病早期，病情以邪实为主，治疗则以祛邪为主，扶正为辅；晚期患者或巩固治疗阶段，邪实不著，治疗以扶正为主，祛邪为辅。扶正主要是补气养血，滋阴助阳；祛邪主要是解毒、化瘀、清热。辨证与辨病相结合。辨证按中医辨证论治，辨病则根据急性白血病的分类，加用抗癌中草药，并应与化疗药物治疗密切结合，能够提高对治疗急性白血病疗效，并且取得更好的预后结果。

急性淋巴细胞白血病的中医治疗原则是扶正与祛邪、辨病与辨证相结合。邪实为主者治以清热解毒、活血祛瘀、化痰散结；正虚为主者治以补益气血、调补阴阳、健脾益肾。这里需要指出，该病发病急、进展快、死亡率高，一经诊断，在应用化疗治疗时，需配合中医中药治疗，有助于发挥中西医结合治疗的优势。在缓解期可以中医药治疗为主。对于老龄人群，由于气血阴阳、脏腑功能不足，机体正气虚衰，中医药能够发挥扶正固本的优势，重在改善生存质量、延长总生存期。

慢性粒细胞白血病的中医治疗原则是在疾病的不同阶段采用不同的治疗方法。慢性期早期，患者机体内已经出现基因突变或Ph染色体形成或血液学异常，甚至出现临床症状，此期邪毒侵袭，潜伏于骨髓，暗伤正气（影响骨髓造血机能），但正气尚盛，正能胜邪，可视为"邪伏正盛期"，治宜祛邪为主。慢性期，此期邪气渐盛，但正气尚充实，虽在抗邪过程中受到耗伤，但受损程度较轻，可视为"邪聚正实期"，治疗仍以祛邪为主，兼以固护正气。加速期，邪毒经过慢性期的聚集增长，逐渐壅盛，诸邪联合作用，加速正气的虚弱亏耗，推进病情向终末期转化，可视为"邪进正消期"，治宜攻补兼施。急变期，病程发展至此，前述诸邪经过前三期的充分结聚、酝酿、扩张、衍进，已达到盛极而亢的程度，同时，机体正气逐渐虚弱，可视为"邪亢正衰期"，治宜扶正培本为主，酌加化瘀消积之品，切忌攻伐太过。

慢性淋巴细胞白血病的中医治疗原则是：（1）依据"治未病"思想，遏制病情的进展，立足三早，即早发现，早诊断，早治疗；（2）扶正固表，提高免疫力，预防感染；（3）分层论治：对于一般状态好的患者，可考虑多药联合治疗，中医重在健脾益气，减轻化疗恶心呕吐、食少纳差等副作用；化疗后骨髓抑制血细胞减少，中医重在补肾养血。对于患者体能状态差，不能耐受细胞毒性药物，中医重在缓解药物副作用，改善关节痛、肌肉骨骼痛。对于具有 del（17p）/TP53 突变、IGHV 基因无突变，或难治复发的患者，预后较差，可在西医治疗基础上，中医辨证治疗，常用化痰散结、解毒抗癌以及活血化瘀类药物，扶正补虚类药物；（4）分期论治：结合疾病分期介入中医辨证，疾病初期（Rai 0、Ⅰ期或 Binet A 期），邪毒外扰或痰毒内生，或淋巴结肿大，或肝脾不适，此时正气尚存，治疗上以祛邪为主，以清热解毒，化痰活血为法。疾病中期（Rai Ⅱ期或 Binet B 期），邪气渐深，正气渐弱，患者多有疲乏、活动后气促、低热盗汗等气阴两虚症状，治疗以祛邪扶正并重，在解毒基础上，配合益气养阴。疾病晚期（Rai Ⅲ、Ⅳ期或 Binet C期），邪毒深入，耗气伤血，可见心慌、头晕、面色无华等血虚表现，治疗以扶正为主，兼以祛邪，治以益气养血。

（中国中医科学院西苑医院　胡晓梅）

第二章

白血病的西医概论

第一节　白血病的流行病学

　　白血病（leukemia）是造血干细胞恶性克隆性的全身性疾病，也是一种对血液系统造成严重威胁的肿瘤性疾病。其因白血病细胞增殖失控、分化障碍、凋亡受阻，而停滞在细胞发育的不同阶段，正常造血受抑制并浸润其他器官组织，可使患者出现贫血、出血、感染和器官浸润等症状，最终引发患者死亡。

　　按照白血病细胞的分化成熟程度和自然病程，可将其分为急性白血病（acute leukemia，AL）和慢性白血病（chronic leukemia，CL）。AL的细胞多为原始细胞和早期幼稚细胞，其发育停滞在早期阶段，病情进展迅猛，自然病程仅几个月。CL的细胞多为相对成熟的细胞或完全成熟的细胞，其在晚期阶段停滞分化，病情相对缓慢，自然病程可长达数年。根据主要受累的细胞类型可将白血病分为淋巴细胞白血病和非淋巴细胞（髓细胞）白血病。即将AL分为急性淋巴细胞白血病（acute lymphoblastic leukemia，ALL）和急性系白血病（acute myeloid leukemia，AML）。CL分为慢性髓系白血病（chronic myeloid leukemia，CML）、慢性淋巴细胞白血病（chronic lymphoblastic leukaemia，CLL）及少见类型的白血病如毛细胞白血病、幼淋巴细胞白血病等。

不同类型白血病的发生率、死亡率受地区、性别、种族分布的差异而有所不同，这一点在国际和国内流行病学统计的数据中均有体现。

国际流调方面：①2018年世界卫生组织国际癌症研究机构（IARC）研究人员纳入了2003～2007年间的717863个病例，计算了不同国家、性别、年龄组以及不同的主要亚型的年龄标准化发病率。研究显示两种性别的白血病发病率最高的地区是澳大利亚和新西兰（男性每10万人的年龄标准化发病率为11.3，女性为7.2）、北美（男性10.5，女性7.2）和西欧（男性9.6，女性6.0），最低的地区为西非（男性1.4，女性1.2）。男性的发病率普通高于女性，男性与女性的总比值为1.4。在儿童中，所有研究国家中男童和女童的主要白血病亚型均为ALL，其特征为双峰型、特定年龄发病的模式。在成人中的亚型分布要更加多样化，大多数的欧洲和北美国家，CLL的比例相对更高，而在南美、加勒比海、亚洲和非洲的某些群体中，成人中ALL的发病率仍然相对较高。②据2020年IARC发布的全球癌症负担数据统计，全球癌症新增发病人数达1929万，死亡人数达996万，其中白血病新增发病人数超47万，死亡人数超30万，而我国白血病死亡人数达到6万，其中70%为AML。

国内流调方面：①中国医学科学院血液学研究所杨崇礼院士于1986～1988年间开展我国24个省、市和自治区的白血病发病调查结果显示：白血病的年发病率为2.76/10万，总体发病率的95%可信限为2.63/10万~2.89/10万；其中AML发病率为1.62/10万，ALL为0.69/10万，CML为0.36/10万，CLL为0.05/10万，特殊类型白血病为0.03/10万。在所有白血病中，AML发病率最高，ALL次之，CML第三。其各自构成比分别为58.7%、25.0%和12.9%；CLL及特殊类型白血病较少，占3.4%。在AML各亚型之中，M2a、M3和M5发病率较高，其AML之中的构成比分别为25.2%、18.7%和23.2%。M1和M2b次之，分别为10.8%和10.5%。②2023年国家肿瘤登记中心（涵盖487个登记处）公布2016年中国白血病流行数据显示：发病率方面，白血病（C91-95）的新发病例8万5800人，发病率（粗率）为6.21/10万，世标率（世界标准人群年龄标化后的发病率）为5.1/10万，占全部肿瘤的2.11%，位列全部肿瘤的第12位。其中男性发病率为6.97/10万，世标率5.77/10万；女性发病率为5.40/10万，世标率 4.42/10 万，男性发病率为女性的 1.29 倍。城市的世标率为 5.1/10 万，农村的世标率为 4.9/10 万。14 岁以下患者中，白血病的新发病例数 8 万 2400 人，位列所有肿瘤的第 1 位。死亡率方面，死亡病例总数为 5 万 5000 人，死亡率（粗率）为 4.03/10 万，中标率（中国标准人群年龄标化后的死亡率）2.98/10 万，位居全部肿瘤死亡率的第 9 位。其中男性死亡率为 4.58/10 万，中标率 3.49/10 万，女性死亡率为 3.45/10 万，中标率 2.48/10 万。城市死亡率为 4.22/10 万，中标率为 2.98/10 万，世标率为 2.5/10 万；农村死亡率 3.77/10 万，中标率为 2.96/10 万，世标率为 2.1/10 万。14 岁以下患者死亡病例数 3 万 1700 人，位居全部肿瘤死亡率的第 1 位。

（安徽医科大学第一附属医院　王婷）

第二节　白血病的发生机制

白血病（leukemia）是一类起源于造血干细胞的恶性克隆性疾病，其病因尚不完全清楚，目前被认为与白血病发病有关的因素有：物理因素（如 X 射线、γ 射线等电离辐射）、化学因素（如苯、乙双吗啉、烷化剂和拓扑异构酶Ⅱ抑制剂等）、生物因素（如 HTLV-1 病毒、EB 病毒等）和遗传因素（如唐氏综合征、Bloom 综合征、范可尼贫血等遗传性疾病）等。

白血病的发生可能是多步骤的，目前认为至少有两类遗传学事件共同参与发病，这即是"二次打击"学说。第一类，某些因素引起造血细胞内一些基因发生决定性突变（如RAS、MYC等基因突变），激活某种信号通路，导致克隆性异常造血细胞生成，此类细胞获得增殖和（或）生存优势、多有凋亡受阻；第二类，某些遗传学改变（如PML::RARA融合基因）导致造血细胞出现分化阻滞或分化紊乱。上述两类遗传学事件共同促使细胞向恶性转化。

深入研究白血病的发病机制，将为白血病的治疗以及预防提供有力依据。下面介绍一下白血病常见的几种发病机制。

一、染色体易位与融合基因

（一）Ph染色体与BCR::ABL1融合基因

Ph染色体 t（9；22）（q34；q11）是白血病中第一个被发现的染色体易位，常见于CML和ALL。其9号染色体长臂上的ABL1原癌基因易位至22号染色体长臂的断裂点集中区（BCR），形成BCR::ABL1融合基因，该基因产生一种具有酪氨酸激酶活性的融合蛋白，激活多种信号传导途径，导致细胞过度增殖、凋亡受阻。

（二）PML::RARA 融合基因

APL 中常见的染色体易位均累及 17 号染色体的维 A 酸受体 α（RARA）基因，其伙伴基因包括 PML、NPM1、NuMA、STAT3、FIP1L1、PRKAR1A 等，其中最常见的是 PML::RARA。RARA 对其靶基因转录有激活与抑制双重调节作用，许多靶基因都与髓系分化密切相关，如 G-CSF、G-CSFR、CD11b 和 HOX 基因等。

（三）MLL（KMT2A）重排

MLL（KMT2A）基因位于 11q23 染色体，在白血病中可发生重排而形成融合基因，常见的融合伴侣为 AF4、AF6、AF9、AF10、ENL、ELL 等。MLL 对具有造血调节作用的 HOX 基因有调控作用，这也是 MLL 融合蛋白致白血病的重要机制。

（四）AML1::ETO 融合基因

AML1::ETO（RUNX1-RUNX1T1）融合基因由 t（8；21）（q22；q22）染色体易位形成，见于大约 15% 的 AML 患者中，多发生于 M2 型白血病。AML1::ETO 生成的融合蛋白是一种转录抑制因子，可抑制正常 AML1 蛋白质介导的功能，改变造血祖细胞自我更新及成熟过程，同时也产生启动异常造血细胞增殖的信号，引起白血病细胞的生长。

（五）TCR 重排

T 细胞受体基因（TCR）和癌基因之间的异常重

组是人类T细胞急性淋巴细胞白血病的遗传特征。T细胞肿瘤的染色体断裂点常会累及染色体14q11的TCRα和7q35的TCRβ位点，出现TCR基因的增强子与其他转录因子并置，导致这些转录因子过表达而使细胞转化。

（六）其他融合基因

除上述几种融合基因外，近年来有许多新的融合基因不断被发现，如 NUP98::NSD1、ETV6::LYN、CBFB::MYH11、AML1::MTG8、SET::CAN、TEL::PDG-FR、TLS::ERG、MLL::ELL、MLL::AF6（MLLT4）、FUS（TLS）::ERG 和 NUP98::HOXA9 等，均成为白血病诊断、预后及微小残留病（minimal residual disease，MRD）诊断的重要生物学标志。

二、基因突变

（一）FLT3基因

FLT3基因与其配体（FL）在多能干细胞的增殖、生存和分化中发挥着重要作用。该基因突变是 AML 中最常见的分子异常。常见有内部串联重复突变（FLT3-ITD）和酪氨酸激酶结构域的点突变或缺失（FLT3-TKD）。ITD突变是 FLT3 最常见的一类突变，可见于25%～35%成人 AML 和12%儿童 AML。

（二）NPM1 基因

NPM1 是一种表达高度保守的磷酸蛋白，在生理上驻留在细胞核中，并在细胞核和细胞质之间穿梭。它参与各种细胞过程，包括对紫外线照射和缺氧等压力刺激的反应，维持基因组稳定性，调节 p53 和 ARF 等肿瘤抑制基因的活性和稳定性，以及转录调节，在造血，尤其是红系造血中发挥重要作用。约有 1/3 的 AML 患者存在 NPM1 的 12 外显子突变，该突变导致应定位于胞核的 NPM1 定位于胞质。同时，NPM1 突变促进了 HOX 基因的过度表达，这可能是 NPM1 突变致病的重要机制之一。

（三）C/EBPα 基因

C/EBPα 是骨髓发育的关键调节剂，指导粒细胞和单核细胞分化。C/EBPα 过表达可见于 ALL，表达下调多见于 AML。野生型 C/EBPα 的过度表达发生在携带 t（14；19）（q32；q13）易位的 B 前体 ALL 中。AML 中 RUNX1 突变或融合蛋白形成、FLT3-ITD 突变、BCR-ABL、C/EBPα 启动子甲基化等多种机制可导致 C/EBPα 表达或活性的抑制。C/EBPα 基因突变在成人 AML 患者中占 5% ~ 15%，且突变患者的预后显著改善。

（四）BCL-2 基因

BCL-2 家族蛋白是重要的凋亡调节因子，依据其与 Bax 的不同表达比例，可发挥抗凋亡、促凋亡的双重调控作用，BCL-2高表达可导致化疗耐药。t（14；18）（q32；q21）染色体易位可导致BCL-2过表达，80%~90%滤泡淋巴瘤、30%弥漫性大细胞瘤伴有该细胞遗传学异常。基因扩增或表观遗传学异常也可上调BCL-2的表达。

（五）JAK2基因

JAK2蛋白的617位点突变使得缬氨酸被苯丙氨酸取代（JAK2V617F），可导致造血细胞对细胞因子超敏和产生不依赖细胞因子的生长，可见于CMML、MDS及AML。

三、信号通路异常激活

（一）Wnt/β-catenin信号通路

Wnt信号通路在造血系统中发挥重要作用，β-catenin作为Wnt通路中重要的"调节子"，在HSCs的自我更新过程中具有重要作用，因而Wnt/β-catenin通路的失控可能是白血病造血干细胞发生的一个潜在机制。研究表明，Wnt信号通路中各个组成部分及其调节因子的失调和异常可导致HSCs的不适当扩增和其分化子代的增殖，进而导致白血病的形成。

（二）PI3-K/Akt/mTOR信号通路

PI3-K/Akt/mTOR信号通路涉及许多细胞功能，包括蛋白质合成、细胞周期进展、细胞存活率、凋亡、血管生成和耐药性，该信号通路的异常激活可通过诱导不受控制的生长、增加存活率和耐药性驱动致癌。有研究报道，50%～70%的AML患者表现出PI3-K/Akt的活化，PI3-K/Akt信号通路的激活与白血病干细胞的凋亡缺失密切相关，而白血病干细胞的凋亡缺失是其耐药的根本原因之一。因此，靶向阻断异常激活的PI3-K/Akt信号通路，可能成为清除白血病干细胞、逆转耐药和治愈白血病的关键。

（三）NF-κB信号通路

核转录因子-κB（nuclear factor-kappa B，NF-κB）是一类具有多向转录调节作用的核蛋白因子，主要调节细胞生存、增殖和分化等相关基因的表达。NF-κB信号的失调可导致肿瘤的发生，因为它能够调节细胞凋亡相关的大量基因的表达、有助于细胞存活以及增殖、促进肿瘤转移和血管生成。许多AML患者的NF-κB活性增加，另外CLL患者的NF-κB活性也高于非恶性的人类B细胞。

（四）JAK/STAT信号通路

JAK/STAT信号通路可以调节造血干细胞的增殖、生存和自我更新，JAK/STAT通路组件的突变与造血干细胞的缺陷和血液恶性肿瘤有关。JAK/STAT通路有促进白血病转化中的作用。近年来，越来越多的研究发现，JAK/STAT信号通路在多种肿瘤中被异常激活，

JAK/STAT通路的持续激活与遗传学异常及病毒感染引起的白血病细胞的增殖异常、凋亡受阻及分化障碍密切相关，如BCR/ABL阳性的白血病细胞、v-Abl转化的白血病、HTLV-1相关的成人T细胞白血病、c-KIT和FLT3突变AML患者中均出现JAK/STAT通路的异常激活。

四、表观遗传学

表观遗传改变可以通过诱导肿瘤基因或肿瘤抑制基因的转录和翻译性错误表达来促进白血病的发展。基因的甲基化、组蛋白共价修饰、micro RNA的表达异常均在白血病的发病中发挥一定作用，如DNMT3a是DNA甲基化所需的一种酶，发生在超过30%的细胞遗传学正常AML（CN-AML）患者和16%的T-ALL患者中；CBF、RARA和MLL的融合基因形成后，都通过靶基因启动子组蛋白的异常去乙酰化导致白血病发病；定位于13q34的MIRN15A和MIRN16-1可抑制BCL-2翻译，65%的CLL患者有13q34缺失，其中75%存在MIRN15A和MIRN16-1表达下调；在CLL中，MIRN29和MIRN181B可能通过调控癌基因TCL1表达影响CLL侵袭性。

五、白血病干细胞

近些年的研究表明，白血病干细胞是白血病的起始和维持细胞，白血病细胞中只有白血病干细胞具有自我更新能力，可以重建白血病，并且多数白血病干细胞处于静止期，并不分裂，这也是白血病耐药的重要机制，只有清除白血病干细胞才能实现白血病的"治愈"，白血病干细胞的靶向清除也是目前的一个研究热点。

综上所述，白血病的发病是在许多分子和细胞机制共同作用下，通过增加自我更新、促进分化阻滞、减少细胞死亡来实现的。尽管关于白血病起源的一些问题仍然没有得到解决，但随着对 AML 发病机制的继续深入研究，我们将探索新的白血病治疗靶点，为开发更有效的疗法提供新的机会。

（山东齐鲁医院血液科　纪敏）

第三节　白血病的治疗方法

一、引言

白血病是白细胞的恶性肿瘤，如果不治疗，急性白血病患者的自然寿命通常不超过六个月。现有的治疗已经极大地改善了白血病患者的生存情况。相当比例的急性白血病患者被治愈，而慢性白血病通过治疗后普遍转变为较长时间生存的慢性疾病。白血病的西医治疗模式是整体综合治疗模式，基于白血病的分类、临床特征、遗传学特征以及患者的年龄、体能状态、合并症等情况，综合运用支持治疗、化疗、造血干细胞移植、靶向治疗、免疫治疗等方式对患者进行个体化治疗。

二、化疗

白血病有较快的增殖速率，并且缺乏外科手术治疗可能。因此，化学治疗长期以来是大部分白血病治疗的基石。化疗药物会干扰细胞生长或分裂的重要过程，比如干扰DNA合成、抑制微管蛋白形成等，这些干扰最终通过启动凋亡等过程导致白血病细胞的死亡。化疗药物对细胞的伤害并不能特异针对白血病细胞，人体的正常细胞也会受到化疗药物的影响，这些影响造成了化疗的副作用，比如骨髓抑制、消化道反应、脱发等。但白血病细胞总体比正常的造血细胞对化疗更加敏感。

化疗药物可以大致分为细胞周期特异性药物和细胞周期非特异性药物。前者只对细胞增殖周期的某些时相敏感，而对G0期细胞不敏感，代表药物包括长春碱类药物以及抗代谢药物如阿糖胞苷、甲氨蝶呤等。

后者则能杀灭增殖周期各时相的细胞包括G0期细胞。代表药物包括烷化剂、蒽环类药物等。由于不同化疗药物机制不同，为了尽可能多地杀伤肿瘤细胞，克服肿瘤耐药，白血病的化疗基本都采用两种或以上化疗药物组合的化疗方案。总体而言，化疗可以分为诱导化疗和缓解后治疗，前者的目标是取得完全缓解，即将白细胞细胞迅速降到较低水平；而缓解后化疗则是对疗效的巩固，通过化疗尽量清除体内残留的白血病细胞。化疗技术包括药物选择、毒性管理、化疗后并发症处理等。关于化疗具体的方案和注意事项可见第三篇的内容。

三、造血干细胞移植

造血干细胞移植分为自体造血干细胞移植和异基因造血干细胞移植。前者的造血干细胞来源于患者本人提前采集保存；后者的造血干细胞来源患者之外的其他人，包括血缘相关的亲人或无血缘关系的志愿者。造血干细胞移植分为移植前预处理与干细胞回输和造血重建两部分。预处理一般是超大剂量的化疗，有时会联合靶向治疗；此外全身放射治疗也是一种常用的预处理方式。造血干细胞移植前预处理治疗对白血病细胞的强大杀伤作用，以及异基因造血干细胞移植带来的移植物抗白血病效应，是移植治疗白血病的基本机制。

从20时间50年代开始，血液科医生尝试用造血干细胞移植的方法治疗白血病。时至今日，随着移植免疫学等关键理论的突破和移植支持技术的不断改进，造血干细胞移植取得了革命性进步。造血干细胞移植已经成为白血病治疗的重要部分，特别是作为急性白血病的一种治愈性手段和挽救治疗手段。近些年来，造血干细胞移植技术开始和细胞免疫治疗、靶向治疗等新的治疗方法进行整合，形成了不少新的综合性的治疗体系。造血干细胞移植是一项较为复杂的治疗手段，包括供者选择、干细胞动员与采集、移植前预处理、移植并发症的处理、移植后监测、随访与长期管理等一系列技术，对医护团队有较高的要求，一般在综合实力较强的大医疗中心实施。造血干细胞移植的具体内容可参见第三篇。

四、靶向治疗

由于化疗药物不可避免会杀伤非肿瘤的正常细胞，从20世纪90年代以来，科学家一直在寻找特异性杀伤肿瘤细胞、而不损伤正常细胞的肿瘤治疗方法，也就是"靶向治疗"。随着对白血病分子生物学机制的深入认识，在白血病的治疗领域出现了大量靶向药物。这些靶向治疗药物针对白血病细胞的各种特异性靶点，包括针对细胞膜抗原的单克隆抗体，针对靶受体的特定阻断剂，针对胞浆蛋白激酶的小分子靶向药物，针对癌基因的抑制剂等，除此以外，针对表观遗传学调控、针对肿瘤凋亡通路等泛靶向治疗也开始投入临床使用。

白细胞靶向治疗最成功的典范是酪氨酸激酶抑制剂治疗慢性髓系白血病，以及全反式维A酸和亚砷酸治疗急性早幼粒细胞白血病。因为靶向治疗的成功，慢性髓系白血病和急性早幼粒细胞白血病的长期生存率都已经大幅提升到了90%左右。原先作为主要手段的化疗和造血干细胞移植目前在慢性髓系白血病和急性早幼粒细胞白血病的治疗中都已退居二线。此外，Bruton酪氨酸激酶抑制剂、去甲基化药物、BCL-2抑制剂等药物均改变了相应白血病领域的治疗模式。现有大部分靶向治疗药物仍面临不少需要克服的问题，特别是靶向治疗药物的耐药。合理选择以及和其他机制的治疗进行合理搭配仍然是目前白血病靶向治疗中最为常见的治疗方式。

五、免疫疗法

机体对肿瘤的免疫监视作用这个概念已经提出一个世纪。调动人体自身免疫消灭肿瘤细胞是一种很自然的想法。然而，免疫治疗在上个世纪的几十年中，一直不断让人失望，各种针对肿瘤免疫治疗的努力，最终都折戟沉沙，未能应用于临床。但通过持续研究，人们也认识到肿瘤和免疫的关系错综复杂，远不止免疫监视这一点，还包括肿瘤的免疫逃逸，免疫的肿瘤编辑效应，以及肿瘤对局部免疫微环境的改造等。直到21世纪，程序性死亡受体1（PD1）抗体的成功上市，肿瘤免疫治疗重新成为临床与基础研究的热点。嵌合抗原受体T细胞（CAR-T）免疫疗法在白血病的成功将肿瘤的免疫治疗推向一个高潮。

干扰素、IL-2等细胞因子是最早用于白血病治疗的免疫药物，移植后的供者淋巴细胞输注也是常用的细胞免疫治疗。目前用于临床的白血病新型免疫治疗主要包括如下几类：①单克隆抗体，如CD20单克隆抗体治疗急性B淋巴细胞白血病；②抗体偶联药物（antibody-drug conjugate，ADC），如Gemtuzumab ozogamicin治疗急性髓系白血病，这是将单克隆抗体药物的高特异性和小分子细胞毒药物的高活性相结合的一种治疗手段，免疫在其中主要起到药物精准传递的作用；③双特异性抗体，如CD3-CD19双特异性抗体治疗急性淋巴细胞白血病；④CAR-T细胞治疗。除此以外，免疫调定点抑制剂、肿瘤疫苗、针对免疫逃逸的药物以及基于NK细胞、T细胞等的各种细胞治疗也在进行临床前或临床研究。可以说，目前免疫治疗已经进入了百花齐放的时代。

六、结语

白血病的治疗在近几十年有了巨大的进步，主要得益于对白血病的基础研究的深入和转化研究的进行。目前白血病治疗手段多种多样，多种白血病已经成为慢性疾病。新的治疗方式正在不断涌现，不同治疗方式的界限正在逐渐被打破。只有熟悉抗白血病治疗的作用机制、不良反应、优势和局限性，才能个体化选择最适合患者的治疗，将多种不同的治疗有机整合，提高患者生存率的同时，提高患者生活质量。

（四川大学华西医院　杨云帆）

第四节　白血病的预后

白血病是一种恶性克隆性造血干/祖细胞肿瘤，急性白血病预后极差，自然病程通常不到半年。随着造血干细胞移植技术、小分子靶向药物及免疫治疗的应用，尤其维A酸和中药衍生的砷剂在急性早幼粒细胞白血病的应用，白血病的预后已发生显著改善。美国SEER最新数据显示2013~2019年间发病的各类白血病患者5年存活率为66.7%，其中，急性髓系白血病患者5年存活率最低，为31.7%。但急性早幼粒细胞白血病预后最好，一组中国多中心APL协作组资料显示，采用砷剂治疗后的APL病人，即使去除掉阿糖胞苷巩固治疗，3年无病存活率达96.1%，7年预估无病存活率达95.7%。

白血病的预后是由白血病细胞内在生物学特征，宿主因素，如年龄、种族、合并疾病指数及器官功能等，以及治疗干预三者共同决定的结果。通过对白血病疾病特征的评估和白血病治疗反应监测，可以对白血病患者的疾病转归和预后进行预测、分层或评分。人工智能技术以及AI的应用将有助于白血病预后的智能化和精准化。Papaemmanuil等通过对228个AML预后相关因素，如每增加10岁的年龄、每增加$1×10^9$细胞的WBC，以及细胞遗传学和分子遗传学变量进行分析，通过火山图显示各变量在白血病预后中所占的权重、频率、效应大小及统计学p值差异。t（15；17）、inv（16）等能明显下调预后风险，而年龄、WBC水平、复杂核型、TP53基因突变以及inv（3）等会显著升高预后风险。

在中国成人急性髓系白血病（非APL）诊疗指南中，列出AML不良预后因素包括：年龄≥60岁；有MDS或MPN病史；治疗相关性/继发性AML；高白细胞（WBC≥$100×10^9$/L）；合并CNSL；合并髓外浸润（除外肝、脾、淋巴结受累）。

急性髓系白血病的细胞遗传学和分子遗传学危险

度分级一般参照欧洲ELN2022标准，参见表2-1：

表2-1

预后良好	inv（16）（p13q22）或t（16；16）（p13；q22）/CBFβ::MYH11
	t（8；21）（q22；q22）/RUNX1::RUNX1T1
	不伴有FLT-ITD突变的NPM1突变
	CEBPA bZIP框内突变
预后中等	NPM1突变同时伴有FLT-ITD突变（无论ITD等位基因突变频率）
	NPM1野生型的FLT-ITD突变（无论ITD等位基因突变频率）
	t（9；11）（p22；q23）/MLLT3::KMT2A
	正常核型
	核型异常，但既不属于低危，也不属于高危的染色体异常
	分子遗传学异常，但既不属于低危，也不属于高危的染色体异常
预后不良	t（6；9）（p23；q34.1）/DEK::NUP214
	t（v；11q23.3）/KMT2A-rearranged
	t（9；22）（q34.1；q11.2）/BCR::ABL1
	t（8；16）（p11；p13）/KAT6A::CREBBP
	inv（3）（q21.3q26.2）or t（3；3）（q21.3；q26.2）/GATA2，MECOM（EVI1）
	t（3q26.2；v）/MECOM（EVI1）-rearranged
	-5 or del（5q）；-7；-17/abn（17p）
	复杂核型，单体核型异常
	RUNX1、ASXL1、BCOR、EZH2、SF3B1、SRSF2、STAG2、U2AF1、ZRSR2突变
	（以上突变如果发生在预后良好组时，不应作为预后不良的标志）
	TP53基因突变

　　成人急性淋巴细胞白血病的预后因素更为复杂，随着新型三代TKI药物及双抗类免疫治疗药物的联合使用，既往认为预后不良的Ph阳性急性淋巴细胞白血

病的3年生存率竟达到96%。急性淋巴细胞白血病的预后分层可参照中国成人急性淋巴细胞白血病诊断与治疗指南，按临床、免疫表型及治疗反应可分为预后良好和预后差两组，按细胞遗传学特征也可分为预后良好组和预后不良组，分别见表2-2、2-3：

表2-2

组别	细胞遗传学
预后良好组	高超二倍体（51～65条染色体；4、10、17三体预后最好） t（12；21）(pl3；q22) 或TEL-AMLI
预后不良组	低二倍体（<44条染色体） KMT2A重排：(4；11) 或其他 t（v，14q32）/IgH 1（9；22）(q34；ql1.2) 或BCR-ABLI" 复杂染色体异常（≥5种染色体异常） BCR-ABLI样（Ph样）ALL •JAK-STAT（CRLF2r EPORr、JAK1/2/3r、TYK2r；SH2B3 IL7R JAK 1/2/3突变） •ABL同源激酶重排阳性（如ABLI、ABL2、PDG-FRA、PDGFRB、FGFR等） •其他（NTRKr、FLT3r、LYNr、PTL2Br） 21号染色体内部护增（iAMP2I-ALL） t（17；19）或TCF3-HLP融合基因阳性 IKZFI改变

表2-3

因素	预后好	预后差	
		B-ALL	T-ALL
诊断时			
WBC（×10⁹/L）	<30	>30	>100
免疫表型	胸腺T	早期前B（CD10⁻）	早期前T（CD10⁻，sCD3⁻）

续表

因素	预后好	预后差	
		B-ALL	T-ALL
		前 B（CD10⁻）	成熟 T（CD1a⁻, sCD3⁺）
治疗个体反应			
达 CR 的时间	早期		较晚（>3~4 周）
CR 后 MRD	阴性<10^{-4}		阳性≥10^{-4}
年龄	<30 岁		≥35 岁
其他因素	依从性、耐受性等		
	多药耐药基因过表达、药物代谢相关基因的多态性等		

慢性髓系白血病（CML）的预后在 TKI 时代有了显著提高，5 年存活率达 90% 以上。对 CML 的预后评估有造血干细胞移植时代开始使用的 Sokal 评分，TKI 时代使用的欧洲慢粒治疗研究组的 ELTS 长期存活评分系统。北大人民医院江倩团队通过对 1661 例 CML 病人使用 TKI 治疗后的长期随访研究，显示 ELTS 评分较 Sokal 评分具有更好的长期生存预测精准度。该研究团队在随后的研究中建立了预测 MMR 及 MR4 分子学反应的预后模型，将病人区分为预后良好、预后中等及预后不良组，在验证集病例中均得到良好的一致性结果，为慢粒病人 TKI 治疗是否早期选择二代 TKI 提供了依据。

（四川大学华西医院　贾永前）

—— **第三章** ——

白血病的中西整合概论

第一节　诱导期

　　白血病是造血系统的恶性疾病，根据病因不同，可分为急性白血病和慢性白血病。常见的白血病有急性淋巴细胞白血病（Acute Lymphoblastic Leukemia，ALL）、急性髓系白血病（Acute Myeloid Leukemia，AML）、慢性淋巴细胞性白血病（Chronic Lymphocytic Leukemia，CLL）和慢性髓系白血病（Chronic Myeloid Leukemia，CML）。现代医学对急性和慢性白血病目前主要采取化疗和造血干细胞移植等方法，化疗可出现相关的不良反应及毒副作用，联合中医药治疗，可增强机体免疫功能，减少化疗的毒副作用，改善骨髓抑制，促进造血功能恢复，提高生存质量，延长生存期，具有独特的中西协同治疗优势。传统中医学认为白血病属于"虚劳"、"血证"范畴，白血病诱导期的治疗主要以"去邪扶正"为主，根据不同症状可分为热毒炽盛型、痰瘀互结型、气血两虚型和气阴两虚型。

一、急性淋巴细胞白血病诱导期中西整合治疗

曲春燕等认为 ALL 的发病与热毒、瘀毒互结密切相关，故治疗多以清热解毒、活血散结为主，提出在诱导期服用芳香化湿汤（藿香 9g、佩兰 9g、苍术 9g、陈皮 9g、茯苓 9g、泽泻 9g、白鲜皮 9g、地肤子 9g），能有效去除体内热毒和瘀毒，已达到临床治疗目的。

牛占恩等认为化疗药物作为毒邪可损伤人体气血、耗气伤阴，加重气血亏虚，同时引起精亏、肾虚、髓耗，治疗应益气、养血、健脾益肾。针对气阴两虚型的 ALL，提出采用经典名方八珍汤益气养血、健脾益肾，改善患者的免疫功能，减轻骨髓抑制情况。

孙伟正教授认为 ALL 的基本病机为"正气亏虚，毒邪侵髓"，发病机制主要有先天不足、情志过极和药毒伤正，三者均是在正气亏虚的基础上发病，因此治疗时要根据各阶段邪正关系，把握扶正祛邪的力度，治法以"益气养阴扶正"，"清热解毒攻邪"为原则。其创立的经验方济世饮（西洋参、天门冬、五味子、生甘草、猪苓、龙葵、半枝莲、白花蛇舌草、白薇、浙贝母、土茯苓、夏枯草、生薏米、陈皮、茯苓、黄芪、当归、炙鳖甲等）对缓解 ALL 化疗导致的

乏力、食欲不佳等症状疗效明显。

张爽认为治疗 ALL 诱导期应行解毒化瘀之法。创立解毒化瘀方（青黛 10g，山慈菇 15g，蚤休 30g，虎杖 20g，莪术 15g，川芎 10g，丹参 20g，补骨脂 30g。随症加减：贫血严重加阿胶 10g；神疲乏力明显加女贞子 20g；出血明显加茜草根 15g）。与伊马替尼联用可明显减轻 ALL 的症状，并可以降低心肌耗氧量、抑制血小板聚集、预防血栓形成，改善心血管功能。冯沈红等则使用复方丹参注射液联合伊马替尼对初治 ALL 有较好疗效，且能有效改善骨髓造血功能和免疫功能。

化疗后人体免疫功能下降，黄凤蕊等应用贞芪扶正颗粒可改善化疗后患者机体的免疫功能，增加外周血细胞数量，增强 T 淋巴细胞功能，有效保护骨髓造血功能，促进血细胞增殖。

二、急性髓系白血病

在成人 AML 诱导期治疗上，苑军伟等认为，该疾病的最主要原因是肾虚、脾虚，"虚"贯穿于疾病整个过程，在诱导期治疗该疾病的关键是扶正祛邪、阴阳协调。诱导期采用柔红霉素+阿糖胞苷联合中药治疗（灸黄芪 30g，黄精、当归、赤芍、陈皮、白术、茯苓、黄精、菟丝子、川芎、枸杞子、丹参、浙贝、首乌、白芍各 15g），能显著改善患者诱导期治疗上的临床症候，降低患者肝损伤不良反应发生率，稳定疗效，改善患者的生活质量。佟丽等认为急性髓系白血病诱导化疗前 1～2 周，实邪多见，为热毒蕴郁骨髓，此时治疗应以泻实治标为主，在诱导期治疗上以解毒凉血、透热宣郁为主要治疗原则，兼培本养阴。治疗上采用中医序贯疗法联合柔红霉素+阿糖胞苷方案诱导化疗，化疗开始前予黄连解毒汤合犀角地黄汤加减；化疗用药期间：正虚邪未尽，加之化疗药物在祛除邪毒的同时损伤先天骨髓和后天脾胃，损伤正气，表现为气阴两虚，脾胃功能受损严重，故而出现消化道反应等副作用。在此阶段，予以生脉饮益气养阴、生津扶正；予生脉饮合四君子汤加减。应用中医序贯疗法辅助化疗治疗成人 AML 能够有效改善患者免疫功能，恢复对白血病细胞的免疫监视能力，提高其生存质量。

在老年人 AML 诱导期治疗上，梁春灵等认为老年 AML 的整体为虚，热、毒、虚、瘀相互影响，在病情的发展过程中，可以表现为气阴亏虚，痰、瘀、毒为病标，虚实夹杂是一种伴随疾病发展的过程，以培本扶正、解毒祛邪为治则，治疗上化疗采用标准剂量地西他滨联合 CAG 方案，中药予复方君子汤辨病治疗（党参 20g，黄芪 20g，白术 12g，茯苓 12g，汉防己 9g，莪术 10g，黄精 15g，补骨脂 15g，白花蛇舌草 30g，甘草 3g）结合围化疗期特点分期辨证加减，临床结果表明，复方君子汤配合地西他滨+CAG 去甲基化治疗，可以提高老年 AML 的缓解率，延长总生存期，体现了中西医互补、增效减毒、因人制宜的特色优势。张小亮等认为老年 AML 患者多表现为气血亏虚之证，治当益气生血，治疗上采用地西他+CAG 联合八珍汤方案治疗老年 AML，研究结果提示，八珍汤联合地西他滨、CAG 方案能更好地改善患者的骨髓抑制程度及气血亏虚症状，降低化疗后重度骨髓抑制及心力衰竭、肺部感染、胃肠道不适的发生率，疗效满意。赵瑞等认为老年 AML 诱导期化疗治疗后，化疗药物往往会破坏患者的造血系统，使机体偏胜偏衰，机体阴阳失衡，中药应清热解毒、益气养阴为主，予三山参芪汤联合预激 HCG 方案治疗（甘草、连翘、蟾蜍皮、炒白术、山楂、丹参、青黛、喜树果、山慈姑、三尖杉、山豆根、黄芪、太子参），结果表明三山参芪汤联合预激 HCG 方案治疗，能养气阴，清骨髓毒，同时减少化疗的心脏毒性、减少化疗用量，安全有效，达到抗癌扶正的效果。李伟等认为老年人 AML 病机在于老年人群脏腑衰弱，脾肾阳气亏虚，治疗应以健脾益肾、益气养血为原则。以 CAG 化疗方案联合中医健脾益肾法治疗，于化疗开始时服用自拟健脾益肾中药加减方

（黄芪、党参各30g，薏苡仁、黄精、菟丝子、熟地黄、补骨脂、女贞子各20g，白术、茯苓各15g），研究发现中医健脾益肾法联合化疗治疗老年AML可减少化疗期间输注红细胞悬液、去白细胞单采PLT次数，提高Hb及PLT水平，疗效确切，治疗安全性好。

AML诱导期用药中出现恶心、食少为常见的不良反应，闫理想指出，化疗药物易致脾胃恶心，食少虚弱，出现食少纳呆或食后腹胀，病机特点为脾胃虚弱或肝郁脾虚，中药可予健脾和胃、疏肝和胃，常以二陈汤、柴胡疏肝散随证加减；便秘、肠梗阻便秘、肠梗阻者，以润肠通便为主，严重者可峻下通腑，常选麻子仁丸随症加减；同时也可外用中药灌肠：番泻叶30g水煎成150～200mL；或大黄10g加沸水150～200mL，浸泡10分钟后，加玄明粉搅拌至完全溶解，去渣，药液温度控制在40℃，灌肠；出现骨髓抑制过度者，可予补气养血、健脾补肾之法，方选八珍汤或当归补血汤，酌情加用黄精、阿胶、龟甲等。梁春灵、张小亮、刘倩等认为诱导期化疗后出现的消化不良，食欲不振，恶心欲吐者，可加鸡内金、焦三仙、砂仁、石斛、竹茹、生姜、姜半夏、旋覆花、厚朴、木香、砂仁等行气和胃，预防胃肠道反应；骨髓抑制期当以扶正为原则，治以益气养阴为主，予当归补血汤合大补阴丸加减；有出血倾向者，可加紫草、地榆、仙鹤草等凉血止血以防出血。

三、慢性白血病

慢性粒细胞白血病（CML）目前的常规治疗主要是酪氨酸激酶抑制剂（TKI），如伊马替尼、达沙替尼等，临床使用可见乏力、水肿、皮疹、呕吐、全身酸痛、肝损害等副作用。

中医认为CML进展初期，多是毒邪内蕴，入血伤髓，凝结走窜，损伤机体，故见脾大、疼痛、瘀血之象。钟新林团队用抗癌青黄汤（青黛10g，雄黄0.1g，黄芪30g，白花蛇舌草30g，半枝莲20g，凤尾草15g，重楼9g，喜树果10g，山慈菇10g，川芎10g，水牛角15g，生地黄15g，白芍15g，牡丹皮15g，知母10g，玄参10g，甘草5g）联合羟基脲片治疗CML慢性期毒热炽盛证，发现二者联用的疗效优于单独使用羟基脲。王丹发现黄连解毒方与羟基脲联用治疗CML，能增强抗肿瘤作用，并能有效抑制新生血管形成，增强临床治疗效果。

陆嘉惠等认为伊马替尼其性寒凉，有小毒，归入脾、肾二经，具有清热排毒之效，使用后CML温毒症状减轻，而湿毒、瘀毒症状加重。长久使用易耗伤阳气，损及脾肾，导致气血不足，耗伤精血，出现乏力、恶心、呕吐、腹泻、浮肿和色素减退等脾肾阳虚，水湿内停之证。陆嘉惠提出，当用"温阳理髓法"，温阳利水、解毒扶正，针对不良反应，恶心呕吐以参苓白术散加减；浮肿宜济生肾气丸、真武汤合防己黄芪汤加减，并可加用肉桂、附子以温肾助阳，化气利水。提高患者自身免疫力，可选用淫羊藿、杜仲、桑寄生等温阳扶正，出血严重者可选用赤芍、玄参、紫草、茜草等凉血解毒止血，毒邪炽盛者，可用半枝莲、七叶一枝花、白花蛇舌草等清热解毒。

孙克伟指出 CML 易并发肝功能衰竭，应注重早期治疗，以凉血解毒化瘀为法，运用茵陈蒿汤合解毒化瘀汤加减，同时固护胃气，达到改善肝功能的作用。

慢性淋巴细胞性白血病（CLL）随着伊布替尼等BTK 信号通路抑制剂新药的使用，副作用较少且反应良好，临床中仍有感染、心律失常、出血、乏力、皮疹、关节痛等不良反应的出现。

周郁鸿等针对 CLL 的临床表现指出分期治疗更佳，初期气滞痰瘀型，应以扶正祛邪为法，化痰散结，兼提正气，方用消瘰丸加减。中期瘀毒之邪未去，气阴耗伤过多，以攻毒散结、兼补气阴为法辨证施治。末期痰瘀日久化毒，耗伤精髓，应以益精填髓、缓祛毒为法，方用自拟补元固本汤加减。李雅竹等也主张初期以消癥散结法为主，可用消瘰丸合鳖甲煎丸为主方加减化裁，起到消癥散结、活血化瘀之功，并在临床应用中证实该法对CLL患者的淋巴结肿大、乏力有明显的改善效果。赵国珍采用苯丁酸氮芥联合扶正祛邪平衡法，可减轻化疗副反应，提高化疗耐受。李阳等认为CLL化疗后的骨髓抑制，可予健脾益肾、补益气血为法，予八珍汤为基础方加减，经治疗后，患者乏力、贫血症状改善。

综上所述，中西医整合治疗在白血病治疗中具有明显的优势，中医与西医治疗可相互配合、相互促进，在改善患者生存质量、延长生存期方面显示出较好的治疗疗效。

（广西中医学院第一附属医院　程纬民）

第二节　缓解期

一、定义

白血病缓解期是指患者经诱导化疗后达到完全缓解（CR），处于化疗间歇期，或者是全程化疗结束后骨髓处于长期缓解的阶段。

二、病机特点

白血病通过诱导化疗达到完全缓解，临床诸症渐改善，体力渐复，正常造血开始恢复。中医病机是正盛邪退，气血渐充，邪难致病。

三、治疗原则

对于缓解期的患者，当以促进骨髓重建、预防多药耐药、防范白血病复发为重点。治疗目的为调节阴阳平衡，调整机体功能状态，使患者恢复至正常。

四、西医治疗及中医药特色

（一）西医治疗

（1）对于化疗间歇期的患者：应根据患者的遗传学预后分层，选择强化、巩固治疗方案，以使其达持续CR。

（2）对于长期缓解的患者：应选择维持治疗，如去甲基化治疗、靶向药、低强度化疗等，持续维持，以防复发。

（二）中医药特色

缓解期患者多见气阴两虚之证，治疗以益气养阴、调补阴阳为主，重在调补心肝脾肾，以归脾汤、一贯煎、二至丸为主方加减，辅以全蝎、浙贝母、川芎、败酱草、蒲公英、白花蛇舌草、半枝莲、半边莲等。此期患者病情尚稳定，甚至自觉无明显症状。但为了防患伏邪再发或毒邪再侵，当以扶正祛邪并用，攻补兼施。

1.促进骨髓重建

白血病化疗后均会出现不同程度的骨髓抑制和损伤，骨髓重建恢复的程度和时间与患者化疗相关风险有关，尤其是反复多次化疗的患者常会出现骨髓抑制期延长，甚至化疗后骨髓造血衰竭，导致不能按期规律化疗，继而疾病复发率升高，中医药在促进骨髓造血恢复和重建方面有独特优势。化疗药物性烈攻伐导致药物性髓不生血，有学者以补肾填精、益髓生血为治则，自拟参芪仙补汤，可扶助正气、建立新的阴阳平衡、促进骨髓造血功能恢复，为化疗后的正常功能重建奠定基础。一项随机对照研究应用益气养阴方治疗150例处于骨髓抑制期的急性白血病气阴两虚证患者，结果表明，益气养阴方可以有效改善相关指标，促进骨髓造血功能恢复及骨髓重建。扶正祛邪微化疗法治疗老年急性髓系白血病的临床研究表明，该方法可以有效改善患者白细胞计数、血红蛋白量、血小板计数，减轻肿瘤负荷，减少血制品输注量，表明扶正祛邪微化法可以促进骨髓造血的恢复。扶正法对老年急性髓系白血病免疫监视功能临床研究的结果证实，扶正法在一定程度上能够提高或改善患者的免疫监视功能，且能改善患者的骨髓抑制程度，加速骨髓造血功能的恢复，促进骨髓重建。

2.防治多药耐药

急性白血病经化疗后达到完全缓解并非疾病治愈或者终点，仍需要多次的巩固化疗，在此过程中约有20%～30%的患者会出现耐药，继而导致疾病复发或进展，给患者的生活质量和生存期带来威胁。西医学针对化疗耐药往往采用增加强度、多药联合和新药临床试验等方法，因此，骨髓抑制程度加重、不良反应增多等问题亟待解决。多年来，中医药在急性白血病多药耐药方面开展了多项临床和基础研究，均取得了一定成果。一项随机对照研究表明，应用复方浙贝颗粒联合化疗可以有效提高难治性急性白血病的缓解率，其相关基础研究表明，复方浙贝颗粒可以通过降低肿瘤细胞膜蛋白的表达、调节肿瘤细胞相关酶的表达、诱导肿瘤细胞凋亡等多种联合作用机制逆转急性白血病化疗后多药耐药；亦可提高急性淋巴细胞白血病耐药模型的治疗效果，并可通过多药耐药基因mdr-1及其表达产物P糖蛋白、谷胱甘肽S转移酶、B细胞白血病/淋巴瘤2基因（BCL-2）、BCL-2相关X蛋白逆转CDDP细胞系多药耐药，增强化疗有效性。应用益气养阴方治疗难治性急性白血病多药耐药的临床研究表明，常规化疗方案配合益气养阴方治疗可以提高难治性急性白血病患者骨髓缓解率、降低骨髓原始细胞比例、改善临床症状，且可诱导白血病细胞进入细胞周期，增加化疗敏感性。

（天津中医药大学第一附属医院　张伟锋）

第三节　微残期

一、定义

微小残留病（MRD）是指初诊或难治/复发状态的患者经化疗、靶向治疗、嵌合抗原受体T细胞和（或）异基因造血干细胞移植（allo-HSCT）等治疗获得血液学完全缓解（CHR，骨髓涂片经瑞特-吉姆萨染色，光学显微镜检测原始细胞<5%）后体内残存的少量白血病细胞。

二、病机特点

微小残留白血病中医病机为邪退正衰、正虚邪恋。中医辨证多为气阴两虚证，毒邪内蕴，蛰伏体内，如果不进行有效控制，在一定条件下伏邪再发，复发难愈。或由于正气亏虚，毒邪再侵，也导致白血病复发。因此，在微小残留白血病阶段，正虚、伏邪是主要因素，又与痰瘀相互影响，决定微小残留白血病的转归。

三、治疗原则

对于缓解期的患者，当以清除微小残留病灶、阻抑髓外浸润、防范白血病复发为重点。中医采取扶助正气以抗邪，以达到"正气存内，邪不可干"之目的。

四、西医治疗及中医药特色

（一）西医治疗

MRD 监测不仅可用于疗效评估、复发预警，还可用于指导治疗方法的选择以及抢先干预。因此，MRD 检测已成为降低白血病复发、提高疗效的关键环节之一。

对于 MRD 阳性的患者：治疗主要以较高强度化疗为主，采用多药联合、新药、靶向药、免疫治疗、骨髓移植等方法使 MRD 尽快转阴。

对于 MRD 阴性的患者：治疗以监测和维持治疗为主，以防复发为要。

（二）中医特色

中医认为微小残留白血病乃毒邪深伏于里，虽大病将愈，症状缓解，但病根犹存，这与西医检测的 MRD 也极其吻合，为复发根源。凡遇正气亏虚、劳累过度、外感内伤、邪毒入侵等诱因，一触即发。

1.清除微小残留病灶、降低复发

白血病患者达到完全缓解后，体内仍有微小残留病灶，微小残留病灶是白血病复发的根源，也是影响患者生活质量和生存期的重要因素。西医学目前主要通过强化巩固化疗、免疫治疗及骨髓移植等方法尽可能降低和清除微小残留病灶。微小残留病灶中医治疗以扶正培本、养阴透邪为主，辨证分型以气阴两虚证为主，正虚为本、瘀毒为标，因痰湿、瘀毒的程度又分为不同的证候类型。78例急性白血病患者以参芪白血饮加减配合化疗，结果表明，参芪白血饮可以提高自然杀伤细胞、T细胞和辅助性T细胞数量，降低抑制性T细胞数量，提高辅助性T细胞／抑制性T细胞的值，从而调节患者自身免疫功能，杀伤或抑制体内微小残留病灶，从而减少复发。一项多中心、双盲、随机对照研究表明，应用益气补肾颗粒治疗髓系白血病微小残留病灶，可扶助正气，提高患者免疫力，明显改善微小残留病灶患者的免疫功能缺陷状况，预防或延缓白血病复发，延长临床完全缓解时间及生存期，并能提高患者的生存质量。中药定清片联合化疗治疗急性白血病复发患者，有利于化疗后白细胞及血小板的恢复，并减少感染和相关并发症，不良反应低。姜黄散加减联合CAG方案可以提高复发性及难治性急性髓系白血病血瘀证患者的中医证候疗效，改善患者的临床症状，提高生活质量，减轻化疗时胃肠道不良反应。一项关于急性髓系白血病（非急性早幼粒细胞白血病）生存时间达 5 年以上患者的回顾性研究表明，应用益气养阴解毒方可以清除微小残留病灶，扶正祛邪，预防白血病复发，有效延长患者的生存时间。

2.抑制白血病髓外浸润

白血病的髓外浸润既是临床主要征象之一，亦是治疗转归的关键点所在。髓外浸润病变可以出现在任何器官，可原发于髓外，可伴随骨髓的改变而同时存在，也可作为复发时独立出现的病灶，常见的浸润部位有中枢神经系统、皮肤及髓系肉瘤等。早在 20 世纪 90 年代就有中医药治疗中枢神经系统白血病的报道，笔者团队认为，髓外浸润与中医学疾病传变契合，髓外浸润为疾病由髓浸润，总的传变趋向是由里及表，但根据病因、病情发展阶段不同，具体传变形式有卫气营血传变和脏腑经络传变等，并认为虚、毒、痰、瘀相互影响、相互促进，成为病机转化的关键。痰毒瘀阻络脉正是急性白血病髓外浸润病位深、病情重、病势缠绵难解的根源所在，在"未病先防、既病防变"原则的指导下辨证施治取得良好疗效。近年来，有关中医药治疗白血病髓外浸润的报道相对较少，笔者团队通过对蝎毒多肽提取物抑制白血病细胞髓外效应及分子机制进行研究，观察白血病细胞浸润包括白血病细胞趋化、黏附、迁移、降解、基质异地生存、恶性增殖、抗凋亡等多个环节，经细胞、基因、蛋白质组学等多方位分析后，证实了中医药治疗白血病的效应机制及多作用靶点。

（天津中医药大学第一附属医院　张伟锋）

第四节　复发难治期

一、定义

复发性白血病指疾病达到 CR 后外周血或骨髓（>5%）或任何髓外部位再次出现原始细胞。难治白血病指经过标准方案治疗 2 个疗程无效的初治病例；CR 后经过巩固强化治疗，12 个月内复发者；12 个月后复发但经过常规化疗无效者；2 次或多次复发者；髓外白血病持续存在者。

二、病机特点

复发难治白血病患者多有化疗耐受差、合并症多、化疗后骨髓抑制期长、完全缓解率低、缓解期短、不适宜做骨髓移植等特点；中医病机是邪盛正虚，虚实夹杂，毒虚瘀并存。

三、治疗原则

对于复发难治白血病的患者，当以分层、分阶段治疗为策略，以缓解和延长生存期为目的。中医治疗当辨病辨证相结合，以扶正祛邪、解毒抗癌为主。

四、西医治疗及中医特色

（一）西医治疗

1.对于化疗耐受的患者

应根据患者年龄、基础疾病、预后分层等情况选择强化疗或者低剂量化疗方案。

2.对于化疗不耐受的患者

科采用去甲基化治疗、靶向药或姑息支持治疗的方法。

（二）中医特色

采用分层治疗策略，中医治疗全程参与，以扶正祛邪为主，针对病症有的放矢。对低危组化疗者，以顾护正气、减轻化疗毒副反应为主，兼以祛邪，对高危组不能化疗者以中药抗癌扶正治疗为主，改善症状，减轻痛苦，延长生命；对标危组以扶正与祛邪并用，扶正以促进身体机能恢复，祛邪以助化疗药物抗癌杀毒，若贫血，施以补气养血、健脾补肾、调补阴阳，促进造血功能恢复，若发热，采用清营凉血、滋阴降火、清热解毒之法，祛邪退热，针对出血，凉血止血、补气摄血、滋阴降火、化瘀止血之法以止血，针对髓外浸润证候，以涤痰通络、活血化瘀、软坚散结为目的，达到止痛消肿、化瘀散结、减轻浸润症状为目的。

（三）护理

1.情志调护

及时了解患者的心理状态，多与患者沟通及交流，给予正确的疏导，帮助其树立战胜疾病的信心，从而建立有利于治疗的最佳心态，取得患者的配合，获得良好疗效。

2.饮食调护

给予高热量、高蛋白、易消化、清淡饮食，食物温度应适宜，避免食粗糙、过硬、刺激性强的食物，根据中医辨证，可进药膳调补，如：热毒炽盛、血热妄行，可予鲜生地、鲜白茅根汁饮；阴血不足，可予阿胶鸡蛋粥；口腔出血、溃疡，可予白及粥。

3.预防性调护

为防止口腔黏膜溃疡、糜烂出血，应注意保持口腔清洁；为预防感染，应保持皮肤清洁，注意避免交叉感染；易发热、出汗的患者应勤换衣服、被褥，每日检测体温；做好室内消毒，保持室内空气新鲜。

（天津中医药大学第一附属医院　张伟锋）

第二篇

白血病的中西整合诊断

— 第四章 —

白血病的西医诊断技术

第一节　细胞形态学

　　白血病是因造血干/祖细胞于分化过程的不同阶段发生分化阻滞、凋亡障碍和恶性增殖而引起一组具有高度异质性的造血系统恶性血液肿瘤，白血病细胞分化阻滞发生在较早阶段，称为急性白血病（acute leukemia，AL），发生在较晚阶段称为慢性白血病（chronic leukemia，CL）。急性白血病起病急，进展较快，较短时间内正常造血功能受抑，并出现白血病细胞浸润症状。就诊时多伴有不同程度的贫血、血小板减少，血涂片可见原幼稚细胞。慢性白血病多起病缓慢，多数患者血象表现为白细胞明显升高。对于外周血细胞分析存在两系、三系明显异常患者，一般首先进行末梢血涂片检查，如形态学检查发现原幼稚细胞、有核红细胞等，尽早进行骨髓穿刺、骨髓活组织检查。白血病细胞在骨髓组织中恶性增殖，引起骨髓和外周血异常改变，这是急性白血病外周血和骨髓细胞形态学检查的理论基础。

一、血细胞分析

多数患者白细胞增多，可高达 $100×10^9/L$，部分患者白细胞计数不增高甚至减少，绝大多数患者红细胞数、血红蛋白含量和血小板数下降，个别患者早期下降不明显。

二、末梢血涂片

急性白血病血片中可见原幼稚细胞。慢性粒细胞白血病白细胞分类以粒细胞为主，以中性中幼、晚幼、杆状、分叶核多见，原始粒细胞、早幼粒细胞之和常<0.1，易见嗜酸性、嗜碱性粒细胞，可见小巨核细胞。慢性淋巴细胞白血病以淋巴细胞增生为主，淋巴细胞与一般的小淋巴细胞相同，有时可见少量大淋巴细胞、异形淋巴细胞和幼淋巴细胞，以成熟淋巴细胞为主。

三、骨髓细胞形态学检查

骨髓细胞形态学检查是白血病诊断和分型的重要方法，大多数 AML 特别是 AML 非特指型主要依赖骨髓形态学。急性白血病大多数骨髓增生明显活跃或极度活跃，白血病性原始细胞增生，并伴有恶性肿瘤细胞形态学特征。1991年 FAB 分型是以骨髓形态学为基础的分型方案，以骨髓中白血病原始细胞≥30%为急性白血病诊断标准，计算时绝大多数采用有核细胞百分比（ANC），当考虑AML成熟型和红白血病时，需计算非红系细胞百分比（NEC）。但在实际应用中，FAB的一些形态学分型如ALL分为L1、L2、L3型，AML中原粒Ⅰ型和原粒Ⅱ型等，与临床特点无关，也不能反映预后，对临床并无实际指导意义。

随着免疫学、遗传学和分子生物学技术的广泛应用，白血病的诊断已从细胞水平上升到分子水平，世界卫生组织（WHO）对白血病的MICM（Morphology，Immunology，Cytogenetics，Molecular biology）分型方案已在临床广泛应用。MICM分型方案不仅对临床诊断、治疗和判断预后具有实用价值，而且在识别白血病的本质、研究白血病发病机制和生物学特性有重要意义。2022版WHO造血与淋巴组织肿瘤分型方案中，骨髓中髓系白血病原始细胞≥20%为AML诊断的首要条件。当患者被证实有重现性遗传学异常，如t（8；21）（q22；q22.1）/RUNXI - RUNXITI、t（15；17）（q22；q21）/PML-RARA、t（16；16）（p13.1；q22）/CBFB-MYH11时，即使原始细胞<20%，也诊断为AML。

四、细胞化学染色检查

细胞化学染色应用化学反应的原理，对血细胞内各种化学物质作定性、定位及半定量分析的方法，对白血病细胞系列鉴定、分化程度等方面有帮助。因骨髓细胞形态学检查存在主观性，细胞化学染色一定程度上补充了其中的不足，增加了对 ALL 和 AML 鉴别的可靠性，并对 AML 亚型的鉴别有一定的辅助作用，使诊断符合率明显提高。常用的细胞化学染色有中性粒细胞碱性磷酸酶染色（NAP）、过氧化物酶染色（POX）、过碘酸-雪夫反应（PAS）、氯乙酸酯酶染色（CAE）、α-醋酸萘酚酯酶染色（α-NAE）、酸性磷酸酶染色（ACP）及铁染色等。1995 年，国际血液学标准化委员会（ICSH）推荐以最少细胞化学染色组合（包括 POX、CAE、α-NAE 三种染色）为急性白血病实验诊断的首选细胞化学染色项目。

虽然细胞化学染色在质量控制、结果判断、标准化等方面存在问题，在结果稳定性、重复性方面不及免疫学分型，其在白血病诊断中的作用在逐渐弱化，但因其具有低成本、快捷、直观等优点，仍在血液学检验中广泛应用。例如：NAP 用于慢性粒细胞白血病和类白血病反应的鉴别；POX、NCE、PAS 组合快速进行 AML 与 ALL 以及 APL 与其他髓系白血病的鉴别；

PAS染色有助于纯红细胞白血病诊断；α-NAE加氟化钠抑制试验进行单核细胞与粒系AML的鉴别等。

五、骨髓组织病理学检查

骨髓活组织病理学检查对于急性白血病的诊断、是否伴有骨髓纤维化、化疗效果判断及骨髓移植前后动态观察有重要意义。骨髓活组织在固定、脱钙（石蜡包埋）、脱水后，可以采用石蜡或塑料包埋，切片后进行吉姆萨或苏木素-伊红（HE）染色，还可以进行组织化学染色及一些特殊染色，如网状纤维染色、胶原纤维染色等。由于造血细胞分布的不均一性，抽吸细胞的比例分布并不能完全反映骨髓的真实情况，无法显示造血基质中造血细胞及其前体的空间定位等，特别是遇到骨髓"干抽"情况时，需要骨髓涂片和骨髓组织病理学同时检查，能有效地补充不足。

（内蒙古科技大学包头医学院第二附属医院　刘学文）

第二节　细胞生物学（免疫表型）

造血细胞分化成为成熟细胞过程中会出现一系列的免疫表型的变化。免疫学分型是利用白血病细胞分化阻滞在某一抗原表达阶段，应用单克隆抗体检测相应白细胞表面或胞质内的分化抗原决定簇（CD），进行白血病类型的鉴别的技术。目前临床常用流式细胞术（FCM）检测白血病免疫学分型，具有较好的准确性、重复性，与形态学和细胞化学染色结合，可鉴别白血病细胞的起源、分化阶段。

FCM利用不同系列细胞免疫表型特征及CD抗体组合分析，能快速、可靠地将AML与ALL鉴别开。AML以CD33、CD117、CD13及cMPO髓系抗原表达为主，ALL表达CD10、CD19、CD22、CD79a、CD2、CD3、CD7等淋系抗原（表4-1）。与FAB形态学分型相比较，免疫学分型对ALL的分型更具有指导意义，欧洲白血病免疫分型协作组（EGIL）对ALL的免疫学分型方法，更客观地反映了淋巴细胞的系列和阶段，为临床进一步开展治疗提供重要依据（表4-2）。

利用免疫学分型还可确定形态学不能或很难区分的白血病类型及亚型，例如：微分化型急性白血病，原始细胞多数表达早期造血相关抗原CD34、CD38、HLA-DR等，但不表达粒系、单系成熟相关抗原（CD11b、CD14、CD15、CD65），也不表达淋系特异性标志（cCD3、cCD79a、cCD22），可以与形态学十分相似的ALL鉴别开来；AML-M7型，白血病细胞表达一种或多种血小板糖蛋白CD41、CD61及CD42b，弥补了形态学难以确定的不足。另外，免疫表型分析还在慢性粒细胞白血病急变时急淋变与急髓变的鉴别中发挥重要作用。

由于白血病细胞常伴有抗原表达紊乱现象，有时免疫分型的分化抗原在表达上会出现一些差异，故免疫标记诊断需要综合分析。多参数FCM免疫分型还可用于监测微小残留（MRD），具有较高的特异性和敏感性，特殊的免疫表型模式为治疗后微小残留病的监测提供靶标，二代流式敏感性接近10^{-6}。

表4-1 各系列急性白血病免疫表型特征及常用的CD抗体

系列	免疫表型分析及常用的CD抗体
粒、单细胞系	cMPO、CD13、CD33、CD14、CD15
红细胞系	抗血型糖蛋白
巨核细胞系	CD61、CD41、CD42
B-ALL	CD10、CD19、CD20、sCD22、cCD22、cCD79a、cμ、sIg
T-ALL	cCD3、sCD3、CD7、CD2、CD4、CD5、CD8、CD1a、TCRα/β、TCRγ/δ
非系列特异性	CD34、HLA-DR、TdT

注：s：胞膜；c：胞质

表4-2 急性淋巴细胞白血病免疫学分型（EGIL，1998）

亚型	免疫学标准
B-ALL	CD9、CD79a、CD22至少其中2个阳性
Pro-B-ALL（B-Ⅰ）	CD10$^-$、cμ$^-$、sIg$^-$
Common B-ALL（B-Ⅱ）	CD10$^+$、cμ$^-$、sIg$^-$
Pre-B-ALL（B-Ⅲ）	cIgM$^+$
Mature B-ALL（B-Ⅳ）	s/c κ$^+$或δ$^+$、sIg$^+$
T-ALL	s/c CD3$^+$

续表

亚型	免疫学标准
Pro-T-ALL（T-Ⅰ）	CD7⁺、CD2⁻、CD1a⁻、CD5⁻、CD8⁻
Pre-T-ALL（T-Ⅱ）	CD2⁺和（或）CD5⁺和（或）CD8⁺、CD1a⁻
Cortical T-ALL（T-Ⅲ）	CD1a⁺
Mature T-ALL（T-Ⅳ）	sCD3⁺、CD1a⁻
TCRα/β⁺ T-ALL（A组）	TCRα/β⁺
TCRγ/δ⁺ T-ALL（B组）	TCRγ/δ⁺

注：s：胞膜；c：胞质

（内蒙古科技大学包头医学院第二附属医院　刘学文）

第三节　分子生物学（融合基因）

人类基因组上大约有 2.5 万个不同的基因，各自执行不同的功能。在肿瘤发生时，经常会发生基因组水平的断裂和重新拼接。当两个基因分别断成两半，并且发生了错误拼接时，就有可能形成新的基因片段，这就叫作融合基因。大多数情况下，融合基因可以导致异常序列或功能的蛋白质的产生，或者某些基因表达的失调，从而导致或促进肿瘤的发生，这就是所谓的融合基因。

白血病融合基因（fusion gene），是白血病的分子生物学特异性标志。近年来，由于分子生物学技术的发展，对白血病细胞分子遗传学改变的了解也不断深入。迄今报道白血病涉及至少数十种融合基因。已经认识到大部分的白血病中存在着染色体结构畸变，包括缺失、重复、倒位、易位等，导致原癌基因及抑癌基因结构变异，原癌基因激活或抑癌基因失活，产生新的融合基因，编码融合蛋白。有些基因是调控细胞增殖、分化和凋亡的转录因子，当基因发生变异，直接影响了下游信号传递途径，导致细胞增殖能力增强、凋亡障碍，分化障碍等，产生白血病表型。

本文将从白血病融合基因的定义、发生机制、与白血病发病的关系以及研究进展、类型区分、意义等方面进行讨论。

一、定义

白血病融合基因是指由两个或多个基因的融合所产生的新基因。这种融合基因通常由染色体上的基因断裂并重新排列而形成。白血病融合基因往往具有异常的功能，它可以改变细胞的生长、分化、凋亡等生命活动过程，从而导致白血病的发展。

二、发生机制

白血病融合基因的发生机制非常复杂，目前尚不完全清楚。然而，研究表明，染色体异常是白血病融合基因发生的重要原因之一。在白血病细胞中，常常存在染色体断裂、重排等异常现象，这些异常可以导致基因融合事件的发生。此外，一些环境因素和遗传因素也可能与白血病融合基因的发生有关。

白血病融合基因与白血病的发病密切相关。研究发现，白血病融合基因在白血病细胞中广泛存在，并且与白血病的发展、预后等有关。一些白血病融合基因与白血病的亚型和预后密切相关，可以作为白血病的分子标记物，用于疾病的分型和预后评估。此外，一些白血病融合基因也是靶向治疗的重要标的，通过针对融合基因的抑制剂可以达到治疗白血病的效果。

三、白血病发病的关系以及研究进展

近年来，对白血病融合基因的研究取得了一系列重要进展。通过对白血病融合基因的特征和功能进行深入研究，揭示了白血病融合基因在白血病发病机制中的重要作用。同时，研究人员还通过开发新的技术手段，如基因编辑技术、蛋白质组学等，为白血病融合基因的研究提供了新的方法和途径。

然而，白血病融合基因的研究仍然面临一些挑战。一方面，由于白血病融合基因的多样性和复杂性，研究人员需要对不同的融合基因进行深入研究，以揭示其在白血病发病机制中的具体作用。另一方面，白血病融合基因的治疗潜力尚未完全发掘，需要

进一步的研究和临床验证。

四、基因区分

一些典型的白血病融合基因是某种白血病的特异性分子诊断标志，如BCR-ABL融合基因，可出现在95%以上的慢性粒细胞白血病（CML）。患者预后效果的好坏，与融合基因的类型有一定关系，如急性早幼粒细胞白血病（APL）特有的PML-RARa融合基因，对APL患者用全反式维甲酸（ATRA）诱导缓解治疗，其预后非常好，复发率低。对于AML患者中存在的AML1-ETO融合基因。

BCR-ABL融合基因编码的融合蛋白具有很强的酪氨酸激酶活性，改变细胞多种蛋白质酪氨酸磷酸化水平和细胞微丝机动蛋白的功能，扰乱细胞内正常的信号传导途径，使细胞失去了对周围环境的反应性，并抑制凋亡的发生，影响细胞周期调控，导致骨髓造血干细胞过度增殖；BCR-ABL融合基因在病人中常见有四种剪接体mRNA：编码P210融合蛋白的b2a2和b3a2，编码P190的e1a2，编码P230的e19a2；其中b3a2和b2a2主要存在于CML，ela2主要在急性淋巴细胞性白血病ALL中出现，而出现较少的e19a2根据2008年世界卫生组织WHO最新版的血液系统肿瘤分类标准，也应被诊断为CML；90%以上的CML患者血细胞中都发现有费城染色体的存在，主要为 P210 融合蛋白，因而费城染色体和 BCR-ABL 融合基因可以作为区分典型 CML 和非典型 CML 的诊断指标；同时在费城染色体阳性的 ALL 患者中，65% 的成人和 80% 的儿童能够检测到 P190 融合蛋白阳性；由于 BCR-ABL 融合蛋白能够收到多种小分子化合物的抑制，临床上第一代针对 BCR-ABL 融合蛋白的酪氨酸激酶小分子抑制剂 TKI 伊马替尼就是通过结合抑制 BCR-ABL 融合蛋白的酪氨酸激酶结构域来抑制其在细胞周期中的影响，从而发挥抗白血病作用的；

PML-RARα 融合基因是急性早幼粒细胞白血病 acute promyelocytic leukemia，APL 的特异性分子标志，见于 98% 的 APL 患者中；APL 患者的特异性细胞遗传学异常 t15；17q22；q21，导致 15 号染色体上的早幼粒细胞白血病基因 PML 和 17 号染色体上的维甲酸受体 αRARα 形成 PML-RARα 融合基因；正常的 RARα 等位基因编码野生型维甲酸受体，与维甲酸结合可以调节多个靶基因的转录；PML 是 PODPML oncogenic domain 多蛋白复合体的核心组分，通过转录共激活作用，可以抑制肿瘤生长，在多种凋亡途径中起重要作用；形成 PML-RARα 融合基因后，维甲酸核受体基因表达受抑制，使维甲酸对靶基因的转录调节功能丧失；PML-RARα 融合蛋白通过负显性抑制作用抑制早幼粒细胞分化成熟；PML 去定位使 POD 的结构破坏，形成上百个细小颗粒分布在核及胞质中，正常的抑制增殖和促凋亡功能发生障碍，导致细胞大量增殖，凋亡减少，这些导致了 APL 的发生；形成 PML-RARα 融合基因的 RARα 部分断裂位点位于 2 号内含子上，而 PML 部分的断裂位点有三种，因此将 PML-RARα 融合基因分为三类：1PML 断裂位点在 6 号内含子上的 BCR1 型 L 型，占 APL 患者的 55%；2PML 断裂位点在 6 号外显子上的 BCR2 型 V 型，占 APL 患者的 5%；3PML 断裂位点在 3 号内含子上的 BCR3 型 S 型，占 APL 患者的 40%；由于 PML-RARα 融合基因与 APL 发生的重要相关性，临床上已经将 PML-RARα 融合基因作为动态评估患者病情及预后的重要依据；

AML1-ETO 融合基因主要见于急性髓系白血病 AML 患者中，t8；21q22；q22 染色体易位导致 21 号染色体的原癌基因 AML1 基因和 8 号染色体的 ETO 基因融合，形成 AML1-ETO 和 ETO-AML1 融合基因；ETO-AML1 不能通过聚合酶链式反应 PCR 检测到，一般被认为其表达量极低或由于降解导致表达不稳定；AML1-ETO 融合基因表达的蛋白全长含有 752 个氨基酸，其 N 端为 RUNX1runt-related transcription factor 1，也称 AML1 区；C 端是 8 号染色体编码的 RUNX1T1runt-related transcription factor 1；translocated to，1 cyclin

D-related，也称ETO；

AML1-ETO融合基因主要发生在M2型AML患者中约40%，在M2b的阳性率达90%，因而可以作为M2b分型诊断的重要分子标志，少见于M4和M1，极少数骨髓增生异常综合征 myelodysplastic syndrome，MDS患者中也有AML1-ETO融合基因的存在；临床上将AML1-ETO融合基因作为分子分型诊断和预后观察的一个重要依据，AML1-ETO融合基因阳性的患者预后较好；AML1-ETO阳性的白血病细胞有一定程度的分化能力，能分化为较成熟的嗜中性粒细胞核嗜酸性粒细胞，对化疗反应较为敏感，因而AML1-ETO融合基因阳性的患者采用大剂量的阿糖胞苷治疗，完全缓解率高达98%，5年存活率达到67%，预后较除M3外的其他亚型好；因而对初诊患者的AML1-ETO融合基因检测，对预后判断和治疗方案的制定具有重要意义；

五、意义

1.融合基因检测对白血病诊断的意义

通过临床实践发现单纯细胞形态学分型，检测者的主观成分较大，相互间的符合率及正确率有一定限制，随着细胞和分子生物学技术的迅速发展及对白血病发病机制研究的不断深入，认识到白血病发病过程中的基因和表型变化对各类白血病的诊断与治疗具有重要意义，因此提出了白血病MICM分型。

白血病融合基因可以通过逆转录PCR（RT-PCR）技术加以检出，有助于评价白血病的急性程度、克隆特性及分型，使白血病的诊断分型更加科学化和规范化。2007年卫生部颁布的《医疗机构临床检验项目目录》，其中有要求利用RT-PCR或real-time PCR技术的白血病融合基因检查，主要涉及6种融合基因的检查，包括BCR/ABL、PML/RARA、AML1/MPSI/EVI1、DEK/CAN、AML1/MTG8、E2A/PBX1。RT-PCR可比传统的细胞学方法及临床症状出现早5～8个月，可检出$1×10^6$个有核细胞中的一个白血病细胞，在白血病的早期诊断方面有着其他方法无可比拟的特异性和敏感性。

2.融合基因检测对白血病治疗和预后判断的意义

细胞遗传学分型与疾病的预后关系密切，对于指导临床个性化治疗方案的选择和判断预后具有十分重要的意义。急性白血病有PML/RARA，CBFB/MYH11，AML1/ETO融合基因预后较好，化疗完全，缓解率高，可长期缓解或治愈，不主张早期做造血干细胞移植；而对于有MLL异常、MYC/IgH融合基因的AML，BCR/ABL融合基因的ALL对化疗反应差，复发率高，建议其有条件积极行造血干细胞移植。有了融合基因的检测，初治时可指导科学合理选择长期治疗方案，避免不必要的治疗不足或过度治疗。

3.融合基因检测对白血病微小残留病变监测的意义

随着白血病化疗方案的改善和造血干细胞移植的进展，白血病的完全缓解（CR）率明显提高，然而仍有许多CR患者在数年内复发，其主要原因是血液学CR后体内仍残留 $10^6 \sim 10^9$ 白血病细胞，称为微小残留病（MRD）。有学者认为MRD是血液学CR乃至持续完全缓解（CCR）期间白血病复发的根源，如何早期准确地诊断MRD是防治白血病复发的前提，MRD的监测也是指导临床治疗、评价治疗效果和预测复发的实验室指标。目前已用于检测MRD的技术主要有流式细胞计数法和PCR技术，敏感性都可达到 $10^{-3} - 10^{-5}$（10^{3-5} 细胞中有1个肿瘤细胞）以上，应用最广的是PCR技术。目前用于PCR检测的靶基因主要是白血病特异性染色体易位产生的融合基因，白血病患者体内融合基因转录本的拷贝数随病情进展逐渐升高；随病情好转逐渐下降，并且早于细胞遗传学的染色体核型分析。定期检测白血病微小残留病很有必要。临床上通过检测微小残留病融合基因表达水平，可更早预测白血病的复发；指导白血病的临床治疗，根据融合基因表达水平的多少，决定是否继续化疗；有利于评价药物治疗效果，是否耐药，并依此指导临床更换治疗方案；评价造血干细胞移植的净化效果。

融合基因检测对临床诊疗及判断预后都具有十分重要的意义。有的融合基因提示预后良好，存在这类基因的患者可以通过化疗获得完全缓解，不需要做造血干细胞移植，有的融合基因提示预后不良，存在这类基因的患者提倡早期造血干细胞治疗。融合基因检测可指导临床医生制定科学的治疗方案，避免发生治疗不足或过度。另外，融合基因检测对临床选择靶向药物也有重要的指导作用。

白血病融合基因是白血病发病机制中的重要因素之一。对白血病融合基因的研究不仅可以深入了解白血病的发病机制，还能为白血病的预后评估和治疗提供重要依据。随着研究的不断深入和技术的不断进步，相信对白血病融合基因的研究将会取得更多重要的突破，为白血病的防治做出更大的贡献。

（浙江大学医学院附属第一医院　孙洁）

第四节　细胞遗传学（染色体核型分析）

血液病的细胞遗传学诊断技术在过去的60年间进展迅速，取得了令人瞩目的成就，不但揭示了许多具有重要诊断和预后价值的染色体异常类型，而且为从分子水平上研究血液病的发病机制、开发新的靶向治疗药物提供了线索。目前，包括染色体核型分析和荧光原位杂交技术（FISH）在内的细胞遗传学诊断技术已成为指导血液肿瘤诊断、分型、预后判断、微小残留病检测和靶向药物开发必不可少的工具。鉴于核型异常在血液肿瘤诊疗中的诊断、分型和个体化治疗中的重要指导意义，在2022年最新修订的WHO白血病分型建议中，部分伴有再现性核型异常的急性髓细胞白血病（AML）被列为独立的AML亚型，而伴有 t（9；22）（q34；q11）、t（v；11q23）、t（12；21）（p13；q22）、超二倍体、亚二倍体、t（1；19）（q23；p13.3）、t（5；14）（q31；q32）、iAMP（21）等染色体结构异常和倍体异常的急性B淋巴细胞白血病（B-ALL）则被归为独立的B-ALL亚型。

一、细胞遗传学的基本知识

（一）染色体的一般概念

染色体（chromosome）一词是1888年Waldeyer首先提出来的，意即可染色的小体。染色体的超微结构显示染色体是由直径达100A°的DNA-组蛋白高度螺旋化的纤维所组成。其最基本的单位是核小体，它是由组蛋白和围绕其上二周半的DNA双螺旋所构成。每一条染色单体可看作一条双螺旋的DNA分子。有丝分裂间期时，DNA解螺旋而形成无限伸展的细丝，此时不易为染料所着色，光镜下呈无定形物质，称之为染色质。有丝分裂时DNA高度螺旋化而呈现特定的形态，此时易为碱性染料着色，称之为染色体。染色体是遗传物质——基因的载体，控制人类形态、生理和生化等特征的基因呈直线排列在染色体上。因此，染色体和基因二者密切相关，染色体的任何改变必然导致基因的异常。

（二）正常人类染色体的形态、分组及其识别

染色体的形态以中期时最为典型。每条染色体由两条染色单体组成，中间狭窄处称为着丝粒，又称主缢痕，它将染色体分为短臂（p）和长臂（q）。按着丝粒位置的不同，人类染色体可分为中着丝粒染色体、亚中着丝粒染色体和近端着丝粒染色体等3种类型。近端着丝粒染色体的短臂末端有一个叫作随体的结构，它呈圆球形，中间以细丝与短臂相连。有的染色体长臂上还可看到另一些较小的狭窄区，称为次缢痕。染色体臂的末端存在着一种叫作端粒的结构，它有保持染色体完整性的功能。

正常人体细胞的染色体组成为二倍体，即2n=46，包括22对常染色体和一对性染色体（男性为XY，女性为XX）。显带技术问世前，主要根据染色体相对长度、着丝粒位置、长短臂比率、随体和次缢痕的有无等参数将染色体分为A、B、C、D、E、F、G等7组（表4-3）。应用非显带技术只能对染色体进行分组，

能单个识别的染色体只有1、2、3、16、17、18号和Y染色体，其余染色体则无法识别。

表4-3　正常人类染色体分组

组别	编号	大小	着丝粒位置	随体	次缢痕	其他
A	1~3	最大	中或亚中部	无	1q	
B	4~5	大	亚中部	无	无	
C	6~12	中	亚中部	无	9q	X染色体大小与C组相似
D	13~15	中	近端部	可有		
E	16~18	小	中或亚中部	无	16q	
F	19~20	次小	中部	无		
G	21~22	最小	近端部	可有	Yq	Y染色体大小与G组相似

1970年后陆续问世的各种显带技术对染色体的识别做出了很大贡献。中期染色体经过DNA变性、胰酶消化或荧光染色等处理，可出现沿纵轴排列的明暗相间的带纹。按照染色体上特征性的标志可将每一个臂从内到外分为若干区，每个区又可分为若干条带，每条带又再分为若干个亚带，例如"9q34.1"即表示9号染色体长臂第3区第4条带的第1个亚带。由于每条染色体带纹的数目和宽度是相对恒定的，根据带型的不同可识别每条染色体及其片段。

20世纪80年代以来根据DNA双链互补的原理，

应用已知序列的 DNA 探针进行荧光原位杂交（Fluorescence in situ hybridization，FISH）可以识别整条染色体、染色体的 1 个臂、1 条带甚至一个基因，因而大大提高了染色体识别的准确性和敏感性。

（三）染色体异常的种类及其发生机制

人类染色体异常可分两大类：

1.染色体数目的改变

染色体数目的改变包括单倍体（n）、多倍体（3n 或 4n）及非整倍体[单体（monosomy）、三体（trisomy）]等。其中非整倍体的产生一般认为由于减数分裂或有丝分裂过程中发生染色体不分离或染色体丢失所致。

2.染色体结构的改变

由于各种物理、化学和生物的因素导致染色体断裂和重接，从而引起各种不同类型的染色体结构畸变：

（1）缺失（deletion）染色体臂上有 1 处断裂，其以下部分消失（末端缺失）或有两次断裂，其中间的片段消失（中间缺失）。

（2）重复（duplication）染色体上某一节段重复出现。

（3）易位（translocation）染色体某处断裂后，断片转移到另一位置上重新连接。根据易位方式的不同，又可进一步分为：

①单方易位　断片易位到另一染色体上；

②相互易位　两个染色体的断片互换位置；

③罗伯逊易位　又称为着丝粒融合，即两个近端着丝粒染色体的着丝粒发生断裂后两长臂连接成1个新的衍生染色体，而两短臂连接成1个小染色体后从细胞中消失；

④插入易位　染色体断片插入另一染色体的臂中间；

⑤串联易位　两条近端着丝粒染色体断裂后，其残留片段串联成1条长的衍生染色体；

⑥复杂易位　3条以上染色体相互交换其片段。

（4）环状染色体（ring chromosome）　1条染色体两臂末端断裂后，断端连接成环状。

（5）等臂染色体（isochromosome）　染色体在着丝粒处发生横裂后依其长臂或短臂为模板，复制出另1条长臂或短臂而形成两臂等长的新染色体。

（6）标记染色体（marker chromosome）　形态奇特的来源不明的染色体重排。

（7）双着丝粒染色体（dicentric chromosome）　由于易位而形成带有两个着丝粒的新染色体。

（8）双微体（double minutes）　由于染色体断裂而形成的成对无着丝粒的微小染色体断片。

二、染色体核型分析

（一）标本取材和运输

1.取材时机

细胞毒性药物可以影响血液病患者中期分裂象的数量或质量，甚至导致核型分析失败。因此初诊患者通常应在使用细胞毒性药物前留取标本。慢性髓细胞白血病（CML）患者使用羟基脲也可能会影响分裂象的数量和质量，如病情允许，可在临床医师指导下，停止羟基脲治疗1周后留取标本。

2.标本类型

血液病患者染色体检测的标本来源通常以骨髓为宜，骨髓抽取量视外周血白细胞计数的高低而定，多数病例2～5ml骨髓可满足检测需求，对于骨髓增生活跃程度高的患者，少量标本也可能满足需求。当外周血白细胞总数>10×10⁹/L且原始细胞+幼稚细胞比例>10%时，也可采用外周血细胞作为检测标本。拟诊为慢性淋巴细胞白血病（CLL）的患者，可采用外周血作为标本来源。拟诊淋巴瘤的患者，也可将淋巴结活检样本处理成单细胞悬液后作为标本来源。进行体质性染色体异常检测或范可尼贫血诊断时，可采用外周血作为标本来源。脑脊液及离心浓缩后的胸腔积液、腹腔积液也可作为样本来源。

3.标本保存

抗凝剂通常选择肝素钠，肝素钠尤其是 EDTA 可对细胞的活性产生不利影响。标本的快速肝素化对于防止凝结非常重要，抽取骨髓标本前，可吸取 0.2% 的无菌肝素钠抗凝剂约 0.2ml 湿润注射器内壁（注意不能多吸，较多肝素反而会导致白细胞聚集）。骨髓抽取后，迅速转移至含 RPMI-1640+20% 胎牛血清或新生牛血清的无菌培养瓶内（含少量肝素钠，也可加入青霉素+链霉素溶液），外周血标本也可置于肝素抗凝管内。

4.标本标记和申请单

标本容器应标记患者姓名、床号及其他必要信息。染色体显带申请单至少应包含以下信息：患者基本信息及联系方式、住院号或门诊号、送检日期、送检医生和送检单位的名称及联系方式、主诉、病史、体检、重要的治疗相关信息、重要的实验室检测结果以及检测要求（如丝裂霉素断裂试验等），并提供患者的初步诊断，以便实验室技术人员在进一步的标本处理中根据患者可能的诊断给予合适的培养条件。

5.标本运输

标本从患者体内抽取以后，应于室温条件下尽快送至实验室进行处理，以当天或 24h 内送达为宜，夏季和冬季应采取措施防止运输过程中标本温度过低或过高，标本不能与冰块或冰袋直接接触。如标本置于肝素抗凝管或注射器内，建议最迟5~6h内送达检测实验室，无菌条件下转移至含RPMI-1640+20%胎牛血清或新生牛血清的无菌培养瓶内有利于保持细胞活性。标本运输耗时越长，则对细胞活性影响越大。送检延迟的标本中，正常造血细胞往往较血液肿瘤细胞更有增殖优势，由此可增加检测结果假阴性的几率。此外，送检延迟对于外周血高白细胞计数及急性淋巴细胞白血病的标本影响尤其显著，因此对这类标本更应尽快送检。

（二）标本接种前处理及标本培养

1.常规处理和培养

通常情况下，检测标本均应计数、调整细胞终浓度为（1~2）×10⁶/ml接种于RPMI-1640+20%牛血清培养基内，在37℃恒温培养箱内孵育24h或48h。

2.体质性（constitutive）染色体异常检测

将0.5~1ml外周血直接加入5ml RPMI-1640+20%牛血清培养基内，并加入新鲜配制的植物血凝素（PHA）溶液，37℃恒温培养箱内孵育72h收获。

3.范可尼贫血

接种和培养时间同上，此类标本在加入PHA的同时，需要同时加入丝裂霉素，终浓度为80~100ng/ml。

4.慢性淋巴细胞白血病（CLL）

CLL细胞在体外培养时不易增殖，加入CpG-ODN

和美洲商陆（PWM）等刺激剂，可提高异常核型检出率，培养时间为72h。

5.淋巴结

淋巴结活检标本应于活检后迅速置入培养液中，并于无菌条件下以手术剪将标本剪碎、匀浆器研磨、300目滤网过滤成单个细胞，调整细胞终浓度为（1~2）×10^6/ml接种于RPMI-1640+20%牛血清培养基内，在37℃恒温培养箱内孵育24h或48h。

6.多发性骨髓瘤（MM）

MM细胞的分裂能力较低，导致MM患者异常核型检出率低下，检测到的正常分裂象大多来自于正常造血细胞，CD138磁珠分选联合间期荧光原位杂交（I-FISH）或胞浆轻链免疫荧光结合FISH（cIg-FISH）技术可提高MM患者染色体异常的检出率。

7.浆膜腔（胸腔、腹腔、心包等）积液

将浆膜腔积液转移至无菌离心管内，离心、弃上清，调整细胞终浓度为（1~2）×10^6/ml，接种于RP-MI-1640+20%牛血清培养基内，在37℃恒温培养箱内孵育24h或48h。

（三）标本收获

1.秋水仙胺处理

细胞培养结束前，加入终浓度为0.05μg/ml的秋水仙胺处理1h，以增加中期分裂相（CLL患者及检测体

质性染色体异常的患者，秋水仙胺处理时间可延长至
3.5h）。

2.低渗

将细胞转移至离心管内，离心、弃上清，加入
0.075M KCl溶液重悬细胞，使细胞低渗，通常骨髓细
胞37℃处理35min，外周血细胞处理25min。

3.预固定

向低渗后的细胞悬液内缓慢加入新鲜配制的固定
液1～1.5ml（甲醇：冰醋酸=3∶1），轻轻混匀，离心、
弃上清。

4.固定

沿管壁缓慢加入甲醇：冰醋酸固定液，轻轻混匀
后室温下静置30min，离心、弃上清，重复甲醇：冰
醋酸固定2次，每次30min，最终收获的染色体悬液
2～8℃保存备用。

（四）染色体显带

1.滴片

将备用的染色体悬液离心、弃上清后，加入适量
新鲜配制的甲醇：冰醋酸固定液，轻轻吹打混匀、使
悬液呈乳清色，在预浸泡在18%酒精的玻片上方、至
少30cm以上滴悬液，采用气干法或火焰烧灼法滴片，
以使染色体分散。

2.R显带

热变性 R 显带技术是常用的染色体显带技术之一，将 pH 值 6.5～6.8 的 Earle′s 溶液加入染色缸，置恒温水浴锅中加热至 87.5℃，将制备的玻片置于 Earle′s 溶液中孵育（通常 60～120min），以 10% 新鲜配制的姬母萨染色液染色 10min。

3.G显带

G 显带技术也是常用的染色体显带技术之一，常规制备的玻片标本置于 70℃ 烤箱中处理 2h，将 0.125% 的胰蛋白酶溶液（pH 值 7.0）加入染色缸并于 37℃ 水浴箱中预热，将玻片浸入胰蛋白酶溶液中，轻轻摆动使胰蛋白酶作用均匀，处理 1～2min 后生理盐水漂洗两次，以 10% 新鲜配制的姬母萨染色液染色 10min。（根据老化时间及各实验室实验条件的差异，合适的胰蛋白酶变性时间可有较大差异）

（五）核型分析

（1）分析时先用低倍镜自左至右、自上而下逐个视野寻找合适的分裂相，再换用油镜进行观察。凡长度适中、分散良好、基本无重叠、带型可识别者均列为分析的对象。分析时要遵循"随机"的原则，避免只挑选"漂亮"的分裂相进行分析，否则可致人为的假阴性结论。因为"漂亮"的分裂相常来自正常细胞，而"丑陋"的分裂相常来自白血病细胞。

（2）核型分析时如发现中期分裂相质量不佳，以致难以诊断时无法分辨是否为正常或异常细胞，可以增加分析分裂相的数量或重新显带，在部分患者中重显带可能会改善中期分裂相的显带质量。

（3）同一标本可能存在多个相关或不相关异常克隆，故应仔细分析，以免漏检。

（4）当核型分析发现一些不常见异常且比例为100%时，应注意抽取外周血加PHA刺激以排除体质性异常。

（5）通常要求分析20个以上的中期分裂相，分析细胞不足此数而又未能发现异常者不能遽下正常核型的结论；相反，已发现异常克隆者则不一定强求此数。

（六）核型描述

核型结果必须遵循人类细胞遗传学国际命名体制《ISCN》进行描述。核型描述可分简式和繁式。常用简式，例如：46，XY表示一个染色体数目为46的正常男性核型；47，XY，+8表示一个染色体数目为47的超二倍体男性核型，其中增加了一条8号染色体（即8三体）；46，XY，t（9；22）（q34；q11）表示染色体数目为46的假二倍体男性核型，其中有一个涉及9和22号染色体的相互易位，断裂点分别位于9号染色体长臂的3区4带和22号染色体长臂的1区1带。常用缩写符号如p短臂、q长臂、t易位、del缺失、inv倒位、ins插入、der衍生染色体、dup重复、mar标记染色体、r环状染色体、i等臂染色体。异性别造血干细胞移植后，受体和供体嵌合型核型的描述与其他核型描述不同。在报告核型时应先列出受体核型及分析的细胞数目，再列出供体核型及分析的细胞数目，两者之间用"//"隔开。例如：46，XX[2]//46，XY[18]表示供者为男性，患者为女性，移植后患者的嵌合核型中仍有2个细胞为患者自身的女性核型，18个细胞为来自供者的男性核型；46，XX，t（9；22）[1]//46，XY[19]表示1个伴有9和22号染色体易位的细胞为来自患者自身的女性核型，19个细胞为来自供者的男性核型；//46，XY[20]表示所分析细胞均为来自供者的男性核型；46，XX[20]//表示所分析细胞均为来自患者自身的女性核型。

表4-4　核型描述中常用的符号和缩写

add	不明来源的额外物质	ins	插入易位
c	体质性异常	inv	倒位
cp	混合性核型	mar	标记染色体
del	缺失	r	环状染色体
der	衍生染色体	t	易位
dic	双着丝粒染色体	ter	末端
dmin	双微体	:	断裂
dup	重复	::	断裂后重接

续表

| Hsr i idem inc | 均匀染色区 等臂染色体 同前的 不完整核型 | +或- | 置于染色体号数之前，表示整条染色体的增加或丢失；置于染色体号数之后，表示染色体臂的增加或减少 |

（七）克隆性定义及标准

克隆一般指来自于单个祖细胞的一个细胞群体，通常用来描述有着相同或相近染色体异常的一群细胞。它的标准为：如为结构异常或染色体数目增加异常，则至少要有2个或2个以上的中期分裂相具有相同的异常方可称为一个克隆；如为染色体数目减少异常，则至少要有3个或3个以上的细胞具有相同的异常才可称为一个克隆。

（八）染色体核型报告

染色体分析报告至少要包含以下内容：

（1）诊断实验室名称。

（2）患者信息：包括姓名、性别、年龄、门诊号或住院号、联系方式、标本编号和临床诊断等。

（3）标本信息：包括标本来源、标本类型、采集/接收日期、标本质量、培养方法、显带方法等。

（4）核型描述：按照ISCN要求详细描述核型分析结果，并显示所分析细胞数目（正常核型≥20个，伴克隆性异常核型≥10个）。

（5）核型结论：根据核型分析的结果做出染色体分析的诊断结论，如果发现需要与临床医师确认，或需要采用 FISH、PCR 或其他技术进一步核实的问题，应在备注及建议栏中加以注明。

（6）注明报告日期、分析者和审核者姓名。

三、荧光原位杂交技术

血液病的染色体核型分析常受到以下 3 个因素的困扰：①标本有丝分裂指数低下或缺乏有丝分裂相；②染色体质量低劣，显带效果差；③复杂的染色体异常。染色体荧光原位杂交（FISH）技术应运而生，它极大地提高了常规核型分析的敏感性、准确性和可靠性，成为精确的染色体分析所不可缺少的重要检测手段。

1.定义

FISH 技术是 20 世纪 80 年代在细胞遗传学、分子生物学和免疫学相结合的基础上发展起来的一种新技术，它利用已知核酸序列作为探针，以荧光素直接标记或先以非放射性物质标记后与靶 DNA 进行杂交，再通过免疫细胞化学过程连接上荧光素标记物，最后在荧光显微镜下观察杂交信号，从而对标本中待测核酸进行定性、定位和定量分析。

2.原理

FISH 和 Southern blot 技术一样，也是利用 DNA 变性后双链解开变成单链，在适宜的温度和离子强度下退火后可和互补 DNA 链形成稳定的异源双链的原理。

3.方法

FISH 技术种类甚多，目前已衍生成一个系列，包括间期 FISH、染色体涂抹、多色 FISH 和逆向 FISH 等，但基本方法都包括染色体制备、探针制备、杂交、杂交后洗涤、荧光检测和荧光显微镜观察等 6 个步骤。

（一）标本制备

1.标本类型

FISH 检测通常以染色体悬液为标本来源，新鲜的骨髓涂片或外周血涂片也作为 FISH 的标本来源，石蜡包埋病理切片、染色后的骨髓涂片、浆膜腔积液、脑脊液等也可作为标本来源。

2.标本标记和申请单

标本容器应标记患者姓名、床号及其他必要信息。FISH 检测申请单至少应包含以下信息：患者基本信息及联系方式、住院号或门诊号、送检日期、送检医生和送检单位的名称及联系方式、主诉、病史、体检、重要的治疗相关信息、重要的实验室检测结果以及检测要求（如 FISH 检测靶点或探针名称），并提供患者的初步诊断。

3.标本运输

标本从患者体内抽取以后，应于室温条件下尽快送至实验室进行处理，以当天或24h内送达为宜，夏季和冬季应采取措施防止运输过程中标本温度过低或过高，标本不能与冰块或冰袋直接接触。

4.标本处理

FISH检测标本处理可参照染色体核型分析标本处理流程。

5.低渗

将细胞转移至离心管内，离心、弃上清，加入0.075M KCl溶液重悬细胞，使细胞低渗，通常骨髓细胞37℃处理35min，外周血细胞处理25min。

6.预固定

向低渗后的细胞悬液内缓慢加入新鲜配制的固定液1~1.5ml（甲醇：冰醋酸=3：1），轻轻混匀，离心、弃上清。

7.固定

沿管壁缓慢加入甲醇：冰醋酸固定液，轻轻混匀后室温下静置30min，离心、弃上清，重复甲醇：冰醋酸固定2次，每次30min，最终收获的染色体悬液2~8℃保存备用。

（二）探针制备

作为探针的DNA片段用粘粒、噬菌体或人工酵母染色体进行克隆，片段分离后可用生物素或地高辛等半抗原进行标记或用荧光素直接连接的核苷酸进行标记。前者的优点是由于经过一至多次放大，信号较强，缺点是步骤繁，本底高；后者的优点是不但操作较为简便，而且本底不高。标记方法有两种：缺口平移法和随机引物法。

常用的探针类型有以下4种：

1.染色体重复序列探针

它主要是针对染色体着丝粒的α-卫星DNA而设计的探针，目前市上供应的品种包括1-4号、6-12号、15-18号、20号以及X、Y染色体等，主要用于检测染色体的数目异常如三体、单体和其他非整倍体等。应用该类探针所做的FISH除了能分析中期细胞外，还能对间期细胞进行检测，故又称间期FISH技术。

2.整条染色体涂抹探针（WCP）

它来自流式细胞仪分拣整条染色体后建立的染色体文库，目前整套（24条）WCP探针都有供应，它对于识别标记染色体的来源和检测染色体易位特别是隐匿易位如t（12；21）和t（9；20）等特别有用。

3.染色体专一序列探针

对识别基因缺失和染色体易位所致的基因重排特别有价值。检测染色体的基因探针已发展出以下4种类型：

（1）单个融合信号探针

采用和易位涉及的染色体断裂点两侧序列相匹配的探针，分别以红、绿两种荧光素标记，结果在间期细胞中可见 1 红、1 绿和 1 个黄色（红绿信号融合所致）杂交信号，其假阳性率为 2%～6%，其敏感性为 5%～10%（相当于正常标本中融合信号均数+两个标准差）。

（2）融合信号+额外信号探针

采用易位涉及的 1 条染色体某个基因全长探针和另一条染色体断裂点序列探针分别以红、绿两种荧光素进行标记，结果间期细胞中可见一个黄色和一个红色杂交信号。如只有黄色信号而缺乏额外的红色信号则为假阳性。应用 BCR 和 ABL 的此种探针不但减少了假阳性，还能检出标本中少于 1% 的 Ph 阳性细胞。

（3）双融合信号探针

采用易位涉及的两个基因全长探针进行 FISH 检测，结果间期细胞中可见 1 红、1 绿和 2 个黄色杂交信号。此种探针大大减低了假阳性，其阳性标准为 1%，检测 6000 个间期细胞，敏感性为 0.2%，可用于微小残留病（MRD）的检测。断裂点分开的双色荧光探针 应用红、绿两种荧光素分别标记被断裂点分开的 1 个基因的两部分，结果正常间期细胞中可见 2 个黄色信号，表明该基因是完整的，若除 1 个黄色信号外还发现 1 红 1 绿两个杂交信号，则提示发生了易位。此种探针不但敏感性极高，而且特异性也很强。

（4）亚端粒探针

哺乳动物染色体端粒是由简单的 6 个核苷酸（TTAGGG）串联重复而成，在 DNA 复制和细胞有丝分裂过程中对染色体完整性起保护作用。邻近端粒的 200～300kb 则为独特的染色体特异性 DNA。由于 G 显带时此区是苍白的，因此涉及此区的易位难以用 G 带检测，而应用亚端粒探针进行 FISH 检测则特别有用。目前市上供应的亚端粒探针共有 41 种而不是 48 种，因为 5 个近端着丝粒染色体（13～15，21 和 22）和 X、Y 染色体的短臂侧亚端粒尚不包括在内。

（三）杂交

探针和标本分别于 65℃或 70℃甲酰胺溶液中短时间变性处理后迅速置于冷乙醇中，防止其复性，再经系列乙醇脱水，气干后标本上加上探针和杂交混合液（甲酰胺、SSC 和硫酸葡聚糖），WCP 探针需加用鲑鱼精 DNA 预杂交以去除染色体重复序列的干扰，用橡胶水泥封片后置 37℃湿盒中过夜（16～20h）。

（四）杂交后洗涤

杂交后标本要经一定浓度的甲酰胺/SSC 溶液洗涤，以去除多余的探针。

（五）镜下观察

（1）根据标记荧光素的激发光与发射光波长，选择合适的荧光显微镜滤块（必备滤块：DAPI；常用滤块：Spectrum Orange / Texas Red、Spectrum Green / FITC）。

（2）选择DAPI检测滤镜，在10×物镜下找到细胞所在层面。

（3）转至40×物镜，在不同滤镜条件下初步浏览杂交区域整体杂交情况，杂交信号应分布于75%以上间期细胞核中。

（4）转至100×油镜，从杂交区域的左上角起按自左至右、自上而下的顺序逐条扫描，观察染色体中期分裂相与间期细胞核中的杂交信号。注意使用添加防淬灭剂的显微镜油。

（5）随机计数细胞染色体中期分裂相与间期细胞核中的杂交信号，切忌人为筛选。

（6）杂交不均匀的区域不宜进行分析；细胞核轮廓不清或重叠的不宜进行分析。细胞核轮廓不规则或体积巨大的慎重分析，可能处于细胞分裂阶段，DNA倍增而导致信号扩增假阳性；但也不排除个别病例中恶性克隆细胞的存在。

（7）对于中期分裂相中的杂交信号需根据DAPI显带（G带）或定位指示信号判断探针杂交信号所位于的染色体位置是否正常，并对杂交信号进行计数。如果杂交信号定位异常或发生融合，需结合DAPI显带

（G 带）与常规核型分析结果综合分析，判断易位或断裂所处的染色体及区带。如果杂交信号数目增加，需根据 DAPI 显带（G 带）判断断裂或扩增所处的染色体及区带。如果杂交信号数目减少，必须根据 DAPI 显带（G 带）寻找到探针本应正常定位的染色体。如果找到该染色体而无杂交信号，判断为探针涵盖 DNA 片断缺失；如果未能找到该染色体（三个分裂相以上），判断为探针所定位的染色体整体缺失。

（8）对于间期细胞核中的杂交信号进行计数和比值计算。初诊标本由两人分别计数 200 个细胞，或由一人随机选取不同杂交区域分别计数 200 个细胞，计算信号异常率。复查标本计数 1000 个细胞，并与初发标本异常情况对应比较。

（9）异常结果判定：中期分裂相中，扩增、易位、分裂等需见于 2 个以上分裂相；缺失需见于 3 个以上分裂相。间期细胞核中异常阈值的判定如下：每个探针在 20 份正常样本中进行检测，每份正常样本检测 200 个间期细胞核，计算出显示异常信号的细胞数，百分比的平均值及标准差（SD）。异常阈值=百分比平均值+3×标准差（SD）。通常，异常阈值在 3% ~ 5%。如果样本检测结果异常率>5%，可报告为阳性结果；样本检测结果异常率<3%，可报告为阴性结果；样本检测结果异常率为 3% ~ 5% 之间，扩大间期细胞核检

测计数至500～800个，以判断最后结果。

（六）FISH结果描述规范

FISH技术是核型分析的有力补充，其结果也必须遵循ISCN进行规范化描述。在描述染色体显带分析结果的同时，用"ish"表示中期分裂相的FISH分析结果，同时必须注明探针所在的染色体区带位置；用"nuc ish"表示间期核细胞的FISH分析结果，信号数目用"×"表示。染色体物质的扩增和缺失分别用"+"和"−"表示，融合信号用"con"表示。对骨髓移植后的性染色体嵌合性检测结果描述规则为：受体克隆描述在前，以"//"间隔，供体克隆描述在后。

举例说明：

1. 中期分裂相：46，XX.ish del（22）（q11.2q11.2）（D22S75）

结果解读：女性正常核型，用D22S75位点探针进行FISH检测，证实存在染色体22q11.2位点的微缺失。

2. 间期细胞核：nuc ish（D13S319×0）[100/400]

结果解读：用D13S319位点探针进行FISH检测，在400个间期细胞核中发现有100个间期细胞存在D13S319位点的双等位缺失。

3. 对一例伴t（9；22）（q34；q11）染色体易位形成 *BCR-ABL* 融合基因的FISH结果的描述如下：

中期分裂相：46,XY,t(9;22)(q34;q11)[20].ish t(9;22)

(ABL+,BCR+;ABL+,BCR+)[20]

结果解读：男性核型伴t（9；22）（q34；q11）易位。用BCR和ABL双色双融合探针进行FISH检测，20个分裂相中均可见：t（9；22）易位产生的两条衍生染色体der（9）和der（22）上，各有1个ABL和1个BCR杂交信号。

间期细胞核：nuc ish（ABL×3），（BCR×3），（ABL con BCR×2）[400]。

结果解读：用BCR和ABL双色双融合探针进行FISH检测，400个间期细胞核中，均可见3个ABL杂交信号、3个BCR杂交信号，其中两对ABL和BCR信号发生融合。

4. 移植后性染色体嵌合性检测结果：nuc ish（DXZ1×2）[50]//（DXZ1，DYZ3）×1[350]

结果解读：用X和Y染色体着丝粒探针进行FISH检测，400个间期细胞核中，存在50个来源于受体的XX克隆，350个来源于供体的XY克隆。

（七）FISH临床检测报告要点

结果的报告必须详细清晰。将患者最具代表性的FISH结果图片打印在报告单上，并详细标注，并解释说明，以期为临床提供准确的治疗、预后的参考依据。FISH分析临床检测报告使用中文报告格式，检测方法与缩写应使用国际通用的、规范的缩写。FISH结果遵循ISCN进行规范化描述。

FISH检测临床报告至少包含以下信息：

◆实验室名称。

◆患者相关信息：姓名、性别、年龄、住院号/门诊号、标本编号、临床诊断等。

◆标本信息：标本来源、类型、质量（凝块、溶血、稀释）、采集/接收日期。

◆核型分析结果。

◆FISH探针信息（供货商、探针名称等）。

◆FISH结果图（包括阴性结果图和阳性结果图）。

◆FISH分析结果（按照规范的ISCN命名法进行描述）。

◆备注及建议。

◆报告日期。

◆操作者、审核者姓名。

检测时应仔细审核项目，保证项目无漏检，所有检验报告均双人双签。

（苏州大学第一附属医院　陈苏宁）

第五节　基因组学（二代基因测序）

随着分子生物学相关技术平台的发展，以及白血病分子生物学相关基础、临床研究的逐渐深入，分子生物学对白血病临床诊疗决策的影响日渐广泛深远，此部分也成为近年来基础研究向临床应用转化的热点之一。

白血病是一类发生于造血淋巴系统的恶性肿瘤，白血病中常见的分子生物学异常类型较多，在临床中常见的可分为三类：染色体层面的异常、基因层面的异常和转录组层面的异常。

染色体层面的异常包含：染色体数目异常如+8、-7、超二倍体、亚二倍体等；染色体拷贝数正常的杂合性缺失（cnLOH）如大部分隐匿型亚二倍体、超二倍体会伴随部分染色体cnLOH；染色体区段性异常如7q-、5q-等；染色体易位如9号和22号染色体易位导致 *BCR::ABL1* 融合基因过表达、15号和17号染色体易位导致 *PML::RARA* 融合基因过表达等；染色体倒位如inv16导致 *MYH11::CBFB* 融合基因过表达。染色体层面的异常可以通过常规核型分析技术手段来检测，由于核型分析需要细胞培养和相应显带技术的方法局限性，我们可以利用荧光免疫原位杂交（FISH）、聚合酶链式反应（PCR）或二代测序（NGS）技术补充常规核型在检测隐匿型融合基因方面的不足，利用分子核型分析（CMA）或 NGS 技术补充其在检测 cnLOH 和小于5Mb的染色体结构异常方面的不足。染色体相关异常的检出，有利于白血病初诊时的辅助诊断和预后评估分层判断。

基因层面的异常包括基因的单核苷酸变异（SNV）、基因的小插入缺失变异（Indel）、基因的拷贝数异常（CNV）、基因内部的串联重复（ITD 或 PTD）等。以往可以用一代测序、毛细管电泳、MLPA 等方法做基因变异检测，但通量较低、单碱基成本高。随着 NGS 技术平台的发展，我们可以利用靶向 DNA 测序方法检测白血病相关的基因异常，该方法通量高、检测灵敏度和特异性好、单碱基成本低，NGS 非常适合用于初诊白血病的基因异常筛查，有利于白血病初诊时分子遗传学预后分层评估，同时也对在白血病中获批的分子靶向药的用药指征有所提示。此外，近几年来利用针对免疫球蛋白 VDJ 区域超高深度的 NGS 检测技术，可以实现对淋系白血病的微小残留病灶监测，灵敏度高达 10^{-6}。

白血病中转录组层面的分子生物学异常非常多，但大部分异常仍处于基础临床科研层面的挖掘和发现，在临床诊疗中应用比较多的主要仍是融合基因异常的检出和基因表达谱特征的发现。利用靶向 RNA 测序或全转录组测序（WTS）的方法，可以在白血病初诊时对常见和不常见的融合基因进行筛查，比起用 qPCR 方法，NGS 对融合基因检出率的提升超过 20%，是包括伴重现性融合基因异常的 AML、ph like ALL 等成人和儿童急性白血病进行融合基因筛查的神兵利器。随着 WTS 在白血病临床诊疗中的推广应用，越来越多新的融合基因被人们发现，也进一步推动了该领域的基础临床科研，丰富了白血病发生发展机制的研究方向。

　　未来随着人工智能技术的发展和推广，白血病相关基因组学和转录组学相关的数据挖掘和研究可能会实现效率提升，结合基因组学、转录组学、免疫组学、蛋白组学等多组学的研究将助力我们更深入地去阐明白血病的分子生物学特征，并将其运用于临床诊疗，造福广大白血病患者。

（北京大学人民医院　江倩）

第二篇　白血病的中西整合诊断

— 第五章 ————————————————

白血病的西医诊断

第一节　急性早幼粒细胞白血病（APL）

急性早幼粒细胞白血病（acute promyelocytic leukemia, APL）是一种特殊类型的急性髓系白血病（acute myeloid leukemia, AML），绝大多数患者具有特异性染色体易位 t（15；17）（q22；q12），形成 PML::RARA 融合基因，其蛋白产物导致细胞分化阻滞和凋亡减少，是 APL 发生的主要分子机制。APL 易见于中青年人，平均发病年龄为 44 岁。APL 发病率约 0.23/10 万，占同期 AML 人群的 10%~15%。APL 临床表现凶险，除了急性白血病常见的贫血、出血以及感染征象外，显著特点是出血倾向严重，表现为皮肤大片瘀斑、脏器自发性出血，部分出现弥漫性血管内凝血表现，发病早期容易发生致命性出血和栓塞。

一、诊断

（一）FAB 分型定义 AML-M3（急性早幼粒细胞白血病）

骨髓中以异常的颗粒增多的早幼粒细胞增生为主，非红系分类（NEC）比例>30%，多数>50%，细胞形态较为一致，原始粒细胞和中幼粒以下各阶段细胞均较少；M3细胞核形状奇特，呈现双叶或折叠，胞质内有大量嗜苯胺蓝颗粒，掩盖胞核，常见呈柴捆状的 Auer 小体。根据颗粒大小将 APL 分为：①M3a（粗颗粒型）；②M3b（细颗粒型）；③M3c（微颗粒型）。M3c 较少见，在形态上易与其他类型 AML 混淆。APL 的细胞化学典型特征表现为髓过氧化物酶（MPO）强阳性、非特异性酯酶（NSE）强阳性且不被氟化钠（NaF）抑制、碱性磷酸酶（NAP）和糖原染色（PAS）呈阴性或弱阳性。APL 的免疫分型典型表现：表达 CD13、CD33、CD117 和 MPO，不表达或弱表达 CD34、HLA-DR、CD11b、CD14、CD64、CD56。少数表达 CD56 提示预后较差。

（二）WHO 2016 年分型定义为伴重现性遗传学异常急性髓系白血病亚型中的 APL 伴 PML::RARA 类型

在 AML 的诊断标准中，外周血或骨髓原始细胞≥

20%是诊断AML的必要条件。但当患者被证实有克隆性重现性细胞遗传学异常t（15；17）（q22；q12）时，即使原始细胞<20%，也应诊断为APL。

（三）t（15；17）APL的诊断标准

PML::RARA融合基因阳性或染色体/FISH证实t（15；17）（q22；q12）时可确诊。

（四）变异型APL的诊断标准

变异型APL具有APL的临床特征及细胞形态学表现，细胞遗传学或分子生物学检测发现特殊融合基因（表5-1）。

表5-1　变异型APL染色体和融合基因异常

RARA- 重排	染色体异常
ZBTB16::RARA	t（11；17）（11q23；q12）
NPM::RARA	t（5；17）（5q35；q12）
NuMA::RARA	t（11；17）（q13；q21）
STAT5b::RARA	der（17）
PRKAR1A::RARA	t（17；17）（q24；q12）
FIP1L1::RARA	t（4；17）（q12；q21）
BCOR::RARA	t（X；17）（p11；q21）
OBFC2A::RARA	t（2；17）（q32；q21）
TBLR1::RARA	t（3；17）（q26；q21）
GTF2I::RARA	t（7；17）（q11；q21）
IRF2BP2::RARA	t（1；17）（q42；q21）
STAT3::RARA	t（17；17）（17q21；q12）
FNDC3B::RARA	t（1；17）（q42；q21）
NUP98::RARA	t（11；17）（p15；q21）

RARA- 重排	染色体异常
TFG::RARA	t（3；14；17）（q12；q11；q21）
TNRC18::RARA	t（7；17）（p22；q21）

二、预后分层

（一）ATRA 联合化疗作为一线治疗模式下的预后分层

1.低危

WBC$<10\times10^9$/L，PLT$\geq40\times10^9$/L。

2.中危

WBC$<10\times10^9$/L，PLT$<40\times10^9$/L。

3.高危

WBC$\geq10\times10^9$/L。

（二）ATRA 联合砷剂作为一线治疗模式下的预后分层

1.低危

WBC$<10\times10^9$/L。

2.高危

WBC$\geq10\times10^9$/L。

（浙江大学医学院附属第一医院　佟红艳）

白血病

第二篇　白血病的中西整合诊断

第二节　急性髓细胞白血病（非APL）

急性髓系白血病（AML）的诊断和分型日趋完善，从最初的形态学诊断（FAB标准）逐渐过渡到结合细胞形态学、细胞免疫学和分子遗传学特征的MICM诊断分型体系。2001年起WHO综合各种疾病要素来精确定义疾病，制定了新的分型标准（WHO标准）并不断更新。近年来，随着分子生物学技术的广泛开展，更多的基因突变以及融合基因得以识别，使得AML的诊断和分型更加精确化。WHO分类有利于了解AML的生物学特性、细胞起源，能够更准确地评估患者预后，以及根据预后分层予以合适的治疗。

一、AML的诊断标准

（一）FAB标准

除临床症状、体征与血象外，骨髓形态学是诊断急性白血病的主要依据，要求原始细胞（包括原粒、原单核）≥30%，结合细胞组织化学染色进一步分类。具体分型为：

1.M0（急性髓系白血病微分化型）

骨髓中原始细胞≥90%（NEC），骨髓原始细胞胞质透亮或中度嗜碱性，无嗜天青颗粒及Auer小体，核仁明显；原始细胞POX和SB染色阳性率<5%（阴性）；

免疫表型 CD33 及 CD13 髓系标志阳性，淋系抗原阴性，可有 CD7、TdT 表达；免疫电镜 MPO 阳性。

2.M1（急性粒细胞白血病未分化型）

骨髓原始粒细胞（Ⅰ型+Ⅱ型）≥90%（NEC），原始细胞 POX 和 SB 染色阳性率≥5%（阳性）；早幼粒以下各阶段粒细胞<10%。

3.M2（急性粒细胞白血病部分分化型）

骨髓原始粒细胞（Ⅰ型+Ⅱ型）占 30%~90%（NEC），早幼粒以下至中性分叶核粒细胞>10%，单核细胞<20%。

4.M3（急性早幼粒细胞白血病）

骨髓中以异常的多颗粒早幼粒细胞为主，>30%（NEC），多数>50%，细胞形态较为一致，原始粒细胞和中幼粒以下各阶段细胞均较少；其胞核大小不一，胞质内有大量嗜苯胺蓝颗粒。

5.M4（急性粒-单核细胞白血病）有以下五种情况

（1）骨髓原始细胞>30%（NEC），原粒细胞加早幼粒细胞、中性中幼粒细胞及其他中性粒细胞占 30%~80%，原、幼及成熟单核细胞>20%。

（2）骨髓象如上述，外周血中原、幼及成熟单核细胞≥5×10⁹L。

（3）骨髓象如上述，外周血中原、幼及成熟单核细胞<5×10⁹L，而血清溶菌酶及细胞化学支持单核系细

胞数量显著者。

（4）骨髓相类似M2，而原、幼及成熟单核细胞>20%，血清溶菌酶超过正常（11.5±4mg/L）3倍，或尿溶菌酶超过正常（2.5mg/L）3倍。

（5）骨髓相类似M2，外周血单核细胞≥5×10⁹L时亦可划分为M4。

6.M4Eo（急性粒单核细胞白血病伴嗜酸性粒细胞增多）

除具有上述M4各型特点外，骨髓嗜酸性粒细胞>5%（NEC）。

7.M5（急性单核细胞白血病）分为两个亚型

（1）M5a（未分化型）：骨髓原始单核细胞≥80%（NEC）。

（2）M5b（部分分化型）：骨髓原始单核细胞<80%（NEC），其余为幼稚及成熟单核细胞等。

8.M6（急性红白血病）

骨髓原始粒细胞≥30%（NEC），且有核红细胞≥50%（ANC）。

9.M7（急性巨核细胞白血病）

骨髓原始巨核细胞≥30%，如原始细胞形态不能确认，应做CD41、CD61单抗检查；如因骨髓纤维化而骨髓干抽，需行骨髓活检及免疫化学染色证实有原始巨核细胞增多。

（二）WHO 标准

1.AML 的诊断标准

参照 WHO 2022 造血和淋巴组织肿瘤分类标准（表5-2），外周血或骨髓原始细胞≥20%是诊断 AML 的必要条件，结合免疫表型（表5-3）、分子或细胞遗传学检查（表5-4）进行诊断。但当患者被证实有克隆性重现性遗传学异常时，即使原始细胞<20%，也应诊断为 AML。但伴 BCR:ABL 或 CEBPA 突变的患者仍需满足≥20%原始细胞的要求。

2.骨髓增生异常相关急性髓系白血病（AML-MR）

可为原发或来自骨髓增生异常综合征（MDS）、骨髓增生异常综合征/骨髓增殖性肿瘤（MDS/MPN）的转化，要求原始髓系细胞比例≥20%，并携带特定的细胞遗传学和分子异常（表5-5）。诊断 AML-MR 需要存在一种或多种细胞遗传学或分子异常和/或 MDS 或 MDS/MPN 病史。

3.AML 伴其他特点的遗传学改变

对于伴一些少见的、新发现的、意义尚未明确但有潜在可能成为单独亚型的融合基因或基因突变的 AML 可归类于此。

4.分化定义的急性髓系白血病（AML）共同的诊断标准包括

①骨髓和/或血液中原始细胞≥20%（急性红系白

血病除外，其诊断标准为：骨髓以红系为主，通常>80%，且不成熟红系细胞≥30%，不再对骨髓原始髓系细胞比例有要求）；②不符合具有明确遗传学异常AML的诊断标准；③不符合混合表型急性白血病的诊断标准（与伴微分化AML相关）；④不符合细胞毒药物治疗后髓系肿瘤的诊断标准；⑥无骨髓增殖性肿瘤的病史。

表5-2　2022年AML WHO分型

AML
AML伴重现性遗传学异常
APL伴PML::RARA AML伴RUNX1::RUNX1T1 AML伴CBFβ::MYH11 AML伴DEK::NUP214 AML伴RBM15::MKL1 AML伴BCR::ABL1 AML伴KMT2A重排 AML伴NUP98重排 AML伴NPM1突变 AML伴CEBPA突变 MDS相关AML（AML-MR） AML伴其他特点的遗传学改变
分化定义的AML
AML微分化型 AML未分化型 AML部分未分化型 急性粒-单核细胞白血病 急性单核细胞白血病 纯红白血病 急性巨核细胞白血病 急性嗜碱性粒细胞白血病

AML
髓系肉瘤
继发的髓系肿瘤
细胞毒性治疗后的髓系肿瘤
胚系相关的髓系肿瘤

表 5-3　AML 的免疫表型

表型	常用阳性标志
前体期	CD34、CD38、CD117、CD133、HLA-DR
粒细胞	CD13、CD15、CD16、CD33、CD65、cMPO
单核细胞	NSE、CD11c、CD14、C.D64、溶菌酶、CD4、CD11b、CD36、NG2同源体
巨核细胞	CD41（血型糖蛋白Ⅱb/Ⅲa）、CD61（血型糖蛋白Ⅲa）、CD42（血型糖蛋白Ⅰb）
红细胞	CD235a（血型糖蛋白A）

表 5-4　AML 中常见细胞遗传学异常与临床关联

染色体异常	受累基因	临床关联
易位		
t（8；21）（q22；q22）	RUNX1（AML1）∷RUNX1T1（ETO）	存在于约8%的50岁以下和3%的50岁以上AML患者，约75%的病例有附加的细胞遗传学异常，包括男性Y染色体和女性X染色体的丢失。常见KRAS、NRAS和KIT的继发性协同突变。在约40%的粒-单核细胞表型中存在，在粒细胞肉瘤中的发生率更高

染色体异常	受累基因	临床关联
t（15；17）（q22；q12）	PML::RARα	存在于约6%的AML病例，见于绝大多数早幼粒细胞白血病病例。其他少见的累及17号染色体的易位，如t（11；17）或（5；17）
t（9；11）（p22；q23）	MLL（特别是MLLT3）	存在于约7%的AML患者，与单核细胞白血病相关，11q23易位可见于约60%的婴儿，预后较差。11q23有很多易位伙伴基因，MLL1、MLL4、MLL10
t（9；22）（q34；q22）	BCR::ABL	存在于约2%的AML患者，预后差
t（1；22）（p13；q13）	RBM15::MKL1	存在于约<1%的AML患者。混有原始粒细胞、原始巨核细胞、胞质出泡的小巨核细胞和畸形巨核细胞。网状纤维化常见
倒位		
inv（16）（p13.1；q22）或 t（16；16）（p13.1；q22）	CBFβ::MYH11	存在于约8%的50岁以下和3%的50岁以上AML患者；往往是急性粒单核细胞表型，伴骨髓嗜酸性粒细胞增加；对治疗反应较佳，预后良好

染色体异常	受累基因	临床关联
inv（3）（q21；q26.2）	RPN1::EVI1	存在于约1%的AMI病例。约85%病例的血小板计数正常或增加，骨髓中畸形、低分叶的巨核细胞增加，肝脾肿大更常见，预后差

表5-5　AML-MR相关的细胞遗传学及分子遗传学异常

特定细胞遗传学异常
复杂染色体
5q缺失或由于不平衡易位导致5q缺失
单体7、7q缺失或由于不平衡易位导致7q缺失
11q缺失
12p缺失或由于不平衡易位导致12p缺失
单体13或13q缺失
17p或由于不平衡易位导致17p缺失
等臂染色体17q
等臂双着丝粒染色体Xq13
特定分子遗传学异常
ASXL1
BCOR
EZH2
SF3B1
SRSF2
STAG2
U2AF1
ZRSR2

二、AML 的预后和分层因素

（一）AML 不良预后因素

（1）年龄≥60 岁；

（2）有 MDS 或 MPN 病史；

（3）治疗相关性/继发性 AML；

（4）高白细胞（WBC≥100×10^9/L）；

（5）合并中枢神经系统白血病（CNSL）；

（6）合并髓外浸润（除外肝、脾、淋巴结受累）。

（二）细胞遗传学/分子遗传学指标危险度分级

根据初诊时 AML 细胞遗传学和分子遗传学的改变进行 AML 预后分组，具体分组见表5-6。

表5-6　急性髓系白血病（AML）患者的预后危险度

预后等级[a]	细胞遗传学及分子生物学异常
预后良好	inv（16）(p13q22) 或 t（16；16）(p13；q22)/CBFβ::MYH11[b] t（8；21）(q22；q22)/RUNX1::RUNX1T1[b]
	NPM1 突变不伴有 FLT3-ITD[c] CEBPA bZIP框内突变[d]
预后中等	NPM1 突变伴 FLT3-ITD[c] 野生型 NPM1 伴 FLT3-ITD（无不良风险遗传异常）
	t（9；11）(p22；q23)/MLLT3::KMT2A[e]
	细胞遗传学和/或分子生物学异常未分类为良好或不良

预后等级[a]	细胞遗传学及分子生物学异常
预后不良	t（6；9）（p23；q34）/DEK::NUP214 t（v；11q23.3）/KMT2A-重排[f] t（9；22）（q34.1；q11.2）/BCR::ABL1 t（8；16）（p11；p13）/KAT6A::CREBBP inv（3）（q21.3q26.2）或t（3；3）（q21.3；q26.2）/GATA2，MECOM（EVI1） t（3q26.2；v）/MECOM（EVI1）-重排 −5 or del（5q）；−7；−17/abn（17p）
	复杂核型[g]；单体核型[h]
	ASXL1、BCOR、EZH2、RUNX1、SF3B1、SRSF2、STAG2、U2AF1、ZRSR2突变[i]
	TP53突变[j]

注：a主要基于在强化疗治疗患者中观察到的结果，根据可检测残留病变的分析结果，初始风险类别可能在治疗过程中发生变化；b同时发生KIT和/或FLT3基因突变不会改变风险分类；c同时携带不良细胞遗传学异常和NPM1突变归为不良预后组；dAML伴CEBPA基因BZIP结构框内突变，包括单基因或双等位基因突变，与良好结局相关；et（9；11）（p21.3；q23.3）的存在优先于罕见的、同时发生的不良风险基因突变；f不包括KMT2A部分串联复制（PTD）；g复杂核型：在没有其他类定义的复发性遗传学异常的情况下，≥3个不相关的染色体异常；不包括具有三个或更多三体（或多体）但无结构异常的超二倍体核型；h单体核型：两个或两个以上常染色体单体，或一个常染色体单体合并至少一个染色体结构异常，除外不伴结构异常由三倍体形成的复杂核型（不包括核心结合因子相关AML）；i这些异常如果发生在预后良好组时，不应作为预后不良的标志；j无论TP53等位基因状态如何（单等位基因或双等位基因突变），TP53突变的变异等位基因比例至少为10%，TP53突变与复杂核型和单体核型AML显著相关。

（浙江大学医学院附属第一医院　佟红艳）

第三节　急性淋巴细胞白血病

急性淋巴细胞白血病（ALL）多以贫血、感染、出血为主要临床表现，淋巴结、肝、脾肿大较AML多见，其中纵隔淋巴结肿大常见于T-ALL。患者可出现骨骼疼痛，较AML更易发生中枢神经系统浸润。

临床接诊患者后应注意询问病史（症状、既往史、个人史、家族史等），认真进行体格检查（肝、脾、淋巴结、胸骨压痛、神经系统、睾丸等）；实验室检查（血常规、肝功、肾功、电解质等）；必要的辅助检查（心电图、胸部CT、心脏彩超等）；对患者进行综合评估。

一、成人ALL的诊断

ALL诊断应采用MICM（细胞形态学、免疫学、细胞遗传学和分子遗传学）诊断模式。最基本的检查应包括细胞形态学、免疫表型，以保证ALL与急性髓系白血病（AML）等的鉴别。骨髓中原始/幼稚淋巴细胞比例≥20%才可以诊断ALL（少数患者因发热、使用糖皮质激素可导致原始细胞比例不足20%，需要结合病史和其他检查鉴别诊断）。骨髓干抽者可考虑采用外周血、骨髓活检（应进行免疫组化检查）。

免疫分型应采用多参数流式细胞术，最低诊断分型可以参考1995年欧洲白血病免疫分型协作组（EGIL）标准（表5-7）。同时应除外系列不清的急性白血病（尤其是混合表型急性白血病），混合表型急性白血病的系列确定建议参照WHO 2008/2016造血及淋巴组织肿瘤分类的标准（表5-8），可以同时参考EGIL标准（表5-9）。

表5-7　急性淋巴细胞白血病（ALL）的免疫学分型（EGIL，1995）

亚型	免疫学标准
B系ALLa	CD19、CD79a、CD22至少两个阳性
早期前B-ALL（B-Ⅰ）	无其他B细胞分化抗原表
普通型ALL（B-Ⅱ）	$CD10^+$
前B-ALL（B-Ⅲ）	胞质IgM^+
成熟B-ALL（B-Ⅳ）	胞质或膜κ或$λ^+$
T系ALLb	胞质/膜$CD3^+$
早期前T-ALL（T-Ⅰ）	$CD7^+$
前T-ALL（T-Ⅱ）	$CD2^+$和（或）$CD5^+$和（或）$CD8^+$
皮质T-ALL（T-Ⅲ）	$CD1a^+$
成熟T-ALL（T-Ⅳ）	膜$CD3^+$，$CD1a^-$
α/β+T-ALL（A组）c	抗$TCRα/β^+$
γ/δ+T-ALL（B组）c	抗$TCRγ/δ^+$
伴髓系抗原表达的ALL（My+ALL）	表达1或2个髓系标志，但又不满足混合表型急性白血病的诊断标准

a 绝大多数B-ALL患者TdT和HLA-DR阳性（B-Ⅳ除外，TdT多为阴性）；

b 绝大多数 T-ALL 患者 TdT 阳性，HLA-DR、CD34 为阴性（但不作为诊断分类必需）；

c 为 T-ALL 中根据膜表面 T 细胞受体（TCR）的表达情况进行的分组。

表 5-8　WHO 2008/2016 分类标准对系列诊断的要求

系列	诊断要求
髓系	髓过氧化物酶阳性（流式细胞术、免疫组化或细胞化学）或单核细胞分化（至少具备以下两条：NSE、CD11c、CD14、CD64、溶菌酶）
T 细胞系	胞质 CD3（CyCD3，流式细胞术或免疫组化）强表达或膜 CD3 阳性（混合表型急性白血病中少见）
B 细胞系（需要多种抗原）	CD19 强表达，CD79a、CyCD22、CD10 至少一种强阳性，或 CD19 弱表达，CD79a、CyCD22、CD10 至少两种强阳性

表 5-9　EGIL 混合表型急性白血病的诊断积分系统

（EGIL，1998）

积分	B 细胞系	T 细胞系	髓系
2	CD79a CyIgM CyCD22	Cy/mCD3 抗 TCRα/β 抗 TCRγ/δ	MPO
1	CD19 CD20 CD10	CD2 CD5 CD8 CD10	CD117 CD13 CD33 CDw65
0.5	TdT CD24	TdT CD7 CD1a	CD14 CD15 CD64

注：每一系列 2 分才可以诊断

为保证诊断分型的准确性、预后判断合理可靠，应常规进行细胞遗传学检查，包括染色体核型分析及必要的荧光原位杂交（FISH）检查，如 MLL、CRLF2、JAK2 等基因重排和 TP53 基因缺失，在出现染色体为非整倍体或染色体检测结果不良时，建议使用染色体微阵列（CMA）/阵列 cGH 检测染色体。开展相关的分子学检测：采用 RT-PCR 检测常见融合基因〔如 BCR::ABL1 及某些 Ph-like ALL 的融合基因、KMT2A（MLL）基因重排等〕，有条件的单位可考虑开展转录组测序，以满足 ALL 精准分型；建议开展二代测序技术（NGS）全面检测基因突变（如 IKZF1 和 CDKN2A/B 缺失等），为患者诊断分型、预后判断、靶向治疗提供依据。

二、成人 ALL 预后分组

ALL 诊断确立后，应根据患者的具体分型、预后分组，采用规范化的分层治疗策略，以取得最佳治疗效果。急性 B 淋巴细胞白血病细胞遗传学分组参考 NCCN 2023.V3 标准（表 5-10），ALL 非遗传学因素预后分组可参考 Gökbuget 标准（表 5-11），此外，NCCN 2023.V3 版指南中新增添了成人 ALL 高危特征总结（表 5-12）。

表5-10 成人急性 B 淋巴细胞白血病的遗传学预后分组（NCCN 2023.V3）

风险分组	细胞遗传学和分子学改变
标危组	超二倍体（51-65 条染色体） 4 号、10 号和 17 号染色体三体的患者预后最好 t（12；21）（p13；q22）/ETV6::RUNX1 t（1；19）（q23；p13.3）/TCF3::PBX1 DUX4 重排 PAX5 P8OR t（9；22）（q34；q11.2）：BCR::ABL1 不伴 IKZF1plus，且无 CML 病史
高危组	亚二倍体（<44 条染色体） TP53 突变 KMT2A 重排［t（4；11）或其他］ IgH 重排 HLF 重排 ZNF384 重排 MEF2D 重排 MYC 重排 BCR::ABL1 样［Philadelphia chromosome（Ph）样］ALL JAK-STAT（CRLF2 重排、EPOR 重排、JAK1/2/3 重排、TYK 重排、SH2B3 突变、IL7R 突变、JAK1/2/3 突变） ABL 类（ABL1、ABL2、PDGFRA、PDGFRE、FGFR 重排） 其他（NTRK、FLT3、LYN、PTK2B 重排） PAX5 改变 t（9；22）（q34；q11.2）：BCR::ABL1 伴 IKZF1 plus 和/或 CML 病史 21 号染色体内部扩增（iAMP21） IKZF1 改变 复杂核型（5 个或以上染色体异常）

表 5-11　成人急性淋巴细胞白血病（ALL）预后危险度分组（非遗传学因素）

因素	预后好	预后差	
		B-ALL	T-ALL
诊断时			
WBC（×10^9/L）	<30	>30	>100
免疫表型	胸腺 T	早期前 B（CD10$^-$）	早期前 T（CD1a$^-$，sCD3$^-$）
		前 B（CD10$^-$）	成熟 T（CD1a$^-$，sCD3$^+$）
治疗个体反应			
达 CR 的时间	早期	较晚（>3 ~ 4 周）	
CR 后 MRD	阴性/<10^{-4}	阳性/≥10^{-4}	
年龄	<35 岁	≥35 岁	
其他因素	依从性、耐受性等多药耐药基因过表达、药物代谢相关基因的多态性等		

表 5-12　成人 ALL 高危特征总结（NCCN 2023.V3）

	B-ALL	T-ALL
年龄（岁）	>35	>35
WBC（×10^9/L）	>30	>100
表型		ETP-ALL
细胞遗传学/分子学预后分组	详见表 5-10	RAS / PTEN 突变和（或）NOTCH1/FBXW7 野生型

三、WHO 2016 关于前体淋巴细胞肿瘤分类

（一）B淋巴母细胞白血病/淋巴瘤（B–ALL/LBL）

1.B淋巴母细胞白血病/淋巴瘤，非特指型（NOS）。

2.伴重现性遗传学异常的B淋巴母细胞白血病/淋巴瘤，包括：

（1）伴t（9；22）（q34.1；q11.2）；BCR::ABL1的B淋巴母细胞白血病/淋巴瘤；

（2）伴t（v；11q23.3）；KMT2A重排的B淋巴母细胞白血病/淋巴瘤；

（3）伴t（12；21）（p13.2；q22.1）；ETV6::RUNX1的B淋巴母细胞白血病/淋巴瘤；

（4）伴超二倍体的B淋巴母细胞白血病/淋巴瘤；

（5）伴亚二倍体的B淋巴母细胞白血病/淋巴瘤；

（6）伴t（5；14）（q31.1；q32.3）；IL3::IGH的B淋巴母细胞白血病/淋巴瘤；

（7）伴t（1；19）（q23；p13.3）；TCF3::PBX1的B淋巴母细胞白血病/淋巴瘤。

3.建议分类：

（1）BCR-ABL1样B淋巴母细胞白血病/淋巴瘤（BCR–ABL1–like ALL）

与BCR::ABL1阳性（Ph阳性）ALL具有相似基因表达谱。共同特征是涉及其他酪氨酸激酶的易位、

CRLF2易位。还包括EPOR（EPO受体）截短重排、激活等少见情况。CRLF2易位常与JAK基因突变有关。涉及酪氨酸激酶突变的易位可累及ABL1（伙伴基因并非BCR）、ABL2、PDGFRB、NTRK3、TYK2、CSF1R、JAK2等，形成多种融合基因。IKZF1和CD-KN2A/B缺失发生率较高。

（2）伴21号染色体内部扩增（with intrachromosomal amplification of chromosome 21, iAMP21）的B淋巴母细胞白血病/淋巴瘤

第21号染色体部分扩增（采用RUNX1探针，FISH方法可发现5个或5个以上的基因拷贝，或中期分裂细胞的一条染色体上有≥3拷贝）。占儿童ALL的2%，成人少见，低白细胞计数，预后差。

（二）T淋巴母细胞白血病/淋巴瘤（T-ALL/LBL）

根据抗原表达划分为不同的阶段：pro-T、pre-T、皮质-T、髓质-T。

建议分类：早期T前体淋巴母细胞白血病（Early T-cell precursor lymphoblastic leukemia，ETP- ALL）。

CD7阳性，CD1a和CD8阴性。cCD3阳性（膜CD3阳性罕见），CD2和（或）CD4可以阳性。CD5一般阴性，或阳性率<75%。髓系/干细胞抗原CD34、CD117、HLA-DR、CD13、CD33、CD11b或CD65一个或多个阳性；MPO阴性。常伴有髓系白血病相关基

因突变：FLT3、NRAS/KRAS、DNMT3A、IDH1 和 IDH2 等。T–ALL 常见的突变，如 NOTCH1、CDKN1/2 不常见。

（山东齐鲁医院　纪敏）

第四节　慢性髓细胞白血病

慢性粒细胞白血病（CML）是因 22 号染色体上断裂点集簇区（breakpoint cluster region，*BCR*）基因与 9 号染色体具有酪氨酸激酶序列的 Abelson 白血病病毒（ABL）基因交互易位导致的造血干细胞疾病。染色体交互易位形成 *BCR–ABL* 融合基因，不仅驱动 CML 的致病过程，亦是酪氨酸激酶抑制剂靶向治疗的靶点，同时作为检测 CML 白血病负荷和治疗反应的标志。

CML 分为慢性期，加速期和急变期，分期标准基于骨髓和外周血原始细胞计数、嗜碱粒细胞计数、Ph 染色体以外的细胞遗传异常和临床特征。大多数 CML 患者（>90%）处于慢性期，常在常规体检和血细胞计数检测时被偶然诊断。CML 常见症状包括疲劳、脾肿大引起的腹部不适。CML 患者一般表现为白细胞增多，常常伴有血小板增多，部分患者出现贫血。

疑诊 CML 患者诊断流程包括明确疾病诊断和疾病分期，慢性期患者预后分层，明确合并症及合并用药。

诊断：疑似CML血常规异常和/或存在典型临床表现和/或体征患者，存在Ph染色体和/或*BCR-ABL*融合基因即可明确CML诊断。

分期标准：表5-13列举最新WHO和ELN推荐分期标准，WHO 2022建议取消加速期缘由见表内说明。本指南推荐临床中可兼顾二者，对于TKI治疗过程中出现Ph染色体基础上复杂核型、3q26.2重排、-7等非主要途径应考虑加速期诊断。

表5-13

分期	WHO 2022	ELN 2020
慢性期	未达急变期标准	未达加速期或急变期标准
加速期	取消：TKI前治疗时代，CML患者逐步由慢性期向急变期进展，部分患者期间存在加速期。随着TKI使用及密切疾病监测，疾病进展显著降低。相比既往加速期概念，ABL突变、TKI耐药、附加染色体异常及急变对疾病预后更为重要。取消加速期分类有助于临床更重视CP患者进展的高危特征和TKI耐药，及时进行治疗策略调整	符合任意一条： 1. 骨髓或血原始细胞15% ~ 29% 2.骨髓或血原始+早幼粒细胞大于30%但原始细胞<30% 3.血嗜碱粒细胞≥20%，或 4.非治疗相关的血小板持续降低（<100×10⁹）， 5.治疗过程中Ph染色体基础上主要途径附加染色体异常（+Ph, +8, i[17q], +19）

分期	WHO 2022	ELN 2020
急变期	符合任意一条： 1.骨髓或血髓系原始细胞≥20% 2.髓外原始细胞增殖（除外脾脏） 3.骨髓或外周血出现淋巴母细胞（阈值未定）	符合任意一条： 1.骨髓或血髓系原始细胞≥30% 2.髓外原始细胞增殖（除外脾脏）

预后分层：在TKI治疗时代，尤其是二代TKI一线应用逐步增加的形势下，推荐采用ELTS积分系统识别因CML疾病进展死亡的高危人群。ELTS积分系统：0.0025（年龄/10）^{3} + （$0.0615 \times$脾脏大小）+ 0.4104（PLT/1000）$^{-0.5}$ + （$0.1052 \times$血原始细胞）。低危组 < 1.5680，中危组 $1.5680 \sim 2.2185$，高危组 > 2.2185。

同时重视遗传学高危因素，例如初诊存在Ph染色体基础上主要途径附加染色体异常、复杂核型、3q26.2重排应作为高危患者处理。目前部分研究显示ABL外其他癌症相关基因突变与TKI治疗反应及长期预后相关，目前尚不作为临床常规检测推荐。

合并症及合并用药：不同TKI不良反应谱及禁忌证有所差异，确诊CML启动TKI治疗前需要进行详细病史询问及相应检查明确是否存在或合并其他脏器疾病，指导后续TKI选择。

诊断流程：结合前述CML诊断要点，疑诊CML患者至少应进行血和骨髓细胞形态学和细胞遗传学以及分子学检查。

骨髓及外周血形态学检查包括原始细胞计数、嗜碱粒细胞计数等，协助进行疾病分期。

常规细胞遗传学检测明确是否存在Ph染色体以及其他遗传学异常，若常规细胞遗传学检测失败，则可以使用免疫荧光杂交（FISH）检查，并且可以采用外周血FISH明确是否存在BCR-ABL重排。

必须进行骨髓或外周血的RT-PCR定性检测明确是否存在BCR-ABL融合基因、明确转录本类型，方便后期疾病监测。推荐使用外周血定量RT-qPCR检测BCR-ABL表达水平，有助于TKI治疗后早期分子学反应动力学评估。初诊CML患者鼓励进行NGS筛查癌症相关基因突变研究，对进展期患者强烈推荐进行NGS筛查癌症相关基因突变。

推荐进行详细体格检查、体能状态评估，行生化、肝炎筛查、心电图、心脏B超等，明确是否存在或合并其他脏器疾病，指导后续TKI选择。

（中国医学科学院血液病医院　刘兵城）

第五节　慢性淋巴细胞白血病

慢性淋巴细胞白血病/小淋巴细胞淋巴瘤（CLL/SLL）为成熟B淋巴细胞克隆增殖性肿瘤，具有特定免疫表型特征的淋巴细胞在外周血、骨髓、脾脏和淋巴结聚集，主要发生在中老年人群，我国患者中位发病年龄60岁左右。

CLL 的临床表现：70%患者起病无相关症状，因其他原因或体检发现淋巴细胞增多。30%患者起病具有相关临床表现：常见为肿大淋巴结，肝脾肿大，发热、盗汗、体重减轻、疲乏等消耗性症状，自身免疫性溶血或血小板减少，免疫球蛋白缺乏导致反复感染等。

CLL 诊断：达到以下标准可以诊断：①外周血单克隆B淋巴细胞计数≥5×10^9/L，且持续≥3个月（如具有典型的 CLL 免疫表型、形态学等特征，时间长短对 CLL 的诊断意义不大）；②外周血涂片特征性的表现为小的、形态成熟的淋巴细胞显著增多，易见涂抹细胞；外周血淋巴细胞中中等大小带有明显核仁的不典型淋巴细胞及幼稚淋巴细胞≤55%；③外周血典型的流式细胞学免疫表型：CD19$^+$、CD5$^+$、CD23$^+$、CD200$^+$、CD10$^-$、FMC7$^-$、CD43$^+$；表面免疫球蛋白（sIg）、CD20、CD22 及 CD79b 的表达水平低于正常 B 细胞（dim）。流式细胞学确认 B 细胞的克隆性，即 B 细胞表面限制性表达 κ 或 λ 轻链（κ：λ>3：1 或<0.3：1）或>25%的 B 细胞 sIg 不表达。

SLL 与 CLL 是同一种疾病的不同表现，CLL 主要累及外周血和骨髓，而 SLL 则主要累及淋巴结和骨髓。

淋巴组织具有CLL的细胞形态与免疫表型特征，确诊必须依赖组织病理学。

单克隆B淋巴细胞增多症（MBL）是指健康个体外周血存在低水平的单克隆B淋巴细胞。根据免疫表型分为3型：CLL样表型、不典型CLL样表型和非CLL样表型。对于后二者需全面检查，如影像学、骨髓活检等，以排除外周血受累的非霍奇金淋巴瘤。CLL样表型依照单克隆B淋巴细胞计数分为：低细胞计数MBL：CLL表型B细胞计数$<0.5\times10^9$/L，无其他B淋巴细胞增殖性疾病的特征；高细胞计数MBL：CLL表型单克隆B细胞$\geq0.5\times10^9$/L，但$<5\times10^9$/L，无CLL其他特征。

CLL，SLL与MBL的诊断标准详见表5-14。

表5-14　CLL、SLL、MBL鉴别诊断

	单克隆B淋巴细胞	淋巴结肝脾肿大	骨髓所致浸润血细胞减少
CLL	$\geq5\times10^9$/L	有/无	有/无
SLL	$<5\times10^9$/L	有	无
MBL	$<5\times10^9$/L	无	无

CLL鉴别诊断：根据CLL免疫表型积分系统（$CD5^+$、$CD23^+$、$FMC7^-$、sIg^{dim}、$CD22/CD79b^{dim/-}$各积1分），CLL积分为4~5，其他B-CLPD为0~2分。积分≤3分的患者需要结合淋巴结、脾脏、骨髓组织细胞学及遗传学、分子生物学检查等进行鉴别诊断。

CLL分期：临床上常用以简单临床指标为主的 Rai 和 Binet 两种分期系统（表5-15），无需进行超声、CT 或 MRI 等影像学检查。

表5-15　CLL临床分期

Rai 分期	危险度	特征	Binet 分期	特征
Rai 0	低危	仅 MBC≥5×10^9/L	Binet A	MBC≥5×10^9/L，HGB≥100g/L，PLT≥100×10^9/L，<3个淋巴区域[a]
Rai 1	中危	MBC≥5×10^9/L+淋巴结肿大	Binet B	MBC≥5×10^9/L，HGB≥100g/L，PLT≥100×10^9/L，≥3个淋巴区域
Rai 2	中危	MBC≥5×10^9/L+肝和（或）脾肿大±淋巴结肿大	Binet C	MBC≥5×10^9/L，HGB<100g/L 和（或）PLT<100×10^9/L
Rai 3	高危	MBC≥5×10^9/L+HGB<110g/L±淋巴结/肝/脾肿大		
Rai 4	高危	MBC≥5×10^9/L+PLT<100×10^9/L±淋巴结/肝/脾肿大		

注：a.5个淋巴区域包括颈、腋下、腹股沟（单侧或双侧均计为1个区域）、肝和脾。MBC：单克隆B淋巴细胞计数。免疫性血细胞减少不作为分期的标准。

CLL预后：目前更建议采用预后意义比较明确的生物学标志进行预后分析。目前预后意义比较明确的生物学标志有：免疫球蛋白重链基因可变区（IGHV）突变状态，IGHV片段使用，B细胞受体（BCR）模式，染色体异常情况。IGHV无突变的CLL患者预后较差；使用VH3-21的患者，若为BCR同型模式2亚群，则无论IGHV突变状态，预后均较差。复杂核型（≥3种核型异常）、del（17p）和（或）TP53基因突变的患者预后最差，TP53基因或其他基因的亚克隆突变的预后价值有待进一步探讨，del（11q）是另一个预后不良标志。推荐应用CLL国际预后指数（CLL-IPI）进行综合预后评估（表5-16）。上述预后因素基于接受化疗或化学免疫治疗基础上获得，新药或新的治疗策略可能克服或部分克服上述不良预后。

表5-16　慢性淋巴细胞白血病国际预后指数（CLL-IPI）

参数	不良预后因素	积分	CLL-IPI积分	危险分层	5年生存率（%）	10年生存率（%）
TP53异常	缺失或突变	4	0~1	低危	93	79
IGHV突变状态	无突变	2	2~3	中危	79	39
β_2-MG	>3.5mg/L	2	4~6	高危	63	22
临床分期	Rai I -IV或 Binet B-C	1	7~10	极高危	23	4
年龄	>65岁	1				

注：IGHV：免疫球蛋白重链基因可变区；β_2-MG：β_2-微球蛋白。

（中国医学科学院血液病医院　刘兵城）

第六节　微小残留白血病

微小残留白血病（Minimal Residual Disease，MRD）在2023年成人AML中国诊疗指南中描述为可检测残留病（Measurable residual disease，MRD），是指白血病患者在经过化疗、靶向治疗、异基因造血干细胞移植等治疗后，获得血液学完全缓解（CHR，骨髓涂片经染色后，光学显微镜检测原始细胞<5%）后，体内残留的微小数量的白血病细胞。MRD的敏感性通常在$10^2 \sim 10^6$的范围内，相比于CHR的标准，更为细致和精确。MRD检测已成为AML患者评估治疗效果、预测复发、指导治疗方案选择以及抢先干预的重要手段。

一、MRD的检测方法

目前，普遍将MRD分为阳性和阴性两种状态。由于敏感性受限，报告中一般所描述的MRD阴性是指用现有方法检测不到患者体内存在白血病残留细胞。MRD的检测方法多种多样，主要包括多参数流式细胞术（MFC）、实时定量聚合酶链反应（RQ-PCR）技术、数字PCR（dd-PCR）和二代测序技术（NGS）等。

MFC目前是最有前景的MRD检测方法，用于评估AML患者表型异常的白血病细胞。该方法利用单克隆免疫荧光抗体，如CD34、CD117、CD13和CD33，以及跨系表达抗原如CD2、CD7、CD19和CD56等，以标识和分析白血病细胞的表型。同时，MFC还考虑了标志物在正常造血细胞上的表达情况，例如CD7等。

在MRD检测中，MFC方法包括两种途径，即白血病相关异常表型（LAIP）和与正常骨髓细胞表型相鉴别（DFN，different from normal）。LAIP指在初诊时确定患者的异常表型，在治疗过程中利用该表型进行MRD检测。DFN可用于缺乏初诊LAIP的患者，同时还能检测治疗过程中出现的抗原漂移。建议联合应用LAIP与DFN两种方法，以检测已知和验证未知、具有预后意义的白血病细胞表型异常。中枢神经系统（CNS）是白血病容易累及的部位，其累及率约为30%。利用MFC检测脑脊液中的肿瘤细胞是评价CNS肿瘤累及的重要技术。

分子学检测方法主要包括PCR和测序技术，如定性PCR、RQ-PCR、dd-PCR、Sanger测序和NGS等。虽然RQ-PCR具有较高敏感性，但仅有不足40%的AML患者携带白血病特异性分子标志。目前RQ-PCR常规用于AML患者的MRD评估；而dd-PCR和NGS是否常规用于AML患者MRD的评估则尚待今后的研究验证。

确定的分子标志：白血病融合基因（如RUNX1-RUNX1T1、CBFβ-MYH11和PML-RARα）以及NPM1

突变在治疗后的持续存在是预测AML复发的可靠分子标志。对于更多的AML患者，泛白血病基因——WT1可作为缺乏特异性基因的AML患者的MRD标志。

其他分子标志：部分基因突变如FLT3-ITD、FLT3-TKD、NRAS、KRAS、IDH1和IDH2等，虽然在复发时存在不稳定现象，但与其他MRD标志物联合应用时，可明显降低假阳性和假阴性率。同时，某些胚系基因突变如RUNX1、GATA2、CEBPA、DDX41和ANKRD26与AML发生风险相关，但在MRD评估中需要考虑其在胚系组织来源的突变。

二、MRD分子学状态

完全分子学缓解（CRMMRD）：患者获得CHR，连续两次分子学MRD阴性，标本采集间隔时间≥4周，检测方法敏感性至少为10^3。

低水平分子标志持续存在：分子生物学MRD标志持续低水平存在，治疗结束后任何两份阳性标本之间基因检测的拷贝数相对上升<1个数量级。

分子学进展：低水平分子标志持续存在患者，任何两份阳性标本之间MRD标志基因检测拷贝数升高≥1个数量级。

分子学复发：患者处于CHR且CRMMRD后，再次出现MRD阳性，两份阳性标本之间MRD水平上升≥

1个数量级。

三、MRD 检测的标本和时间点

推荐使用骨髓（BM）标本进行分子学 MRD 检测，次选外周血（PB）标本。为确保流式细胞仪检测的敏感性，建议使用第一管抽取的骨髓液（3~5ml）进行 MRD 评估。如果 BM 标本中成熟中性粒细胞大于 90%，则提示所采集的标本被 PB 稀释。

送检时机包括初诊、2 个疗程标准诱导治疗后、巩固治疗后和治疗结束后。对于接受异基因造血干细胞移植的患者，应在末次化疗结束后或预处理前的 4 周内进行 MRD 检测。有条件的情况下建议在诱导、巩固治疗的每个疗程结束后评估 1 次 MRD，移植后半年内每月评估 1 次，半年到 2 年内每 3~6 个月评估 1 次。对于结合临床表现怀疑患者疾病的任意时间点均推荐进行 MRD 的检测。

四、MRD 临床意义

对于 APL 患者，最重要的 MRD 终点是巩固治疗后 RQPCR 检测 PMLRARα 融合基因为阴性，预警血液学复发；CBFβMYH11 阳性 AML 患者，2 个疗程巩固治疗后和化疗结束后 CBFβMYH11/ABL 水平>0.1% 提示复发风险高，可考虑 allo-HSCT；RUNX1RUNX1T1 阳性AML患者，巩固治疗2个疗程后转录本下降>3个数量级预后良好，建议治疗过程中及结束治疗后早期每月检测1次MRD；伴有NPM1突变的AML患者，诱导治疗2个疗程后PBNPM1突变的存在提示复发率高，治疗结束后应每4周检测PB/BM NPM1突变1次。

诱导和巩固治疗后、移植前流式检测MRD阳性提示复发率高、预后不良；移植前流式检测MRD阳性的AML，单倍型相合移植的疗效优于HLA相合同胞供者移植，移植后MRD不仅预测复发，而且指导的抢先干预（例如供者淋巴细胞输注）可以降低血液学复发率，改善移植预后。另外，无论是经过化疗还是移植后获得CHR的AML患者出现MRD阳性都属于复发高危人群，提示可考虑进入临床试验。

微小残留白血病的西医诊断涉及MFC和分子学两种方法，通过对AML患者的表型和分子水平的深入检测，可以更全面、准确地评估治疗效果、预测复发风险，并为制定个体化治疗方案提供重要依据。未来的研究和临床实践应继续深化对MRD的理解，推动其在AML患者管理中的广泛应用。

（华中科技大学附属同济医院　隈佳）

第七节　难治性白血病

难治性白血病：经过标准方案治疗2个疗程无效

的初诊患者；CR 后经过巩固强化治疗，12 个月内复发者；12 个月后复发但经过常规化疗无效者；2 次或多次复发者；髓外白血病持续存在者。复发性 AML：CR 后外周血再次出现白血病细胞或骨髓中原始细胞≥5%（除外巩固化疗后骨髓再生等其他原因）或髓外出现白血病细胞浸润。

评估复发、难治性 AML 复发后生存率低的相关因素包括持续缓解时间较短（6～12 个月）、诊断时检出预后不良核型或不良基因、年龄较大（>45 岁）、既往造血干细胞移植治疗史。此外，体能状态差、共病存在等也与预后不良相关。对于复发难治性 AML 患者应该再次进行细胞遗传学和分子遗传学异常的评估（如染色体分析、靶向外显子测序、转录组测序等），以明确是否存在或新出现某些特殊染色体异常、基因突变或融合基因，为再次治疗方案选择提供帮助。

复发难治性 AML 异质性强，预后极差，5 年生存率约 10%，符合条件的复发难治性 AML 患者应首选参加临床试验。难治性白血病的治疗原则包括：①新的靶向治疗药物；②中、大剂量的阿糖胞苷（Ara-C）组成的联合方案；③使用无交叉耐药的新药组成的新的联合化疗方案；④异基因造血干细胞移植（allo-HSCT）；⑤免疫治疗。在化疗方案选择时，应综合考虑患者细胞遗传学，免疫表型，复发时间，患者个体因素（如年龄，体能状况，合并症，早期治疗方案）等因素，以及患者的治疗意愿。另外，建议对复发难治患者完善二代基因测序（NGS）的检测（包括FLT3、IDH1/2突变）以帮助患者选择合适的临床试验。

微小残留白血病的西医诊断和难治性白血病的治疗原则是白血病综合诊治技术指南中的关键内容。深入了解MRD的定义、检测方法及临床应用，以及对难治性白血病治疗策略的综合分析，更好地指导医生制定个体化的治疗方案，提高患者的治疗效果和生存率。

（华中科技大学附属同济医院　隗佳）

—— 第六章 ——

白血病的中医辨证

第一节　白血病的中医辨证思路

　　白血病是一类造血干细胞恶性克隆性疾病。祖国医学中没有白血病这一病名，但根据其临床表现出的贫血、出血、发热、浸润等症状则可归属于"虚劳""血证""内伤发热""癥瘕""瘰病""痰核"等范畴。笔者将目前独对白血病的中医辨证方法进行如下总结，以期为白血病临床诊疗提供中医辨证思路。

一、根据卫气营血辨证

　　许多学者认为，可以把白血病归类为中医中的温病，其起因和发病机制通常被认为是由于胎毒及后天所受到的热毒所致。临床表现方面，急性白血病最初表现为内部火热炽盛的征象，后期则表现为热盛伤阴、阴液亏虚的征象，与伏气温病的特点相符。白血病临床常表现为发热、出血、瘀血等，营血气卫分证常同时存在，因此治疗应采取清热解毒、凉血活血之法，同时重视扶正固本。治疗本病解毒为首要关键步骤，伏气隐藏在体内，通过郁蒸和阴血滞留而形成瘀血，正所谓："因伏火郁蒸血液，血被煎熬而成淤。"瘀血的形成是导致本病出血及贫血的关键原因，故解决瘀血问题是次要治疗目标；肾藏精气，主生骨髓，白血病后期通常会损害精血，因此后期还要注重补肾滋阴养血。临床上常用的解毒药物有白花蛇舌草、蒲公英、银花和连翘等，常用治血药物包括三七、生地、赤芍、当归、丹皮等，对于扶正固本通常使用西洋参、人参、石斛、麦冬和天冬等。常用的处方包括犀角地黄汤、清瘟败毒饮、青蒿鳖甲汤和知柏地黄丸等，在后期健脾补气方面可以使用右归丸、增液汤、益胃汤等。刘清池提倡急性白血病毒热炽盛用白虎汤合银翘散加减。气血两燔用清营汤和犀角地黄汤加减；气阴两虚者用生脉散合青蒿鳖甲汤加减。温热毒邪，化燥伤阴，辨方症论治：治以清营汤、犀角地黄汤、白虎汤、甘露消毒丹、生脉散、安宫牛黄丸等随症治疗，可取得了良好的效果。柯微君、李振波同样认为伏气学说可以解释本病的发病规律、性质、传变以及缓解复发等病因病机，强调治疗白血病扶正祛邪要贯穿始终。邪实当清，正虚当扶，标本兼顾。根据"急则治其标，缓则治其本"的原则，以整体辨证为基础，用药上白血病急性期多用犀角地黄汤加减为主治其标，后期用以健脾益气和滋肾养阴之品。

二、根据疾病采用固定证型辨证

有将白血病从总体上分为气阴两虚、热毒炽盛、瘀毒内蕴等类型。或只分为温热炽盛和气阴两虚。颜老曾经通过对本院收治的57例白血病患者进行临床观察，将不同时期的临床表现区分为阴虚型、阳虚型、阴阳两虚型、瘀血型、痰热型和温热型，并且根据这些类型进行治疗。马玉杰将临床上的24例白血病患者分为热毒炽盛、痰瘀互结、脾肾亏虚、气血两虚等四种类型，并采用中医的方法进行治疗。邱桂则将白血病分为邪毒入髓型、毒邪瘀结型、阴精亏损型等几种类型，以便进行辨证分型治疗。

三、根据不同治疗阶段分期辨证

对于白血病的全过程的分类诊断主要包括以下方面：①疾病的初期或者恢复后的再次发作期：邪实而正气尚足；②疾病的中期：此时表现为正邪相争，邪气尚实而正气渐虚；③化疗所致气阴两虚，正气不足；④疾病的末期及化疗结束的后期，全身衰竭或邪气盛，正气大虚。针对白血病不同发展阶段的分析如下：①是对经过放射线和化学药物治疗仍有残存白血病的理解，这是一种被认为是"剩余毒素尚未完全清除""部分生命力已经丧失"的状态，即"余邪未尽"、"衰其大半"之时因为化疗和辐射会对人体正气产生严重破坏，所以从中医角度来看，这种情况下的白血病可以归结为邪毒内伏，气阴两伤；②第二种情况是对白血病缓解期的定义，这个阶段的患者正气损失，气阴受损，余邪不净而伏营血，呈现出虚实夹杂；③是关于白血病引发的感染发热，邪郁肺卫和邪伏营血是两种常见发热证型。其中前者相对较轻；后者较重。由凤鸣将白血病分为热毒炽盛型和痰结瘀血型两个基本证型，而在实际治疗过程中又分为第一阶段的气阴两虚型、脾肾阳虚型，第二阶段的热入营血、气阴两虚，第三阶段的痰瘀互结、肝肾阴虚等证型。陈志雄将急性白血病总分为化疗前期、化疗期、化疗后期3期，根据临床症状表现又具体分出18种不同证候。唐由君等将急性非淋巴细胞白血病诱导缓解期分为气阴两虚型、气血双亏型、热毒炽盛型、痰瘀互结型。强化期多为气虚、阴虚兼有余毒未清之象。完全缓解期则表现为气虚、阴虚、脾虚、肾虚等，仍兼有邪毒未清之象多分气阴两虚型、脾肾两虚2型论治。

四、根据脏腑辨证

白血病脏腑辨证多围绕心、脾、肾：脾肾为本，脾胃为后天之本，气血化生之源，且能滋养肾脏，助肾藏精生髓，化血，固认为白血病与脾、肾两脏关系最为密切。

五、先辨病再辨证

也有将白血病再细分为急性、慢性后进行辨证。如将急性白血病归纳为温热型、毒热型、痰热型、气阴两虚、血虚热伏型、阳虚精伤型。唐由君用中药复方与化疗相结合的方法则将急性白血病分为气阴两虚型、气血双亏型、热毒炽盛型、脾肾两虚型等四型。潘习龙将慢性粒细胞性白血病分为血热毒盛、肾阴亏虚、气血两亏三型。张氏将急慢性白血病概括分为：毒热炽盛型、肝火痰热型、痰血停滞、阴虚血热、瘀血结症、气血双虚型、肝肾阴虚型、脾肾阳虚型，并且毒热炽盛型、肝火痰热型、痰血停滞多见于急性白血病，后面的证型多见于慢性白血病，至于最后两型则急、慢性白血病中均可见到。

六、小结

白血病由于病情复杂多变，临床辨证也多种多样，笔者整理文献发现，目前伏气温病被多数医学专家学者认可，具有较高的临床实践性；但总而言之，所谓万变不离其宗，中医辨证论治作为中医学的特色与精髓，在治疗白血病过程中，根据患者不同体质，临床表现，以及所处的不同阶段，辨证论治，遣方用药，常常能取得显著疗效。

（北京中医药大学东方医院　丁晓庆）

第二节　白血病的中医证素

证候的诊断标准化、客观化是辨证论治规范化的前提和基础。但传统中医理论对证候缺乏客观化的认识，致使长期以来，中医药学在认识上具有一定的不确定性和模糊性。这为中医基础研究和临床应用带来了极大不便。多种辨证方法的混乱运用，致使中医临床诊疗出现"以证套症，以病套证"的尴尬局面，都不利于中医学的发掘继承、学术发展、对外交流以及中医标准化的推广。这些都在一定程度上影响和制约了中医药标准的整体水平，使其科学性和可操作性受到限制。因此，在白血病的中医诊疗方面，我们非常有必要引入证素的概念和证素辨证体系。

一、什么是证素

证素最早由湖南中医药大学朱文锋教授提出。证素是中医辨证的基本要素和基本诊断单元，是对病变程度与性质所作出的判断。证素，分为病性证素和病位证素。病性证素是对疾病性质的归纳，包括风、寒、燥、血虚、阴虚、阳虚等；病位证素则是对病变部位的概括，包括心、肝、脾、肺、肾、胃、大肠、小肠、膀胱等。通过系统研究症状与证素之间的计量关系，明确每一症状对诊断不同证素的贡献度进行赋分，这个"证候–证素–证名"的证素辨证过程不仅规范了证名而且统一了辨证内涵，实现了中医辨证客观化、规范化。

二、什么是证素辨证

证素辨证是指任何复杂的证都是由病位证素和病性证素组合而成，准确判断证素，便可抓住疾病当前的病理本质，执简驭繁地灵活把握复杂、动态的证。"证素辨证"是一种"根据证候，辨别证素，组成证名"的新辨证方法。"证素辨证"体系的建立是在继承以往辨证经验的基础上，约定病、证、证候、辨证等概念，凸显"从症辨证"的原创思维，以病位与病性证素的获取与辨识为基础，遵循以象测脏、从症辨证的原则，以病位结合病性的内涵贯穿辨证始终，以规范化原则体现出证的基本特性，确定证的诊断标准。

福建中医药大学李灿东教授在朱文锋教授的基础上，在全面把握各种辨证方法的内容及特点的基础上，进一步完善了证素辨证，明确了证素辨证的内涵、基本特征以及具体如何辨识等。证素辨证具有执简驭繁的特点，在临床实践中，以证素为核心进行辨证，通过对证素的提取、判定及其规律的探索，可更清晰地把握疾病的病理动态演变，灵活地辨别处理各种临床证候，提高辨证的准确性、客观性和科学性，从而制定适合个体的治疗方案。

三、证素及证素辨证原理

证素具有如下基本特征：证素是根据证候而辨识的病变本质；证素主要指辨证所确定的病位和病性，证素是构成证名的要素，是辨证的基本单元。病性证素是对正邪相争的本质概括；证素为具体诊断单元而非分类纲领；证素有一定的组合规则；某些证素间可有重叠涵盖关系。

朱文峰等根据证素的基本特征和临床实际，将证素分为53项左右。其中病位证素有20项，包括：心神（脑）、心、肺、脾、肝、肾、胃、胆、小肠、大肠、膀胱、胞宫、精室、胸膈（上焦）、少腹（下焦）、表、半表半里、经络、肌肤、皮肤、肌肉、筋骨[关节]；病性证素约33项，主要有：（外）风、寒、湿、（外）燥、火、暑、痰饮、水停、虫积、食积、脓、气滞、气闭、血瘀、血热、血寒、气虚、气陷、气不固、气脱、血虚、阴虚、亡阴、阳虚、亡阳、精髓、亏津、液伤、阳浮、阳亢、动风、动血、毒。病性证素反映疾病的病变本质，而病位证素反映了病变部位。

证素辨证原理是根据中医学理论，通过对证候（症状、体征等病理信息）进行分析，认识其病位、病性等性质，并做出证名诊断的思维认识过程，即"依据证候，辨别证素，组成证名"。其中辨别证候是基础，辨识证素是关键，辨定证名是目的。

四、中医证素辨证的步骤

中医证素辨证主要由辨识证候、辨别证素、辨定证名三步组成。

第一步：辨识证候，即通过填写证素问卷或证素辨证系统等方式采集患者详细、全面、准确的四诊资料，寒热、饮食、睡眠、二便、舌脉等情况。这一步是中医辨证的基础，需在采集信息前对参与人员行集中培训，目的在于保证所搜集的临床资料全面、准确。

第二步：辨别证素，指运用中医诊断学知识进行辨证，归纳四诊资料，提炼出中医证素。

第三步：辨定证名，即结合所提炼出的主要病位证素和病性证素，确定最终证名。

五、中医证素的判定方法

证素辨证在临床使用中，对辨证要素的贡献度进行累积相加，所得的贡献度之和，作为该证素的积分。积分小于70分，认为该证素的诊断不成立，即说明临床基本无病理变化；积分介于70～100分之间，认为该证素的诊断属1级，即说明存在轻度病理变化；积分介于100～150分之间，认为该证素的诊断属2级，说明存在中度病理变化；积分大于150分，认为该证素的诊断属3级，说明存在严重病理变化。证素诊断分级见表6-1。

表6-1　证素诊断分级

证素积分	分级	病变程度
积分< 70	0级	基本无病理变化
70≤积分≤100	Ⅰ级	轻度病变
101<积分≤150	Ⅱ级	中度病变
积分> 150	Ⅲ级	重度病变

六、证素辨证在白血病中的应用

中西医结合治疗白血病虽然取得了良好的疗效，但目前尚存在一些亟待解决的问题：辨证方法多种多样、证型纷繁复杂，多采用固定的辨证分型，临床辨证中"按病分型"，"按病套证"，"以证套症"的现象广泛存在；临床辨证对患者病情的动态变化反映不足，不能全面体现白血病病程中的病理变化及反映的病变规律；在众多的辨证方法中，大都无法摆脱临床辨证中主观随意性较强的缺点，其证型存在着重复或遗漏的情况，无法客观反映临床的实际状况；缺乏严格按照中医四诊、病情动态收集患者中医临床资料和实验室检查信息的大样本中西医结合研究。

在中医理论指导下，立足于临床症状，规范采集四诊信息，全面分析病情资料，通过中医证候计量诊断确定病程中的病性、病位等基本辨证要素来完成辨证的过程与方法，符合中医辨证的原理，可以较好地消除主观随意性对辨证的影响，解决以往中医辨证中灵活有余、规范不足的问题，更客观地反映病程中的各种病理变化。

目前，已经有学者在这方面做出一些探索。如李宇涛等采用证素辨证方法，对急性非淋巴细胞白血病（ANLL）患者化疗期的中医证候特点进行对比分析，发现 ANLL 患者化疗中期的病性证素分布由多到少依次为气虚、湿、阴虚、阳虚、血虚、痰等；病位证素分布由多到少依次为脾、胃、肝、肠、肺等；有59.57% 的患者具有 4 种（含）以上的证素兼夹或错杂。认为 ANLL 患者化疗中期的中医病理表现以兼夹、错杂为主要特点；气虚夹湿为多数患者的主要表现，兼有阴虚、阳虚、血虚等；影响的脏腑主要为脾系脏腑及肝等。

七、小结

证素辨证是一种以证素为核心的辨证体系。证素与证素辨证的提出，是对中医辨证思想的升华，对辨证体系的提炼、总结，奠定了中医学研究规范化、客观化、标准化、科学化的基础。以证素辨别为核心的辨证体系，抓住了辨证的关键。只要把握50项左右证素的基本特征和组合规律，便抓住了辨证的核心和本质。在白血病的中医诊疗过程中，合理应用证素辨证体系所确立的辨证思维模式，有利于揭示白血病辨证的基本规律，使白血病的辨证既有规律可循，又能体现中医辨证的圆机活法。

（福建中医药大学第三人民医院血液科　付海英　王贺）

第三节　白血病的中医辨证分型

一、急性髓细胞性白血病

（一）热毒炽盛证

证候特征：壮热烦渴，头痛，周身困痛，口渴喜冷饮，烦躁，汗出热不退，伴广泛出血，尿赤便秘，皮肤瘀点或紫斑，或有齿衄、鼻衄，血色鲜红，或有齿龈肿胀，口腔黏膜溃烂，咽喉肿痛，舌质红绛，干燥少津，舌苔黄或黄腻，脉数。

（二）毒瘀互结证

证候特征：面色晦暗或暗淡，肌肤甲错，痛有定处，胁肋胀满，瘰疬痰核，或胁下有癥块，按之坚硬、刺痛，皮肤瘀斑，舌质紫暗，苔薄白，脉弦数或弦细涩。

（三）气血两虚证

证候特征：面色萎黄或苍白，头晕眼花，唇甲色淡，疲乏无力，胁下坠胀感，心慌心悸，胸闷气短，活动后加重，或出血骨痛，自汗，食欲减退，舌质淡，苔薄白，脉虚大无力或脉沉细。

（四）气阴两虚证

证候特征：神疲乏力，面色少华，五心烦热，潮热，心悸，失眠，自汗盗汗，或夜热早凉，手足心热，口干不欲饮，或饮而不多，咽痛，口糜，舌质淡，苔薄白，脉细数或细弱。

二、急性淋巴细胞白血病

（一）邪毒炽盛证

证候特征：壮热口渴，汗出烦躁，尿赤便秘，或有口舌生疮，咽喉肿痛，甚者可有发斑、衄血等，舌红绛，苔黄燥，脉洪大或滑数。

（二）痰毒互结证

证候特征：颈项或体表肿核硬实累累，推之不移，隐隐作痛，或见两胁癥积（肝脾肿大），胸闷气促，口干苦，大便干结，舌绛苔黄，舌下青筋，脉滑数。

（三）气阴两虚证

证候特征：面色不华，头晕乏力，自汗盗汗，时有低热，五心烦热，心悸失眠，可有衄血、发斑，舌质淡，体胖有齿印，苔薄白或薄黄，脉细数或细弱。

（四）气血两虚证

证候特征：头晕耳鸣，面色㿠白，唇甲色淡，纳呆食少，心悸气促，少寐多梦，舌质淡，苔白，脉虚大或濡细。

三、慢性髓细胞白血病

（一）热毒炽盛证

证候特征：发热甚或壮热，面色红赤，汗出，烦躁，口渴喜冷饮，或见肌衄、便血、尿血、斑疹，左胁下痞块进行性增大，或见胁下疼痛，或身疼骨痛，倦怠神疲，腹胀便秘，形体消瘦，或神昏谵语，舌质红绛，苔黄，脉洪大或细数。

（二）肝肾阴虚证

证候特征：头晕眼花，口干咽燥，心悸失眠，五心烦热，潮热盗汗，腰膝酸软，遗精，月经量少，胁下痞块，舌红少苔，脉弦细数。

（三）气阴两虚证

证候特征：低热，面色不华，头晕，心悸气短，疲倦乏力，自汗盗汗，手足心热，口干欲饮，胁下痞块，皮肤瘀点、瘀斑，鼻衄，齿衄，舌淡晦暗，苔薄白或薄黄，脉沉细或细数。

（四）气血两虚证

证候特征：面色苍白或萎黄，头晕眼花，疲乏无力，心悸多梦，气短懒言，腹胀纳呆，胁下痞块，或胁下坠胀感，舌淡或有瘀斑，苔薄白，脉细弱。

四、慢性淋巴细胞白血病

（一）痰瘀互阻证

证候特征：面色晦暗凝滞，颈部、腋下、腹股沟内痰核单个或成串状，坚实、固定或可移动的腹部癥块，痛或不痛，低热，乏力，皮肤瘀斑或鼻衄，舌质紫暗，或有瘀点瘀斑，舌苔厚腻，脉沉细涩。

（二）气阴两虚证

证候特征：低热，乏力，气短懒言，面色不华，手足心热，皮肤瘀点瘀斑，腰膝酸软，食欲减退，口干，舌淡，苔薄白或薄黄，脉沉细或沉细数。

（辽宁中医药大学附属医院　刘欣）

— 第七章 —

白血病的中医诊断

第一节　白血病的病位

有关白血病的病位，我国首批国医大师周仲瑛教授指出，骨髓是急性白血病的发病病位。黄振翘等曾定义白血病的病位主要在骨髓，可累及五脏六腑、四肢百骸，病性总体为虚，在疾病发生与发展过程中可出现热、毒、虚、瘀互为因果，形成虚实夹杂之证，贯穿于疾病的始终。孙伟正提出，白血病疾病所及，包括毒伤营血，肝脾两虚，肾阴枯涸等；李慧等认为，白血病可从卫气营血论治，以发热这一症状作为切入点进行鉴别诊断，卫气营血各阶段出现发热各有差异。"有一分恶寒便有一分表证"，病在体表，多为中度发热或伴微恶风寒为卫分热证；"不恶寒而恶热，小便色黄"，热入气分者，除发热外，脏腑功能失调，急性白血病患者这阶段常出现胸脘烦热，汗出热不解，下利臭秽之证候等；"身热夜甚，口不甚渴或不渴，心烦不寐，甚或神昏谵语，斑疹隐隐，舌质红绛无苔，脉细数"是急性白血病典型的营分热之证候；

邪热由营及血，病势更深一层，症必更重，"入血则恐动血耗血"此期急性白血病患者常出现衄血、发斑，有严重的出血倾向，死亡率较高。按卫气营血辨证看白血病，其多为气血两燔、热入营血的证型。此外，热极易生风，生风则易动血，发生"逆传心包"的病证变化。因此白血病病位，按脏腑角度分析，多牵涉肝脾肾三脏，从卫气营血角度，则以营血多见。可以看出，白血病虽具体病位在骨髓，但表现出的症状多种多样，牵涉全身多处脏腑。从标本角度看，表现出病位本于骨髓，而标于脏腑的特点。本章基于白血病中医证型诊断标准，以主要症状、证型推测讨论白血病中医病位。

一、气阴两虚证病位

气阴两虚证主要症状为疲乏无力，头晕，自汗，盗汗，纳呆，腹胀，五心烦热，消瘦，面色苍白，或有闭经，舌质淡红或暗淡、淡紫，舌体胖嫩有齿痕，舌苔薄白，脉象滑或小弦、细等。其中疲乏无力、头晕、自汗、纳呆、腹胀、面色苍白、舌淡红、舌体胖大、苔薄白为脾气虚表现。中医理论认为运化、升清、统血是脾的三大生理功能。"运化"是指脾将人在日常生活中所摄入的食物及水液化为水谷精微物质，为全身的生命活动提供能量。一旦脾运化功能失常，不能正常的运化水谷，就会表现出纳呆、腹胀的症状。"升清"功能是指脾能够把消化和吸收而来的水谷精微物质向上运化布散到心肺，这样精微物质才能通过心肺的作用化生为气血，以营养全身。故脾主升清的第一个含义是对运化功能起重要推动作用，是运化功能的动力源泉。升清的第二个含义，则是为人体十二经之气甚至全身之气提供动力，推动气机运行。当脾气虚弱时升清功能减弱，运化功能失去动力，则气血必然化生乏源，气血亏虚结果下，故而可出现疲劳乏力、头晕、面色苍白、闭经、舌淡红等表现。气虚又不能固摄，不能统摄血液及津液，出现了自汗。赵宗江等提出"肾髓系统"理论，此理论认为：肾与髓在结构上密不可分，在功能上相互为用，在病理上相互影响，并对血液系统疾病的治疗有指导作用。肾有主精髓化血功能，即肾精可化生血液。肾主藏精，生血之源，精能化血，血气之成，始于肾精，精髓是化生血液的重要物质基础，因此"肾髓系统"中以肾精为根本，当肾气充足可促使肾精旺盛，维持肾之阴阳平衡。肾精由肾阴肾阳相合而成，当肾精不足时，肾阴肾阳亦可不足，而肾阴肾阳的亏损，最终也会牵连影响肾精的充裕。盗汗、五心烦热、消瘦、脉弦细为肾阴虚表现。当肾阴亏损，阴不制阳，便可致使阴虚火旺，虚火内炎则出现盗汗，烦热，消瘦的表现。因此结合以上分析，白血病的气阴两虚证型，为标的脏腑病位主要在于脾、肾二脏。

二、毒热炽盛证病位

毒热炽盛证发病较快，主要症状为发热、骨痛、鼻衄、齿衄、黏膜出血，皮肤出血点、瘀斑，可见面色萎黄、心悸气短、溺血、便血、便秘。舌质暗紫，常有瘀点、瘀斑，可见舌下络脉暗紫怒张、脉象滑数或弦数等。部分患者可出现肝脾呈进行性增大，常伴发胁下痞块胀痛，甚者痞块剧痛、拒按。中医学认为，肝主藏血，脾主统血，因此血不循常道的各种出血多与肝、脾二脏有关。其中，脾失统血的机理为脾气虚弱不能固摄血液，使得血离经行于脉外所致。现代医学认为肝脏中的肝细胞或肝窦内皮细胞是内、外源性凝血因子产生的主要部位，肝脏合成的凝血因子包括 FⅠ、FⅡ、FⅤ、FⅦ、FⅧ、FⅨ、FⅩ、FⅪ、FⅫ、FⅩⅢ及2个激肽系统因子（高分子量激肽原和前激肽释放酶），所以当肝脏功能异常时，可引起凝血功能障碍性的出血。郝亚娟等认为中医学肝藏血与现代医学肝脏在物质代谢中的作用之间存在着必然的联系。肝藏血，为气血化生之所，实质是指肝为合成补充和代谢交换血液营养物质的重要场所之一。在中医理论中，肝为刚脏，有体阴用阳的生理特性及肝藏血、主疏泄的生理功能及病理机制，这与血液病的发病有密切联系。当肝失疏泄，或肝气郁滞，则可出现"肝不藏血"的病理变化，导致血行逆乱，而发为各种血证，其详细病机为肝失疏泄，调节血行功能异常，使血外溢；或肝失疏泄，郁而化火，血热妄行；阴血不足，热妄动，血妄行，使血外溢；肝失疏泄，木旺克土，脾气失健，不能统血，使血外溢。另外，心悸气短一症，虽然表现上似乎是心出现了病理表现，但是追根溯源，是脾虚不能生血养心，子盗母气所致，病位依旧归属于脾。以上是从虚一端分析肝脾的致病机理，从实一端来说最核心的即是血热。李东垣指出"诸见血皆责于热"，或感受热邪或素体热盛，日久郁热，化火动血，灼伤脉络，血溢脉外，或血溢胃肠发为便血，或损伤上部发为鼻衄，或损伤下部脉络发为尿血等。古代温病医家柳宝诒认为"人身五志之火，惟肝为甚，火燔伤阴，上灼肺金，下吸肾水"，肝为刚脏，易肝郁化火，肝藏血，若肝火上蒸下灼，损伤血络，血溢脉外，则可致出血。此证型患者多可见便秘这一症状，石松艳等认为胃肠热实，燥火壅结，均可致使腑气不通，进而出现便秘。白血病火毒炽盛一证的具体病机为火毒根瘀骨髓而影响诸脏腑生理功能与运动，当火毒影响胃肠时，即出现便秘一症，因此胃与大肠二腑也为白血病此证型时在外为标的病位。

三、瘀血痰结证病位

瘀血痰结证者发病缓慢，常见胁下痞块（肝脾肿大），颈、腋及腹股痰核结聚（淋巴结肿大），骨痛，可见发热、鼻衄、齿衄、皮肤及黏膜出血、贫血，常见心悸气短，疲乏无力，舌质淡暗或紫暗，常有瘀斑，舌苔厚腻，脉象弦滑，舌背下静脉怒张等。此证的症状与毒热炽盛基本相同，不同之处是多见痞块或痰核结聚。这一现象的产生主要是因为病机的变化。患病日久，正气不足，虚寒内生，津液与血液的运行"得温则行，得寒则凝"，寒气使得血液、津液凝滞停止不行，血停生瘀，津停生痰，痰瘀交结，就产生了痞块及痰核结聚。而疾病所牵涉的脏腑基本不变，仍以肝、脾二脏为主。

因此，白血病的中医病位，其在内在本为骨髓，在外在标，则主要是肝、脾、肾三脏及胃、肠二腑。这与现代医学认为：白血病是造血干祖细胞的恶性克隆性疾病，发病时大量的白血病细胞出现增殖、分化，合并凋亡障，蓄积于骨髓中异常的原始细胞及幼稚细胞（白血病细胞）大量增殖并抑制正常造血，可广泛浸润肝、脾、淋巴结等各种脏器，临床表现以贫血、出血的观点不谋而合。

（江西省中医院　曾英坚）

第二节　白血病的病性

病性是疾病的基本性质，以八纲统领为描述疾病"阴阳、表里、寒热、虚实"四个层面的性质，其中"阴阳"为其总纲，统领各层面。白血病的病性，可综合疾病的病因与病机进行分析讨论。然而，疾病的发生总是病因作用于人体的某一部位（病位），干扰此处的生理功能或运动，产生气血阴阳失调的病理表现（病机），因此在对疾病进行讨论时，病因病机病位常互相牵涉，难以完全独立进行讨论。

中医认为，一切可以治病的因素，称为病因。病因按其正纲分类，可分为外因，内因，不内外因与其他病因。外因主要以外感六淫为主，此外还有六淫积蕴而成的秽浊，六淫聚结而成的毒邪，以及六淫蒸变而生的疫疠。内因最主要的因素是内伤七情，但欲望、心境等心理因素及饮食、劳逸、体质等个人生活因素同样不能忽视。不内外因主要是痰、饮、水、瘀、石等病理产物，内、外因均可引动激发不内外因，使得本是病理因素结果的产物倒果为因，称为新的致病因素，并对疾病的整个过程产生新的影响。其他病因按传统中医理论主要是虫、兽、伤、药毒及医生的失治误治。在现代医学的指导下，其他病因得到了内容上的扩展丰富，如接触放射原受到放射损伤，接触化学毒物带来的影响，也可归类于其他病因。夏小军教授等认为本病虽病因复杂，包括触感六淫疫毒之邪或长期接触放射线、误食药物及化疗后药毒未除、先天禀赋不足胎毒内伏、饮食劳逸失常损伤脏腑、病久迁延失治误治元气大伤等诸多因素，但不外乎内因、外因及不内外因三方面。诸因纠扰，正气不足，复感邪毒而成本虚标实、虚实夹杂之证。急性白血病病机总以脾肾亏虚为主，邪毒炽盛为标，热、痰、瘀、湿等病理因素贯穿于疾病发展中的完整过程。在疾病病初期多以邪实之象明显，病变中期或经巩固治疗后则以正虚邪不盛为主，而疾病后期或维持治疗阶段则见邪去正衰，以正虚为主。张莹等提出白血病可因年老体衰，脾肾功能失调、气血精微生化乏源，致使邪毒内蕴骨髓而发病。由此看出，白血病的病因，外因主要是火淫之邪聚结而生的火毒；内因与患者的饮食、劳逸、体质等因素关系密切；不内外因在白血病这一疾病中则主要是痰与瘀；其他原因比较复杂，与放射线、化学毒物有关。

　　病机是病因作用于病位而产生的异常机转，包括偏离常态的运动性质与活动状态两方面的改变。有变性、变质和变态三种改变。变性指寒热从化，广义上也可描述阴阳特性的消长变化，具体有气从寒化（阴进阳退）、气从热化（阳进阴退）、气从燥化（阴阳不干）、气从湿化（阴阳交蒸）、气从风化（阴阳动荡）以及七情六气怫郁化火（阴阳失布）。变质是正邪物质的盛衰变化，能够体现虚实偏胜的关系。变态描述体现气血阴阳等物质内外转输的失度状态，有表里出入、上下升降、动静离合等。刘彦权等提出依据祖国医学的病机理论特点，疾病的产生为三个方面，即"内脏亏虚"、"外在亏虚"和"邪实病机"。由于白血病等血液肿瘤疾病的特殊性，近来中医学对于白血病的创新病机理论如下：第一为毒损骨髓病机学说。因白血病病变部位为骨髓，大量的临床研究证实，白血病的发病与自然界细菌或病毒感染、毒物诱发个体基因突变等密切相关。第二是肿瘤因于寒论。多指白血病或淋巴瘤等血液肿瘤的发生与血脉瘀阻、外邪侵袭、正气虚损、痰浊内生密切相关，说明白血病的发病与外邪侵袭、正气虚损有密切关系，寒邪凝滞于骨髓则见阳气亏虚，引发白血病。当寒邪凝滞在肌肤、腠理、筋膜、脏腑则见癥积或肿块，进而导致淋巴瘤的发生，亦可导致白血病患者出现淋巴结肿大的并发症。第三为痰瘀互阻病机论。白血病患者多见面色晦暗、周身瘀斑、胸闷脘痞、舌质淡紫，舌苔厚腻，脉象弦滑等，其病程漫长、顽固缠绵、难治难愈。中医学者多认为白血病是痰、瘀二邪在体内相阻而交织胶着的病理结果，痰阻可导致血瘀，瘀阻也可引起痰聚，或二者杂而合之构成白血病的病理过程。有关白血病的病因认识，目前相关内容较为丰富。庄海峰教授提出：从急性白血病的命名上看，以"毒劳"命名急性白血病能体现其邪毒内蕴的发病机制，疾病是一种温热邪毒，在正气内虚时发病。而这种温热邪毒可分为两种情况：一种是体内的热毒蕴郁在骨髓之中，称为"髓毒"，发病后由里向外，从骨髓到血分，再到营分，然后到气分、卫分，传变迅速，发病即见耗精动血，神昏闭窍。这种"温热毒邪"，属蕴毒内发。另一种是因机体正气不足，感受新邪，引动伏邪，即出现高热伤津，伤阴动血，毒至骨髓而发病，是外邪内侵，称为"温毒"。"毒"一字体现本病病势急，发展快，病情重，多有发热；"劳"体现气血亏耗，里虚为本，反复发病。强调了白血病的病机是正气虚损与邪毒内侵并举，正邪相争，邪盛正衰，而致脏腑气血功能失调发病，体现了"毒"和"劳"的错杂结合。发病过程涉及骨髓、气血、津液等物质基础。根据中华中医药学会血液病分会组织全国部分血液病专家讨论得出的有关于白血病中医证型的专家共识，热毒蕴结是白血病发病最重要的原因。"毒"为热毒，热则伤津耗液，劳即是正气亏虚，不能温煦，虚寒内生。此外，正气虚则运血无力，继发"瘀"象，因此在白血病病程后期，整个疾病转归，病机具有"毒"

"瘀""虚"三大特点。结合以上命其病名"毒劳"，可统领其寒热错杂，虚实并见，表里同病的证候特点，能提示其不良的预后和转归。从白血病的全病程的症状及证候上分析，其常因火热之毒炽盛而出现各种出血，甚至可以因火毒炽盛而出现高热神昏动风之症，并兼见虚寒内生，痰湿泛滥的表现，因此白血病病机在变性层面，有气从寒化，气从热化，气从湿化，气从风化的表现。在变质层面，正虚包涵有形之阴虚（血、津、元阴）和无形之阳虚（气、营卫、元阳）；邪实有无形的火毒和有形的痰与瘀。在变态层面，结合变性和变态的特征，可发现白血病病程中，正气与邪气相互混处，寒热相杂，是聚散离合异常，正邪混处的表现。综合上讨论述分析，可简要以八纲总结白血病的疾病性质。

表里病性：表里性质体现疾病病位。根据白血病病位在骨髓，牵连肝脾肾等脏腑，涉及气、血、津液、元阴元阳等物质基础，发病可由里向外，从在内在里骨髓开始发展到血分，继而再到营分，后外达在外在表的气分、卫分；或可正气不足，外邪内侵，由表达里发病的特点。白血病的病位在表里均有，因此白血病是病位表里兼有的疾病。

寒热病性：寒热性质可以体现疾病的病因。白血病的中医病名称"毒劳"。其中"毒"一字提示热毒蕴结，是热毒蕴结伏藏于骨髓，同时白血病的中医证型诊断标准指出，火毒炽盛是白血病病程中的关键证型与病机，因此白血病具有热的疾病属性。然而"劳"一字又提示正气虚损，正气即为阳气，不足则可导致虚寒内生，寒性凝滞，可侵犯肌肤、腠理、筋膜、脏腑等处，使患者出现癥瘕或肿块，并表现出畏寒，四肢厥冷的症状。而且考虑白血病的病机多从寒从热化发展，因此白血病的寒热病性虽以热为主，但同时也兼有寒的特性，属于寒热同见的疾病。

虚实病性：虚实性质体现疾病的病机特点。白血病的发病从中医角度看，正气虚损与邪毒内侵是不可分割的因素。"正虚邪实"是白血病公认的核心病机。以脾肾等脏腑亏虚为本，可有气虚、血虚、津枯、精亏、阴虚、阳虚的不同；邪毒炽盛为标，实性病邪包含火、痰、瘀等因素。正虚与邪实两因素相互混处，伴随白血病疾病全程，不难看出白血病是虚实夹杂的疾病。

阴阳病性：中医认为疾病在表，性热而实属阳；在里性寒而虚属阴。白血病在疾病完整过程中，表里同见、寒热均有、虚实错杂，因此，白血病以阴阳概括描述特点，应属于阴阳相兼的疾病。

（江西省中医院　曾英坚）

第三节　白血病的病状

一、发热

发热是白血病最常见的临床症状。《素问·逆调论》曰："阴气少而阳气盛，故热而烦满。"《圣济总录·卷八十七·虚劳门》中载："论曰急劳之病，其证与热劳相似，而得之差暴也，缘禀受不足，忧思气结，营卫俱虚，心肺壅热，金火相形，脏气传克，或感外邪。"根据病因、病机、病程的不同，发热亦有不同的特点，大体可分为内伤发热与外感发热。《诸病源候论·虚劳候》云："虚劳之人，血气微弱，阴阳俱虚，劳则生热，热因劳生。"《医门法律·虚劳门》亦云："血瘀则荣虚，荣虚则发热。"《素问·六元正记大论》中还指出："火郁之火……故民病少气……血溢流注"。因白血病气血不足，阴阳俱虚，而见阴虚生内热，或因病久血液瘀滞而生热，或因瘀毒蕴结化热化火而生热，往往表现为午后、夜间低热，也有高热者，持续时间长，可伴倦怠乏力、头晕、心烦、心悸、颜面潮红、口舌干燥、自汗盗汗等。倘因诸虚不足，抗邪无力，染受六淫之邪或疫毒，其多为高热，或伴恶寒、咳嗽咳痰、咽干鼻燥，甚则神昏、抽搐等。

二、血虚

血虚是白血病最常见的临床症状。《难经·十四难》中指出："二损损于血脉，血脉虚少，不能荣于五脏六腑也。"《诸病源候论·虚劳候》中也指出："虚劳之人，精髓萎竭，血气虚弱，不能充盈肌肤，故此羸瘦也……"《医宗金鉴》又云："损者，外而皮脉肉筋骨，内而肺心脾肝肾消损是也。"白血病之血虚，常常表现为面色苍白、倦怠乏力、心慌心悸、头晕耳鸣、气短等。在早期多因邪毒瘀滞骨髓，骨髓无以藏精、化血，导致精血不足，还可伴骨节酸痛、头痛，甚则肌肤甲错。而中后期常因久病耗损，或药毒蚀骨，致精髓空虚，气血虚弱症状加重，还可伴汗出、口舌干燥少津等。

三、出血

出血是白血病常见的临床症状。《济生方·失血论治》认为失血原因多为："因大虚损，或饮酒过度，或强食过饱，或饮啖辛热，或忧思恚怒"，且指出热者为多。《景岳全书·血证》则云："血本阴精，不宜动也，而动则为病。血主营气，不宜损也，而损则为病。盖动者多由于火，火盛则逼血妄行；损者多由于气，气伤则无以存。"出血可出现在白血病的任何病期，按照出血部位、严重程度，有皮肤瘀点瘀斑、鼻衄、齿衄、咳血、呕血、便血、尿血甚至内脏出血。在疾病初期，多为邪毒内蕴、损伤脉络，或毒郁化热、迫血妄行，其血色多鲜红，程度重，以上半身出血为主。在疾病中后期，或久病耗损气血，或药毒损伤脾胃，或瘀血阻滞脉络，其血色可呈淡红或紫暗，程度轻，以下半身为主，若因阴虚血热、迫血妄行者亦可见血色鲜红而出血症状重。

四、骨痛

骨痛是白血病的临床症状之一，以长骨、胸骨及椎骨多见，伴有典型的压痛，胸骨疼痛者可伴胸闷、气短，椎骨疼痛者可伴腰背酸痛，长骨疼痛者可伴肢体乏力等。《素问·长刺节论》云："病在骨，骨重不可举，骨髓酸痛，寒气至，名曰骨痹。"《灵枢·刺节真邪》亦云："虚邪之入于身也深，寒与热相搏，久留而内著，寒胜则热，则骨疼肉枯。"骨疼依据病因，实者责之寒、湿、热、瘀血积于骨髓，寒凝、热结致骨髓失养，虚者责之脾胃虚弱、气血不化、精血不生而骨髓失养，骨痛乃作。

五、癥块

癥块形成是白血病的临床症状之一，表现为肝、脾肿大，或胸腹、皮下结块，也可见齿龈肿胀。《灵枢·五变》云："人之善病肠中积聚者，皮肤薄而不泽，肉不坚而淖泽，如此则肠胃恶，恶则邪气留之，积聚乃伤。"《诸病源候论·癥瘕病诸侯》载："虚劳之人，阴阳损伤，血气凝涩，不能宣通经络，故积聚内生也。"《医林改错》则认为："肚腹结块，必有形之血。"可见白血病之癥块，是由诸虚不足，导致气血功能紊乱，气血流通失畅聚积，加之毒瘀搏结成块而成。

六、痰核

痰核形成是白血病的临床症状之一，表现为耳、颈、肘、腋等处淋巴结肿大，伴或不伴疼痛，可单个亦可多个连结成团。《灵枢·寒热》提出瘰疬多由"肾肺虚，肝气郁结，虚火内灼，炼液为痰，或受风火邪毒，结于颈项、腋下、大胯之间，初起结块如豆，数目不等，无痛无热，后渐增大窜生，久则微觉疼痛，或相互粘连，推之不移。"《外科正宗·瘰疬》指出："夫瘰疬者，有风毒、热毒与气毒之异，又有瘰疬、筋疬、痰疬之殊……瘰疬者，累累如贯珠，连结三五枚……痰疬者，饮食冷热不调，饥饱喜怒不常，多致脾气不能转运，遂成痰结。"故白血病之痰核，或由脏腑功能虚弱，脾胃运化失常，痰湿内生，郁结经脉，或邪毒化热化火，煎熬津液成痰成块而成。

（广东省中医院　吴远彬）

——— 第八章 ———

白血病的中西整合诊断

第一节　白血病的西医分型与中医证型

多数中医学者认为，白血病的发病大多与素体禀赋不足、外来邪气入侵有关，病位在骨髓和血液，依据古籍中有关证候的描述，可将其归属于"癥积"、"虚劳"、"血证"的范畴。其因白血病类型多样，病因病机各有差异，临床表现不一而同，临床常见辨证分型亦有不同。

按病程分类，白血病可分为急性白血病和慢性白血病。2001年，第四次中华中医药学会内科学血液病专业委员会将白血病分为毒热炽盛、气阴两虚、瘀血痰结三型。一项针对106例急性白血病患者中医证型的临床研究表明，急性白血病以实证为多，辨证为血瘀内阻、毒热炽盛者，约占六成。而根据一项对慢性白血病的证候统计研究。慢性白血病临床分型以热毒炽盛、气血两虚、气阴两虚、肝肾阴虚为多，可见慢性白血病以虚证多见。

急性白血病分为急性髓系/非淋巴细胞白血病和急性淋巴细胞白血病；慢性白血病分为慢性髓细胞/粒细胞白血病和慢性淋巴细胞白血病。研究显示，急性髓系/非淋巴细胞白血病以实证多见，约占临床病例的60%～75%，其中又以热、毒、瘀、痰等实邪为著，常见热毒炽盛、瘀血痰结证，虚证则以气阴两虚、气血两虚证为多。急性淋巴细胞白血病则以虚证为主，近半数急性淋巴细胞白血病患者可见气血两虚证，此外，脾肾阳虚、肝肾阴虚亦占多数，实证如瘀血内阻证占比较少。慢粒患者以虚证多见，其中近80%的慢粒患者可证见气虚，而实证则以血瘀证、痰湿证最为常见。慢性淋巴细胞白血病的中医证型研究少见，但不外乎虚实两端，以气阴两虚证、瘀血痰结证分型最为常见。

（中国中医科学院西苑医院　胡晓梅）

（北京市丰台区大红门社区卫生服务中心　魏嘉琦）

第二节　白血病的西医分期与中医证型

一、急性白血病

急性白血病一般病初即诱导缓解前期以邪盛为突出，化疗取得缓解后的早期阶段为邪消正伤，晚期即残留期以正气衰败为主要临床表现，复发期与诱导缓解前期类似，又以邪盛为突出。

急性白血病在发展过程中，正邪纷争贯穿始终。若正气转盛，邪气渐去则病情缓解，若正气转败、邪毒势强，则病情恶化，气血阴阳甚虚，最后导致阴阳两竭而死亡。总之白血病的发生发展是虚实夹杂。主要是在正虚的基础上，感受外邪，并与痰、湿、气、瘀、热等搏结而成。

本病的关键在于区别阴证，阳证，在表，在里，在气，在血，虚证实证。由于本病是在正虚的基础上邪毒内侵，深伏于骨髓而发生的，故表现局部为实，整体为虚。其实者有气滞，血瘀，痰瘀，湿聚，毒火之别；其虚者则为全身气血阴阳的虚衰。在疾病发展迅速时又常见瘀热，痰热，湿热化火之病机。毒火与气血，痰湿互结，又进一步耗伤了正气，故形成正虚，邪实的局面。临床常表现为气阴两虚，热毒炽盛，痰瘀互结，气血亏虚，湿热内蕴，脾肾阳虚等正虚邪实证候。临床时需注意下列问题：证型间界线非绝对化，各证型中的见症可有交叉，应抓住主证，仔细辨析；证型可相互转化，病初似气血两亏为多，病程中常易出现热毒炽盛等见症；热毒炽盛证型险恶，易发生在本病的严重阶段或化疗之后，极易热入心包；区别内伤与外感发热。壮热不已，来势凶猛多为外感热毒；低热而无热毒病位可查者常为阴虚所致；

伴高热多为热迫血行；伴气虚证者常为气不摄血。

1.热毒炽盛型/瘟毒内蕴型

发热，汗出口渴，面赤头痛，口舌生疮，赤衄，鼻衄，皮肤瘀点，瘀斑，舌红少津，舌苔黄，脉弦数。

2.气阴两虚型

面色苍白，心悸气短，疲乏无力，食少纳呆，头晕耳鸣，口咽干燥，手足心热，自汗盗汗，舌质淡红，少苔，脉细数。

3.气血亏虚型

面白无华，乏力，头晕，心悸怔忡，动则气短，唇甲色淡，自汗，食少纳差，舌淡，苔薄白，脉细弱。

4.痰瘀互结型

胁下癥积，按之坚硬痰核，面色不华，低热，出血，舌质紫暗或有瘀斑，脉涩或弦数。

5.湿热内蕴型

发热有汗不解，头晕身重，腹胀纳呆，大便溏薄，关节酸痛，小便黄，舌质红，苔黄腻，脉滑数。

6.脾肾阳虚型

神疲乏力，畏寒肢冷，腰膝酸软，少气懒言，食少便溏，面色苍白，舌体胖，苔白滑，脉沉细。

二、慢性髓系白血病

慢性髓系白血病现代医学将其自然病程分为慢性期、加速期和急变期。慢性期病情相对稳定，多为邪毒内伏，郁而待发，加速期多为血瘀正衰，气阴两虚，急变期多为毒血搏结，阴竭阳微的病机特点。

本病发病隐袭，进展较缓慢，其临床表现一般呈多态性。病程较短者以实证为主，亦可见到明显虚证；病程较长者虽以虚证为主，但亦可见到明显实证。临床无论疾病早期还是晚期，无论以虚证为主还是以实证为主，都被认为是虚实夹杂证候。

1.毒邪聚集、气血暗伤型

症状轻微或不典型，见有气短乏力，倦怠自汗，头晕目眩，食欲不振，脘腹胀满，面色紫红或晦暗，胁下癥积，舌质紫黯，脉弦涩。

2.毒瘀内结、气阴两伤型

全身乏力，心悸气短，头晕目眩，午后低热，咽干口燥，食欲不振，脘腹胀满，面色紫暗，胁下癥积逐渐增大，舌淡少苔，脉细弱。

3.阴精亏虚，毒瘀互阻型

口干舌燥，潮热盗汗，五心烦热，多梦遗精，心悸失眠，健忘易惊，食欲不振，脘腹胀满，面色紫暗，形体消瘦，胁下癥积，舌红苔黄，脉细数。

4.阴阳两虚，毒瘀不散型

午后潮热，或高热不退，肌肉大削，卧床不起，食欲不振，脘腹胀满，面目虚浮，腹大如鼓，积块不消，舌暗无苔，脉虚极。

三、慢性淋巴细胞白血病

慢淋的西医分期目前最常使用 Rai 和 Binet 两种临床分期系统。目前大多数患者诊断时处于疾病早期。早期症状常见疲倦、乏力、不适，随病情进展而出现消瘦、发热、盗汗等。晚期因骨髓造血功能受损，出现贫血和血小板减少。由于免疫功能异常，易并发感染。

慢淋是一种异质性疾病，病程长短不一。其为因虚致病，整个病程中都面临着邪毒侵袭和脏腑功能虚弱，易产生瘀血、痰浊留滞于人体而变生诸证。慢淋早、中、晚期均见虚证，中、晚期为虚实夹杂，中期以实证为主，晚期以虚证为主。

早期多为气血津液运行失调，气滞痰凝。中期气滞痰阻瘀血互结，耗气伤阴；晚期痰郁日久化毒，邪毒耗髓伤精。

1.痰火郁结型

痰核瘰疬，皮色不变，按之结实，倦怠乏力，头晕心烦，舌红，苔黄腻，脉弦细或弦滑。

2.气虚瘀结型

面色苍白，疲倦乏力，形体消瘦，痰核瘰疬，腹中积块，纳呆腹胀，腰膝冷痛，舌胖黯淡，苔白腻，脉沉细或弦细。

3.阴虚痰瘀型

头晕目眩，耳鸣耳聋，发脱齿摇，痰核瘰疬，腹中积块，腰膝酸痛，或有紫斑，大便干结，舌瘦黯红，苔黄腻，脉细涩。

（山东省潍坊市中医院血液科　杨静）

第三节　白血病的诊断指标与中医证型

白血病是一类造血干细胞的恶性克隆性疾病，因白血病细胞的增殖、分化、停滞、凋亡在不同阶段而形成。在祖国医学里并无"白血病"这一病名，但根据白血病不同类型病程过程中出现的各种症状，对照中医的"证"往回追寻符合其症状的中医证型，根据其临床症状，经过辨证论治后归属于祖国医学的"虚劳""痰核""血证""血癌"等范畴。根据白血病的临床症状将其病位定为骨髓和血络。白血病的中医证型发展过程中在发病初期常以邪实为主，随着病情迁延日久出现邪气耗损正气，最终表现为正虚邪实或气血阴阳亏虚的临床特点。

1.年龄

在中医证型研究方面，现代中医学者将白血病分为不同的临床证型，分别是毒热炽盛证、瘀血痰结证、气阴两虚证、阴虚火旺证、脾肾阳虚证等。总体而言，在临床实践中发现瘀血痰结证比例最多，毒热炽盛证次之，气阴两虚证比例最少，但在不同发病年龄的患者群体中，这个比例有所变化，毒热炽盛型患者总体年龄略小于气阴两虚型和瘀血痰结型患者，说明了中年白血病群体在发病初期以毒热炽盛型为主患者，原因是中年患者正气相对充足，外邪侵袭，正气奋起抵抗，邪正交争剧烈，临床常以实证表现为主，如高热、淋巴结肿大、出血等。老年患者年老体弱，脾肾亏虚，阴阳两虚，加之情志失调，劳倦所伤，饮食不节，或用药不当等因素导致机体正气亏虚，"邪之所凑，其气必虚"，奋起抗邪，伤津耗液，气机郁滞，气血不畅，因此老年白血病发病常见证型为气阴两虚证。

2.外周血象

外周血象是白血病临床特征最直接的体现，在白血病中医证型的分类研究中发现，舌质偏淡、薄者的白细胞计数、血红蛋白水平和血小板计数相对较低，而舌质偏深、厚者白细胞计数偏高，血红蛋白水平和血小板计数较低，随着舌象逐渐红厚，白细胞逐渐升高。舌质偏淡、薄者多为气阴两虚、气血双亏证，此类患者阴气不足，表现为虚像，此类患者多为白细胞计数、血红蛋白水平、血小板计数降低，舌质深、厚者多为瘀血痰结、热毒炽盛证，此类患者气滞血瘀，热毒内炽，表现以白细胞计数增多，血红蛋白水平和血小板计数降低，可能与阴阳气血逆乱以致邪毒入侵，血行迟滞，邪毒入侵的产物以致白细胞大量增殖之故。

3. 骨髓象

在骨髓象方面，气阴两虚型患者往往骨髓增生活跃或受抑，原、幼稚细胞<20%，毒热炽盛型则表现为骨髓增生极度活跃，原、幼稚细胞>30%，慢性白血病原粒+幼粒细胞≥50%，或原淋+幼林，或原单+幼单>20%，嗜碱粒细胞增多，瘀血痰结证表现为增生极度活跃，原、幼稚细胞≥30%。

4. 临床生化指标

此外在一些临床生化指标中也存在不同中医证型间的分布差别，临床研究发现25-羟基维生素D在脾肾阳虚证者中以缺乏状态为主，而毒热炽盛证、气血两虚证及阴虚火旺证者25-羟基维生素D水平相对低下，且25-羟基维生素D水平与患者预后具有相关性，水平越低，预后越差，其可能的机制与25-羟基维生素D可诱导细胞分化，使单核细胞向巨噬细胞细分化，并可阻断细胞周期，使细胞阻滞在G1/S阶段，具有抗白血病细胞增殖作用。另有研究发现，血浆内皮素在毒热炽盛型及痰热瘀结型中的含量明显高于气血两虚型，血浆内皮素水平能一定程度上反映疾病病情的严重程度。乳酸脱氢酶水平也是反映白血病肿瘤负荷的指标之一，在研究中也发现毒热炽盛证患者乳酸脱氢酶水平均明显高于瘀血痰结证、气阴两虚证，提示毒热炽盛证患者肿瘤负荷高，预后差的特点。

5.免疫学指标

免疫学相关指标CD38、ZAP-70是慢性淋巴细胞白血病预后评估的重要参数，在一项研究中发现在气阴两虚、瘀血痰结证患者中存在显著差异，气阴两虚型患者CD38、ZAP-70的表达率明显高于瘀血痰结型，这从分子水平上证实了邪实内存的病因病机，提示由于白血病细胞克隆性增殖，机体阴阳平衡严重失调，在临床上呈现出气阴两虚型相较瘀血痰结型患者的预后较差，而从疾病发生发展而言，瘀血痰结型多见于疾病早期，而气阴两虚多见于疾病中、晚期，提示该类证型患者预后不佳。

6.遗传学指标

现代医学认为白血病细胞内遗传学调控和表观遗传调控的紊乱导致的恶性克隆是白血病发生发展的根本原因，而在不同中医证型患者中遗传学异常也存在差异。在一项老年急性髓系白血病的研究中发现在邪盛正虚和气血两虚患者中存在染色体突变的差异，染色体异常在邪盛正虚证患者中占比更大，或可成为邪盛正虚和气血两虚的辨证依据之一。分子遗传学的差异在中医证型间的差异表现为基因突变的数量和种类，在毒热炽盛型、瘀血痰结型与气阴两虚型的白血病中存在1个或2个基因突变时有统计学差异，且在气阴两虚型的急性髓系白血病患者中存的突变基因往往以预后良好基因（CEBPA、NPM1）为主，提示其预后较前两者更佳。其可能原因与急性髓系白血病在急性发作期，当外来毒邪所诱发这一病变过程时，由于既有外邪又有内邪，故而一般发展迅速，证候严重，所以多表现为瘀血痰结型和毒热炽盛。但也有相当一部分病例，由于治疗不及时或毒邪较盛，正邪交博，两败俱伤，精气被耗，就诊时即为气血阴虚之象。此外，表观遗传学修饰在白血病的发病过程也发挥重要作用，研究结果显示毒热炽盛证、气阴两虚证、瘀血痰结证患者的WIF-1基因甲基化水平存在差异，其发生比例为气阴两虚证最高，其次为瘀血痰结证和毒热炽盛证，由此可以推测WIF-1基因甲基化水平可能可以作为中医辨证分型客观标准之一。

总之，白血病的不同中医证型间的相关理化、免疫学、遗传学指标可作为中医辨证分型的客观依据，为中医证型间的相互鉴别提供参考，但因此方面的研究病例偏少，研究结果可能存在一定的局限性，亟需更全面更系统的临床和基础研究为白血中医证型提供客观依据，并指导临床实践。

（福建中医药大学附属人民医院　徐成波）

第四节　白血病的预后指标与中医证型

一、白血病的预后指标：基于预后分层体系

近年来，伴随着急性白血病（AL）诊断方法及治疗方案的不断改进，患者完全缓解率（CR）及总体生存率（OS）均有较大程度的提升。作为一种具有显著异质性的疾病，仅有少数 AL 患者可经单纯化疗获得较为满意疗效，大多数患者远期疗效欠佳，而难治、复发及老年 AL 患者临床预后较差。基于预后指标的全面、系统的白血病预后分层体系成为临床治疗的基本出发点。伴随精准分子诊断的深入发展已逐渐形成除患者临床特征外，以基线遗传学特征及微小残留病水平为主要预后指标的预后分层体系。

（一）临床特征与预后

一般认为白血病预后与患者化疗耐受和治疗相关死亡（TRM）有关，包括患者年龄、器官功能状况、体力状况（PS）评分和肿瘤负荷等。年龄是白血病重要的预后指标之一，年龄增加，器官功能状况下降，患者化疗耐受性减低，化疗耐药概率增大，治疗相关死亡风险增大。同时，高白细胞计数及髓外浸润亦是预后不良重要因素。其次，一些患者因既往有血液病史及放化疗史，而后引起的继发/治疗相关性白血病预

后不佳，长期疗效显著差于原发性白血病。

（二）基线遗传学与预后

基线遗传学特征是 AL 最重要的预后指标之一。遗传学对 AL 预后的影响由染色体核型及分子学改变类型共同决定，其中分子学异常是影响白血病患者生物学行为及预后的重要因素。影响预后的分子突变主要涉及影响信号及激酶通路突变、核仁磷酸蛋白突变、转录因子突变、表观遗传修饰因子突变、RNA 剪接体突变及肿瘤抑制因子等方面。值得注意的是，众多分子标志尚未被完全阐明且其中常存在相互作用，因此，基线遗传学这一预后指标对于定义 AL 严重性及影响预后治疗决策始终处于发展完善的过程当中。特定基线遗传学特征对于预后的影响亦可能受到临床干预、诊治手段进步及基础研究深入而发生变化。

（三）微小残留病与预后指标

微小残留病（MRD）是 AL 另一重要预后指标。对于 AL 患者而言，MRD 是指初诊或难治、复发状态的患者经化疗、靶向治疗、嵌合抗原受体 T 细胞和（或）造血干细胞移植等治疗获得血液形态学完全缓解后，用骨髓和（或）外周血标本检测到的体内残存的少量白血病细胞。可以说 MRD 水平是急性白血病 HCR 患者最客观、最直接的预后指标，是所有年龄、肿瘤负荷、前驱血液病史或放化疗史和基线遗传学特征等其他预后因素对评估患者疗效预后影响的最终体现。实际中多通过确定阈值将MRD分为阳性和阴性两种状态。但由于检测手段灵敏度的限制，MRD阴性指用现有方法检测不到患者体内存在白血病细胞，因此MRD阴性代表检测样本低于MRD检测阈值，并不意味着白血病完全根除，复发仍可见于少数MRD阴性患者，同时，并非所有MRD阳性患者都会复发。

二、从整合医学角度探讨白血病中医证型及预后指标

中医依据白血病临证表现，着眼于"毒邪"与"正气"间的虚实态势对其进行证候分型，不同患者在自然病程中可因"邪""正"核心病理要素变化而发生证型改变进而产生不同临床结局。整合医学时代的当下，白血病预后分层体系的发展完善为我们从不同维度发掘白血病中医证型分布的客观实证依据提供了思路，研究发现不同患者中医证型与具体预后指标间存有一定相关性。

（一）白血病的中医证型与临床特征

白血病的中医证型来源于患者临证表现，因此与临床特征这一预后指标息息相关。近年来陆续有研究显示白血病患者中医证型分布与其临床特征具有关联性。如有报道发现急性髓系白血病（AML）中医证型

与患者病程特点可能相关，病程短、发病迅速患者中医证型多以毒热炽盛证为主，而病程时间长、病情发展缓慢患者中医证型多以气阴两虚证和气血双亏证居多，并且不同证型患者原始细胞计数具有显著差异，其中以瘀血痰结证患者白血病细胞增多最明显，由此或可推断其肿瘤负荷较其他证型患者更高。亦有研究报道老年白血病缓解后治疗阶段患者中医证型多以脾肾阳虚、气阴两虚等虚损证候为主，这与其基线体能状态较差、强治疗耐受能力欠佳相符合。同时发现中医证型分布亦与骨髓增生程度相关，治疗前患者中医证型属热毒炽盛、气阴两虚证者骨髓增生多活跃，而脾肾阳虚证者骨髓增生多正常或减低。研究者指出基于患者临床特征有助于辅助判定白血病中医证型，但欲说明中医证型分布与白血病临床特征确切关联，不仅需要大样本、多中心、多渠道的循证医学证据，亦需要统一规范的白血病辨证分型标准。

（二）白血病的中医证型与基线遗传学

白血病患者个体具有时间、空间的异质性，且不同患者先天禀赋之生及后天养息之壮、老、已受到自然演进（天）、环境同化（地）及个体选择（人）的影响亦形成具有独特态势的发生发展路径。白血病患者基线遗传学改变被认为是白血病发生、发展的本质，包括细胞内遗传调控及表观遗传调控。研究发现白血病患者中医证型分布与部分基线遗传学异常亦具有相关性。有研究发现 AML 患者骨髓中 RASSF1A 基因和 ZO-1 基因启动子区甲基化状态与其中医证型相关。RASSF1A 蛋白可通过抑制 Ras 激活生长效应信号传导途径而发挥抑癌作用，其失活导致 Ras 作用的失衡，而发挥促进癌细胞生长的作用。RASSF1A 基因启动子区 CpG 岛的高甲基化可能引起该基因转录沉默和表达失活。ZO-1 蛋白是维持细胞结构完整和正常极性的必需蛋白，在肿瘤组织中 ZO-1 基因表达水平下降。ZO-1 基因在正常细胞中常呈现低甲基化，其高甲基化可能意味着细胞的恶变。研究发现中医证型属实证型患者 RASSF1A 和 ZO-1 基因甲基化阳性率高于虚证型患者，以此或可从分子水平上表明白血病邪实内存的疾病本质。亦有研究显示不同中医证型 AML 患者骨髓细胞 ID4 基因启动子区甲基化状态阳性率按由高到低依次排序为毒热炽盛证、瘀血痰结证、气阴两虚证。ID4 基因在健康人和白血病患者骨髓中甲基化检出率为 0 和接近 90%，具有抑制肿瘤细胞生长及促进其凋亡的作用，该基因启动子区甲基化通过抑制基因表达导致肿瘤发生，研究发现，毒热炽盛证患者更易发生基因异常甲基化，并且具有高白细胞数、高骨髓原始细胞比例的临床特征。另外，有研究基于遗传学危险度分层对初诊 AML 患者中医证型与遗传学异常特征进行报道，发现不同 AML 中医证型患者间可能存在相关基因突变差异，瘀血痰结证较气阴两虚证预后较差组基因（TP53 和 FLT3-ITD）比例显著性增多，而气阴两虚证较毒热炽盛证预后良好组基因（CEBPA、NPM1）比例显著性增多，CEBPA 是调节髓系基因表达和粒系分化的关键转录因子，CEBPA 双等位基因突变可作为 AML 预后良好指标；NPM1 能参与核糖体蛋白合成，同时参与抑癌基因调控，亦是 AML 预后良好指标；TP53 与复杂核型、原发耐药、复发率高和较差生存率密切相关，FLT3 突变后发生自主激活，合并高等位基因比 FLT3-ITD 突变的患者复发率高且总体生存期短。同时有研究者发现老年 AML 患者是否存在染色体突变在气血两虚及邪盛正虚证患者中具有差异，存在染色体突变者在邪盛正虚患者中占比更大，因此也从一定程度上说明了白血病邪毒致病的疾病本质。基于白血病证型分布与基线遗传学相关性的研究为我们探讨白血病中医辨证分型的分子学依据与其中西医结合诊治提供了独特而新颖的视角，然而上述研究数据是否具有普遍意义仍待商榷。

（三）白血病的中医证型与微小残留病

微小残留病本质上作为白血病治疗后状态，似乎不能同治疗前临床症状与基线遗传学相论，探究其与具体中医证型的相关性。我们可能无法去说明微小残留病存在状态与白血病中医证型的联系，因为它是普遍存在甚至是无法探查的。但作为一种治疗缓解后疾病阶段，中医对其认识具有独到之处。中医认为微小残留病亦属"毒"邪范畴，此阶段邪毒相对不著而正气因治疗攻伐更加虚衰，机体由急性白血病起病"正虚邪实"之态转变为"正虚邪恋"之态，"正气亏虚，余毒未清"是其核心病机。与现代医学通过多种途径消除恶性克隆以期恢复骨髓正常造血的治疗理念不同，中医治疗始终立足于"正气"与"毒邪"两面，强调"正气"在患者疾病治疗及预后转归的重要地位，提倡鼓舞机体正气以祛邪外出。

作为临床工作者，我们可能更加关注白血病中医证型与其疗效间的关联，如有研究以急性白血病患者2疗程常规诱导方案化疗后疗效为标准，发现气阴两虚型和痰瘀互结证患者疗效显著减低。部分研究综合了多种预后指标表明白血病中医证型与其疾病预后分层可能具有直接相关性，如有研究总结其单中心AML患者基线资料发现热毒炽盛证与毒瘀互结证中高危组患者所占比例最高。亦有研究显示毒热炽盛证初诊AML患者预后良好比例较低，随访结果亦显示，毒热炽盛证患者中位生存时间较其他证型更短，12个月、18个月、24个月估计生存率较低。但值得注意的是，对于中医证型与白血病预后治标的相关性论证目前仍缺乏大样本的前瞻性随机对照研究作为结论。同时，各中心亦缺乏统一明确的白血病分型诊断标准，使得结论与资料的可重复性及可比较性欠佳。因此需要更大范围、多中心、多学科交叉协作，为白血病预后评估体系注入中医药的生机与活力。

（湖北省中医院　陈斌）

第三篇

白血病的中西整合治疗

—— 第九章 ——

白血病的治疗方法总论

第一节 白血病的化疗

一、白血病化学治疗的基本原则

化疗是大部分白血病治疗的基础手段。在临床实践中，安全、有效地运用化疗必须对药物的作用机制、药物毒性、药代动力学和药物相互作用有充分的了解。抗白血病的化疗常常是复杂的，因为药物具有潜在的严重甚至致死性的毒副作用。化疗方案和剂量的选择不仅要考虑白血病的类型和发展阶段，还有评估患者对药物毒性的耐受性。除了单次的治疗毒性，还需要考虑多次药物累积的毒性。某些治疗方案只适用于特点年龄和生理条件的患者，不能随意扩大使用范围。如果药物主要通过肝或肾代谢，那么合并肝肾功能不全的患者应该适当调整剂量。

大多数白血病对化疗药物高度敏感，但白血病几乎不能通过单一药物的化疗治愈。联合化疗能减少耐药细胞的出现，因此有治愈白血病的潜能。联合化疗中的每种药物一般需要具有不同的抗白血病机制，比如周期特异性与周期非特异性药物进行搭配。尽量没有相同的耐药机制和剂量限制性毒性。现有的化疗联合方案往往建立在临床试验和既往大量的临床实践基础上，应该作为白血病化疗的基础方案，根据病人实际情况进行相应调整。

二、白血病细胞动力学与化疗药物

白血病常用化疗药物的抗白血病机制差异较大。最有效的抗白血病药物大多属于抗代谢药物，如阿糖胞苷和甲氨蝶呤。这些药物主要作用于细胞周期的合成期（S期）。对于这些药物，延长肿瘤接触药物的时间，可以使S期细胞最大限度接触化疗药物，提高疗效。抗代谢药物往往可以有效杀伤快速分裂的肿瘤细胞，如急性白血病。而烷化剂、蒽环类药物等细胞周期非特异性药物，疗效和毒性往往取决于总剂量。化疗时选择适当的药物剂量和联合方案，要考虑许多因素：①药物的细胞周期依赖性；②通过调整药物剂量和用药顺序以提高药物抗白血病效应；③根据药代动力学，在特点的时间维持有效的药物浓度；④与其他药物的潜在相互作用；⑤患者耐受性。

三、白血病对化疗的耐药

抗肿瘤药物要发挥作用，必须要被癌细胞吸收，转化为活性药物，必须在细胞内到达靶点，而不会代谢失活、化学失活或迅速从细胞里排出。一旦药物与细胞靶点发生作用，细胞不能改变靶点或修复靶点损伤，还需要足够的细胞凋亡机制。以上任意环节出现问题就会导致耐药。

白血病耐药性的产生原因是多方面的。肿瘤细胞通常带有特异性的突变，这些突变导致 DNA 修复功能受损、凋亡能力下降、增殖活性增强。白血病还可能自发产生或在压力下产生耐药突变，一个典型例子就是慢性髓系白血病产生 Abl 激酶区突变，耐药的克隆会在药物的压力选择下逐渐成为主要克隆。除了对化疗药物特异性的耐药机制，还有导致泛耐药的机制，比如 P53 的缺失或者抗凋亡因子 BCL-2 的过表达，比如增加药物流出泵的表达。因为血脑屏障的存在，很多化疗药物在中枢神经系统浓度很低，因此中枢神经系统可能成为白血病细胞躲避化疗的"避风港"，中枢神经系统也成为白血病复发的常见部位。

四、化疗药物毒性

与许多其他类药物相比，化疗药物的治疗窗口很窄。要充分杀死白血病细胞所需的药物剂量往往会对正常组织造成毒性。化疗药物会引起多种毒性反应，其中最为常见的是引起骨髓抑制和恶心、呕吐等消化道反应。消化道反应通常不会致命，但会该患者带来较强的主观症状。以5-羟色胺受体阻断剂为代表的止吐药物已经大大改善了化疗引起的呕吐。骨髓抑制是最常见的剂量限制性毒性。由于红细胞的半衰期较长（120天），贫血是一种晚期效应。血小板减少症发生在中间时段（血小板半衰期为5至7天），而粒细胞抑制则最早发生。粒细胞减少比血小板减少或贫血更常见。白细胞计数通常在用药后5至14天下降，7至21天恢复。持续的粒细胞减少或缺乏大大增加了白血病患者感染的风险。骨髓抑制的程度和持续时间与用药剂量直接相关。重组造血集落刺激因子（CSFs）的开发，如促红细胞生成素、促血小板生成素、粒细胞-巨噬细胞CSF和粒细胞-CSF，缩短了骨髓抑制的持续时间，但并未消除骨髓抑制。目前，CSF常用于预防性治疗。与化疗药物相关的毒性种类繁多，此处无法一一列举。肝毒性、肾毒性、神经毒性、肺毒性、心脏毒性和皮肤毒性都能在临床实践中观察到。除此以外，化疗长期的副作用，比如生殖毒性，第二肿瘤的发生也不应忽略。

五、白血病常用化疗药物

可用于白血病的化疗药物很多，此处不作详述，仅仅介绍几种最为常用且具有代表性的化疗药物。

（一）阿糖胞苷

阿糖胞苷（Ara-C）是一种抗代谢药物，它是胞嘧啶类似物，是急性髓系白血病治疗中最常用的化疗药物。Ara-C 可以静脉使用或皮下注射。其使用剂量较为灵活，从小剂量的鞘内注射到大剂量的巩固治疗，剂量可以相差100倍以上。Ara-C 的剂量限制性毒性是骨髓抑制，还可能引起恶心、呕吐等不良反应。大剂量的 Ara-C 还可能出现小脑、胃肠道、肝脏毒性、结膜炎和皮肤毒性。大部分毒性在停药后可逐渐消退。

（二）甲氨蝶呤

甲氨蝶呤（MTX）是一种细胞周期特异性药物，其药理学机制是抑制二氢叶酸还原酶的活性，从而导致 DNA 合成受阻，细胞周期停滞。MTX 是急性淋巴细胞白血病治疗的重要药物，由于其透过血脑屏障能力较强，也常用于治疗和预防中枢神经系统白血病。MTX 的剂量限制性毒性是骨髓抑制和胃肠道毒性。胃肠道毒性早期表现为口腔黏膜炎，更严重的毒性是腹泻和胃肠道出血。广泛的消化道糜烂可能引起难以控制的感染，应该尽量避免。MTX血药浓度以指数形势衰减，静脉用药后，有非常快的起始分布期，药物的衰减末期非常慢，有8～10小时的半衰期，这个时期对接受大剂量MTX治疗的患者使用四氢叶酸解救非常重要。大部分MTX通过肾脏排出，因此肾功能不全患者需要减量。使用大剂量MTX的时候应该充分水化、碱化，及时解救并监测MTX浓度。使用MTX前提前查MTX代谢相关基因的SNP可以作为MTX剂量调整参考。

（三）蒽环类抗生素

蒽环类抗生素是唯一一类抑制拓扑异构酶Ⅱ的自然产物。蒽环类药物通过与DNA和拓扑异构酶Ⅱ形成化合物，使得断裂的DNA不能重新连接，最终导致细胞凋亡。临床常用的蒽环类药物包括多柔比星、柔红霉素、去甲氧柔红霉素和表柔比星。米托蒽醌是人工合成化合物，和蒽环类药物具有非常相似的药理学特点。蒽环类药物是急性白血病的常用治疗药物。蒽环类药物的主要毒性是骨髓抑制和消化道反应。心脏毒性是蒽环类药物的最主要晚期毒性，与其累积剂量相关。

（四）烷化剂

烷化剂是细胞周期非特异性化疗药物，可以清除那些不处于分裂周期的白血病细胞。白血病治疗中最常用的烷化剂是环磷酰胺（CTX），造血干细胞移植常用白消安作为预处理药物，苯达莫司汀可用于慢性淋巴细胞白血病的治疗。所有的烷化剂都可以产生高反应性带正点碳离子中间产物，进而破坏DNA的富电子结合位点。烷化剂最重要的急性毒性作用是骨髓毒性，且可蓄积，其他毒性包括胃肠道反应、肺炎、心脏和内皮损伤。远期副作用是基因突变和第二肿瘤，其发生和药物总剂量相关。环磷酰胺和异环磷酰胺有膀胱毒性，大剂量使用时需输注美司钠预防出血性膀胱炎。

总之，化疗时一种"杀敌三千、自伤八百"的治疗方法。合理使用化疗药物必须了解其作用机制和副作用。具体的方案和剂量应该在指南推荐的基础上，根据患者情况个体化用药。

（四川大学华西医院 杨云帆）

第二节 白血病的造血干细胞移植

造血干细胞移植（hematopoietic stem cell transplantation，HSCT）是给予患者大剂量放化疗及免疫抑制预处理，清除异常造血及异常的免疫系统后，将自体或异体的造血干细胞移植给患者，重建正常造血和免疫系统的一种治疗方法。自1959年美国E.D.Thomas施行全球首例骨髓移植后，经50余年的发展，HSCT

已成为治疗恶性血液病、骨髓衰竭性疾病、部分先天性及代谢性疾病的有效乃至根治的唯一手段。国内陆道培院士在1964年成功完成国内首例同基因HSCT治疗再生障碍性贫血；自2000年成功开展第一例单体型HSCT以来，在北京大学血液病研究所黄晓军的领导下，中国在单体型HSCT取得长足的进展，进入"人人都有供者的时代"，极大提高了中国在HSCT领域的话语权。

一、分类

HSCT类型主要根据造血干细胞的来源、免疫遗传学、供受者的血缘关系及人类白细胞抗原（HLA）匹配程度等进行分类。

表9-1　造血干细胞移植分类

来源	免疫学	血缘关系	HLA匹配
骨髓移植（BMT）	自体（Auto）	血缘性	HLA全相合
外周血干细胞移植（PBSCT）	同基因（Syn）	非血缘性	HLA单体型相合
脐血移植（UCBT）	异基因（Allo）	-	

在异体HSCT供者选择上，首选HLA同基因相合亲缘供者，次选异基因HLA全相合亲缘供者或非血缘HLA全相合供者。近年来随着单体型HSCT技术的发展，在急性白血病和再生障碍性贫血的移植中，已取

得与全相合 HSCT 相当或更好的疗效；由于具有可选择最佳供者、方便获得合适数量和质量的移植物以及可随时获得供者细胞用于各种细胞治疗等优点，单体型相合 HSCT 在异基因 HSCT 中的比例越来越高。

二、适应证

HSCT 适应证的含义并非局限于疾病或者供者来源的划分与界定，而需考虑在一个特定的病例中，依据疾病种类、疾病预后危险分层、供者来源、移植中心水平等因素，权衡特定的时间内进行移植是否优于其他费移植治疗措施。目前造血干细胞移植广泛应用于恶性血液/淋巴系统肿瘤、非恶性血液病、遗传代谢性疾病、免疫缺陷病、某些实体瘤和急性放射病等。

三、造血干细胞采集和保存

1.骨髓采集

Allo-HSCT 供者采髓前需体检证明健康无传染病。自体骨髓采集的前提是血液系统恶性疾患已取得完全缓解或实体肿瘤未累及骨髓。采集骨髓多在手术室麻醉下进行。采集骨髓时严格无菌操作，对供（患）者行硬膜外麻醉或全身麻醉，在髂后必要时联合髂前上棘多点穿刺采集。采出的骨髓收集在含肝素抗凝的组织保养液中，去除凝块、脂肪滴，以避免输注时引起栓塞。当供受者之间 ABO 血型主要不合时，需去除供者骨髓中的红细胞才可回输。供受者之间 ABO 血型次要不合时，当供者体内抗体滴度>1：256时，则应去除供者骨髓中血浆；若滴度低于>1：256则可不做处理。采髓总量 Allo-HSCT 至少单个核细胞计数（2～4）×10^8/kg受者体重；Auto-HSCT视骨髓进行体外处理而异，不加处理者采集1×10^8/kg即可，而分离冻存或体外净化处理者需（2～3）×10^8/kg。

2.外周血干细胞采集

采集前需动员，动员的方案有三种：①单独使用造血生长因子如 G-CSF；②骨髓抑制性化疗；③骨髓抑制性化疗和造血生长因子联合应用。Allo-HSCT供者为健康者，动员仅采用造血生长因子，如 G-CSF5～10μg/（kg·d），第4和5天开始采集。自体移植多采用骨髓抑制性化疗和造血生长因子联合应用动员。G-CSF 或 GM-CSF5~8μg/（kg·d）自化疗结束后第1天或第5天开始，连续应用至采集结束；外周血 WBC 或血小板快速恢复或 CD34$^+$细胞>20×10^6/L 时采集。目前常用连续血流分离模式的自动血细胞分离机采集，安全、副反应小。

Allo-HSCT 时采集的骨髓/外周血干细胞不需保存，采集、处理后即可输注。自体骨髓、外周血干细胞或脐血在4℃保存不超过60～72小时。加入冷冻保护剂，程控降温置于液氮（-196℃）中可长期保存。

四、预处理方案

预处理（conditioning regimen）是指输注干细胞之前对患者进行的化疗和或放疗。其目的：①为移植细胞的植入腾出空间；②清除体内的瘤细胞或异常细胞；③破坏患者的免疫系统。预处理方案中主要考虑疾病对药物和射线敏感性和髓外毒性两方面，根据疾病和患者一般状况设计，组合及剂量应注意放化疗的非血液限制性毒性和避免各脏器毒性的重叠。目前所用的预处理方案可分为清髓性和减低预处理强度两大类。

清髓性预处理是最常用的方案，又可分含全身照射（TBI）和不含TBI的方案。大多数患者尤其是相对年轻的恶性病患者常采用清髓性预处理。TBI具有强烈的免疫抑制作用，且随着TBI剂量增加对造血系统恶性肿瘤细胞特别是淋巴肿瘤细胞的杀伤力显著增加；同时TBI和化疗间无交叉耐药性。照射总剂量和剂量率与TBI的毒性相关。由于TBI的近期和远期毒副作用均较大，以药物替代TBI的联合化疗预处理也得到广泛应用。TBI以及最常用的替代药物白消安（Bu）联合大剂量环磷酰胺（Cy）组成的Cy-TBI和Bu-Cy2方案迄今仍被认为是标准的经典预处理方案。

减低预处理强度与清髓性预处理相比，放化疗细胞毒剂量较小，而联合一些免疫抑制作用强的药物。最佳的组合目前尚未确定，多数应用氟达拉滨，在其基础上联合Cy±ATG或减低剂量的Bu/Mel/Ara-C或小剂量TBI。该预处理方案主要适用于：①疾病进展缓慢、肿瘤负荷相对小，且对移植物抗白血病效应（graft versus leukemia，GVL）较敏感、年龄较大的或伴有较严重共患病的不适合清髓性预处理的患者；②移植后复发而进行二次移植者；③非恶性病不需要清髓性移植者。

五、移植物的植入证据

干细胞植活的直接证据包括：①出现供者的性染色体、供者DNA可变重复序列或DNA片段多态性分析与供者一致；②出现供者HLA抗原、红细胞抗原或同工酶；③受者血型转为供者血型。间接证据：①出现GVHD；②原发病缓解。同基因或自体移植缺乏移植成功的直接证据，造血恢复可认为移植成功。

六、并发症预防和治疗

（一）移植物抗宿主病

移植物抗宿主病（graft versus host disease，GVHD）是多系统疾病，指Allo-HSCT的患者在免疫重建过程中，来源于供者的淋巴细胞攻击受者脏器的临床病理综合征，是Allo-HSCT后常见和主要的并发症，也是Allo-HSCT后主要的死亡原因。分为急性和慢性GVHD两种。

（1）急性GVHD（acute graft versus host disease，aGVHD）：aGVHD发生于移植后100天之内。aGVHD的发生必须具备以下三个条件：①移植物中含有免疫活性细胞，即成熟的T细胞；②受者表达供者所没有的组织抗原，主要是白细胞抗原HLA；受者免疫系统不能产生有效的免疫反应破坏/排斥移植物。在aGVHD的发生过程中，各种细胞因子起到关键作用；已经证实的与aGVHD发病相关的因素包括HLA匹配程度、移植T细胞的类型特性及数量、免疫细胞的抗原性等，同时供受者性别、年龄、预处理方案和aGVHD预防方案等因素对其也有影响。

aGVHD的主要靶器官为皮肤、肝和消化系统。可表现为斑丘疹、红皮样皮损、恶心、呕吐、厌食、腹泻、肠梗阻或胆汁淤积性肝炎。目前临床评估aGVHD轻重程度多采用美国西雅图Fred Hutchinson肿瘤所Glucksberg等提出的分级/分度标准，主要依据皮肤、肝脏及胃肠道三方面症状的轻重进行评估。

aGVHD重在预防，预防主要通过对受者应用免疫抑制治疗和体内或体外去除移植物中T细胞来实现。

临床应用的免疫抑制药物主要有特异性的T细胞免疫抑制剂如环孢素A（CsA）、他克莫司（FK506）、霉酚酸酯（MMF）等和非特异性的免疫抑制剂如糖皮质激素、甲氨蝶呤（MTX）等。CsA联合短疗程MTX是全相合Allo-HSCT预防aGVHD的经典方案。FK506结构虽与CsA不同，但作用机制相似，临床应用中取代CsA也取得较满意的效果。随着无血缘供者和单体型相合供者Allo-HSCT的开展，联合MMF或抗胸腺细胞球蛋白（ATG）或氟达拉滨或抗CD52单克隆抗体等在预处理或预防aGVHD方案中较广泛地应用，显示降低aGVHD的发生率。北京大学血液病研究所采用独创的供受者同时诱导免疫耐受，联合使用G-CSF动员的PBSC和BM，预处理过程中加用ATG体内去T细胞等措施，很好地解决了HLA单体型相合移植的GVHD问题；国外学者采用移植后应用环磷酰胺预防HLA单体型相合移植aGVHD的方案，也取得不错的疗效。另一方面，目前临床上主要应用CD34$^+$细胞分选和T细胞抗体等方法体外去除移植物中的T细胞。已证实体外去除移植物中的T细胞有效预防aGVHD，但缺点是影响细胞植入导致排斥率增高、免疫重建延迟。近期发展的趋势在于研究去除T细胞中的某些亚群，以期达到既预防aGVHD，又保留移植物抗肿瘤效应，使得排斥率和复发率不增高的目的。

早期识别和正确诊断是 aGVHD 治疗成功的关键，应重视一线、二线和三线治疗方案分层规范、经验治疗过程中不断评估病情并复核诊断。其临床转归取决于严重分级程度和对治疗的反应。甲泼尼龙（MP）1~2mg/（kg·d）仍是治疗 aGVHD 的首选药物，对于 2~4 级的 aGVHD 完全反应率只有 25%~40%。对皮质激素无效或依赖的患者，二线治疗选择包括 MP（2~5mg/kg）、换用未预防使用的其他免疫抑制剂如 FK506/MMF/西罗莫司等，以及抗 IL-2 受体（CD25）或 TNF-α 或 CD52 或 CD147 或 CD3 单克隆抗体、贲司他汀、间充质干细胞和体外光化学疗法等新型治疗。二线治疗虽可获得 35%~70% 的完全或部分反应率，但部分患者会死于 GVHD 复发或继发严重感染。

（2）慢性 GVHD（chronic graft versus host disease，cGVHD）：cGVHD 发生于移植后 100 天之后，包括经典 cGVHD 以及急慢性 GVHD 综合征。cGVHD 的发病机制尚不十分清楚，目前认为由自体 T 细胞同种或自身免疫反应在其中起到主导作用。预处理或 aGVHD 等损伤了宿主的胸腺，自体反应性 T 细胞逃避了阴性选择，使得供者 CD4+T 细胞发挥 Th2 免疫反应，辅助宿主 B 细胞合成自身抗体，与自身抗原结合后造成组织的损伤。

cGVHD 常累及的器官有皮肤、肝、眼、口腔、肺、胃肠道和神经肌肉等，出现相应组织和器官的临床表现。根据病变范围将 cGVHD 分为局限型和广泛型。

泼尼松联合 CsA 是治疗 cGVHD 首选治疗，常用的二线药物有 FK506、MMF、西罗莫司、小剂量 MTX、沙利度胺、硫唑嘌呤等。也有报道应用抗 TNF 单克隆抗体、抗 IL-2 受体单克隆抗体和抗 CD20 单克隆抗体（利妥昔单抗）及间充质干细胞等治疗广泛性 cGVHD 取得满意的疗效。

（二）感染

严重感染是移植后死亡的最主要原因之一，Allo-HSCT 发生率显著高于 ASCT，尤其是并发严重 GVHD 时，在加强免疫抑制治疗的同时应重视防治感染。

感染的病原菌在移植后早期（1 个月内）最常见的为细菌、真菌（特别是念珠菌）及单纯疱疹病毒；中期（移植后 1~3 个月）造血功能虽已基本恢复，但细胞和体液功能未恢复，感染仍多见，常见的病原体为巨细胞病毒（CMV）及其他病毒、细菌、真菌（特别是曲霉菌）和卡氏肺孢子虫；而在晚期（移植后 3 个月后），随着免疫功能的逐渐恢复，感染特别是严重细菌真菌感染明显减少，相对较多出现的是带状疱疹病毒和其他疱疹病毒感染。

CMV 是异基因移植后最重要的病毒性感染病原之

一。异基因移植需在移植后监测CMV抗原血症，一旦出现即应进行抢先治疗以减少CMV病的发生。CMV病可表现为间质性肺炎、肠炎、肝炎和视网膜炎等。间质性肺炎起病急、进展快，表现为发热和低氧血症，胸部影像学呈弥漫性间质改变，必须在氧疗的同时进行抗病毒治疗。抗CMV药物首选更昔洛韦，如无效或者造血重建不良，可选用可耐或西多福韦，静脉用丙种球蛋白与抗病毒药具有协同作用，可短期内联合应用。抗病毒疗程分为诱导期和维持期，一般4～6周甚至更长。CMV特异性杀伤淋巴细胞（CTL）对难治性CMV血症有肯定疗效。

EB病毒感染是allo-HSCT另一种常见的病毒感染。可表现为病毒血症和EBV相关性疾病。EBV病可表现为肺炎、肝炎、脑炎或淋巴组织增生性疾病（lymphoproliferative disease，LPD）。EBV病毒血症无明显临床表现，经调整免疫抑制剂及抗病毒治疗后可转为阴性。EBV病多数伴有发热、淋巴结肿大，如累及组织器官可出现腹泻、黄疸，呼吸困难及神经系统症状等表现。LPD通常起病急，临床表现多样，进展快，死亡率高。EBV相关性疾病的诊断依据临床表现、实验室检查和组织病理学相结合。诊断要点包括：①不明原因的发热，抗感染无效；②淋巴结肿大或肝脾肿大等组织器官累及的表现；③血液EBV-

DNA负荷增高；④组织病理是确证EBV相关疾病的金标准。移植后应监测EBV-DNA的负荷情况。目前推荐EBV相关性疾病的一线治疗方案为：①利妥昔单抗（$375mg/m^2$，每周一次）；②条件允许可减免疫抑制剂；③EBV特异性CTL；④供者淋巴细胞输注。EBV相关性疾病早期诊断和抢先治疗多数预后良好，否则进展为多器官衰竭则死亡率高达90%。

侵袭性真菌病（IFD）是HSCT后常见的感染性并发症之一，国内外流行病学研究显示念珠菌和曲霉菌是血液病患者IFD最常见致病菌。HSCT合并IFD对患者生存具有显著影响，确诊和临床诊断IFD的病死率高达22%~30%，是重要的致死性感染病原体。IFD临床诊断标准根据侵袭性真菌病的危险因素、临床和微生物学证据的可靠性分为以诊断级别：确诊、临床诊断和拟诊。影像学检查和微生物学检查是IFD诊断的重要手段。真菌抗原检测，包括1-3-β-D-葡聚糖试验（G试验）和半乳甘露聚糖试验（GM试验）被推荐用于IFD早期诊断的重要筛选指标。对于具有高危因素患者，应在出现临床感染症状前预先应用抗真菌药物预防IFD发生。预防治疗疗程推荐在预处理开始时进行，持续至IFD高危因素的改善或消除。因此auto-HSCT预防治疗覆盖粒细胞缺乏期即可，而allo-HSCT一般至少覆盖移植后3个月。

七、移植疗效

（一）急性髓系白血病（AML）

（1）接受 HLA 相合同胞供者 allo-HSCT 的 AML 患者其年龄在逐步增大，无白血病生存率也在不断提高，研究报道能达到 55%～60%；（2）非血缘供者 allo-HSCT 主要适用于缺乏同胞供者的中高危 AML 患者，其疗效接近同胞供者移植并显著优于大剂量化疗。欧洲血液和骨髓移植组的资料显示 AML 患者接受同胞供者移植和非血缘供者移植的 3 年总体生存率分别为 47% 和 46%，两者疗效相当；（3）近年来单体型相合移植的广泛开展结束了供者来源缺乏的时代，亲属单体型相合供者成为造血干细胞的重要来源。北京大学血液病研究所报道单体型相合移植可以取得与 HLA 相合同胞供者移植相当的无白血病生存和总体生存率；（4）非血缘脐血细胞移植与健康供者相比具有 HLA 相容性要求较低、能够快速获得干细胞而实施移植、对供者无风险等优势。2004 年的一项大型回顾性研究报道应用非血缘脐血细胞移植治疗成人 AML 患者取得了较好的疗效。

（二）急性淋系白血病（ALL）

目前，allo-HSCT 仍是成人 ALL，尤其是高危患者的首选疗法。欧洲血液和骨髓移植组的资料显示成人

ALL-CR1 期接受 HLA 相合 allo-HSCT 的总体生存率约为 50%，复发率约为 25%～30%。在前酪氨酸激酶抑制剂时代，Ph 阳性 ALL 患者接受 allo-HSCT 的 2 年和 3 年总体生存率分别达到 40%～50% 和 36%～44%。自从酪氨酸激酶抑制剂（如伊马替尼）被引入治疗方案以来，Ph 阳性 ALL 疗效得到明显改善。日本的一项研究结果显示在诱导及强化阶段使用伊马替尼能显著提高 allo-HSCT 的疗效，其 3 年总体生存率和无病生存率分别达到 65% 和 44%。

（三）骨髓增生异常综合征（MDS）

同胞全合供者仍是 MDS 移植的首选供者，但许多研究报道证实非血缘供者移植可以取得与同胞相合移植相近的疗效。根据 CIBMTR 于 2010 年总结的 1998～2008 年移植资料显示，<20 岁处于疾病早期的 MDS 患者接受同胞相合移植其 3 年生存率为 65%，而接受非血缘移植的 3 年生存率为 63%；≥20 岁处于疾病早期的 MDS 患者接受同胞相合移植其 3 年生存率为 50%，而接受非血缘移植的 3 年生存率为 44%。但随着单倍体相合 HSCT 技术体系的显著进步和广泛应用，单倍体供者移植在 MDS 中取得了公认疗效。国内对 454 名 MDS 移植患者的分析显示 HLA 3/6 单倍体移植、HLA 4-5/6 单倍体移植及同胞相合移植的 4 年总体生存率分别为 58%、63% 和 73%，HLA 位点不合程度对单倍体

移植患者的生存率无显著影响。

（四）恶性淋巴瘤

（1）对于霍奇金淋巴瘤患者，当前绝大多数中心自体HSCT早期死亡率不到5%，而复发率接近40%~50%。由于GVHD和其他早期死亡原因，HSCT通常不作为一线推荐。（2）对于经二线化疗取得疗效的复发或耐药弥漫大B细胞淋巴瘤患者，自体HSCT相比单纯化疗具有更高的生存率。因此，建议二线方案化疗后获得部分缓解以上疗效的患者进行自体HSCT，化疗敏感但干细胞动员失败患者则可考虑异基因HSCT。（3）对于年轻、健康的套细胞淋巴瘤患者，建议在常规化疗（如R-CHOP）后行高剂量化疗和自体HSCT。然而目前自体HSCT与单纯联合化疗相比并未延长总体生存期，并不能治愈进展性套细胞淋巴瘤，大多数患者表现为晚期复发。

（五）多发性骨髓瘤（MM）

适合移植患者在诱导治疗后序贯进行自体HSCT已成为MM的标准治疗模式。在北美及欧洲地区，MM已成为自体HSCT的首要适应证，而我国目前行自体HSCT的MM患者数量远低于欧美地区。国外研究报道显示以来那度胺、硼替佐米为基础的诱导方案联合自体HSCT治疗MM的中位无疾病进展生存期在22~38个月。

八、移植后复发

同类疾病及病期的情况下，allo-HSCT复发率低于同基因移植或自体移植。疾病进展期、未缓解或复发状态接受异基因移植的复发率可高达50%以上。不同疾病的复发概依次为ALL>AML>CML。与复发相关的因素有：疾病危险度分层、移植时疾病状态、是否去除细胞、移植后是否发生cGVHD等。移植后复发的预后差。临床治疗措施有减停免疫抑制、再次化疗、靶向药物、DLI、干扰素、免疫治疗、二次移植等，但疗效均有限。目前，DLI等免疫治疗是治疗复发的重要手段。目前有报道，采用G-CSF动员的外周血细胞成分输注及之后短程应用免疫抑制剂的方法有效地实现了降低GVHD风险而不影响GVL作用。这一改良的DLI体系克服了传统DLI方法的局限，疗效及安全性有了显著提高，不仅可用于恶性血液病移植后复发的治疗，而且可用于移植后MRD阳性患者的复发干预以及移植前处于难治/复发状态的患者移植后复发的预防。移植后MRD监测技术可以识别复发高危患者，对此类患者采用改良DLI干预可以有效降低复发率，提高整体生存率。对于特殊类型白血病，结合靶向药或新药可防治移植后复发。

（北京大学人民医院　江倩）

第三节 白血病的免疫治疗

一、白血病免疫治疗的靶点

白血病免疫治疗的理想靶点是在白血病细胞膜表面强表达、而正常细胞不表达的抗原，包括在白血病干细胞（LSC）表达、正常造血干细胞（HSC）不表达的抗原。目前白血病免疫治疗的治疗靶点包括白血病相关抗原、白血病干细胞靶点和免疫检查点抑制剂。

1.白血病相关抗原

在B细胞急性淋巴细胞白血病（B-ALL）中，CD19、CD22是白血病稳定表达的免疫治疗的理想靶抗原。在急性髓系白血病中，可作为免疫治疗靶点的白血病相关抗原包括CD44v6、TIM-3、CD70、CD33等，此外，白血病细胞中由于基因突变导致的新抗原，包括IDH1^{R312H}、FLT3-ITD等，有望成为免疫治疗新靶点。

2.白血病干细胞靶点

LSC被认为是白血病发生发展的根源，靶向LSC的免疫治疗可清除LSC，因此，LSC相关靶点成为免疫治疗的研究热点。在AML中，LSC相关抗原包括CD123，TIM-3，CLL-1等。

3.免疫检查点抑制剂

免疫检查点是免疫系统中调节免疫稳态、平衡刺激信号和抑制信号、调节 T 细胞免疫反应的关键角色。T 细胞免疫检查点包括 PD-1，PD-L1，CTLA-4，TIM-3，STING 等，被称为是免疫反应的"刹车"，免疫检查点抑制剂通过激活 T 细胞功能，发挥抗肿瘤效应。除 T 细胞免疫检查点外，巨噬细胞免疫检查点 CD47-SIRPa 信号通路，在血液肿瘤中也是热门的研究靶点。

二、白血病免疫治疗技术

1.BiTE技术

BiTE 技术平台以 T 细胞为效应细胞的双特异性单链抗体平台，通过双特异性单链抗体，将 CD3 阳性 T 淋巴细胞与目标肿瘤细胞抗原偶联，激活扩增效应 T 细胞，释放穿孔素和颗粒酶，杀伤靶细胞。目前针对 B-ALL 的 BiTE 药物 CD3/CD19 双特异性单链抗体药物贝林妥欧，已经批准用于治疗 B-ALL。

2.CAR-T细胞治疗

CAR-T 全称是嵌合抗原受体 T 细胞免疫疗法，是将单克隆抗体的单链可变区域（scFv）与 T 细胞表面受体嵌合于 T 细胞上，CAR-T 结构通常由一个胞外抗原结合域（如识别 CD19 的单链抗体序列 scFv），一个铰链区（促进抗原受体与肿瘤抗原的结合），一个跨膜区（用来固定CAR），一个T细胞激活结构域（CD3$^+$，提供T细胞活化的第一信号）以及一个或多个胞内共刺激结构域组成（CD28/4-1BB，提供T细胞活化的第二信号）。CAR的胞外抗原结合域源于抗体的抗原结合基序，可以连接VH和VL序列构建的单链可变区（scFv），具有特异性识别某种特定肿瘤相关抗原的作用。CAR-T识别肿瘤相关抗原，随后通过胞内信号传导结构域活化T细胞，刺激T细胞进行增殖，并发挥免疫效应，释放细胞因子，溶解肿瘤细胞。

3.免疫检查点抑制剂

以免疫检查点为靶点的免疫检查点抑制剂ICPi，通过增强T细胞功能发挥免疫治疗效应，在实体肿瘤中已有广泛研究。目前T细胞免疫检查点抑制剂主要靶向PD-1，PD-L1，CTLA-4，TIM-3，巨噬细胞免疫检查点抑制剂主要针对CD47靶点。

4.抗体/抗体偶联药物

抗体偶联药物（ADC）是将单克隆抗体药物的高特异性和小分子细胞毒药物的高活性相结合，用以提高肿瘤药物的靶向性、减少毒副作用。和传统单克隆抗体药物和传统的细胞毒药物相比，ADC药物能在肿瘤组织内释放高活性的细胞毒素，具有疗效更高、毒性更小的特点。

三、白血病免疫治疗的临床应用

1.ALL免疫治疗

　　贝林妥欧单抗（BLINCYTO）是安进公司研发的全球首个基于BiTE平台的免疫疗法，批准用于治疗B-ALL的CD3/CD19双特异性单链抗体药物。TOWER研究是以成人复发或难治性B-ALL为研究对象，比较贝林妥欧单抗和标准化疗的国际多中心、随机、对照的Ⅲ期研究，共入组405例受试者，其中271例患者接受了贝林妥欧单抗治疗，134例患者接受了标准化疗；贝林妥欧单抗组复合完全缓解率为44%，显著优于标准化疗的25%，贝林妥欧单抗组的无时间生存和总体生存也显著优于化疗组。BLAST研究证实了贝林妥欧单抗在微小残留病阳性的B-ALL患者中的生存获益。贝林妥欧单抗在美国获批用于难治/复发的成人B-ALL，在中国已完成难治复发B-ALL的Ⅲ期临床研究，获批用于难治/复发的成人和儿童B-ALL。近年来，国内外学者开展临床研究，探索贝林妥欧单抗用于B-ALL的维持治疗和一线治疗。ECOG-ACRIN E1910研究采用随机对照的Ⅲ期临床研究显示，对于化疗后MRD阴性的B-ALL患者，相比标准化疗，将贝林妥欧单抗加入到化疗中作为巩固治疗，可以显著降低复发，改善B-ALL患者生存。针对费城染色体阳性ALL，GIMEMA研究组设计了贝林妥欧单抗联合达沙替尼和糖皮质激素的无化疗诱导/巩固治疗的D-AL-BA研究，共入组63例成人费城阳性ALL患者，中位随访53个月，总体生存率和无事件生存率分别为80.7%和74.6%。中国学者也在探索贝林妥欧单抗用于费城阴性和费城阳性ALL的一线治疗。

奥加伊妥珠单抗（Inotuzumab ozogamicin）由靶向CD22的单克隆抗体和细胞毒剂卡奇霉素两部分组成的ADC药物，通过与白血病细胞表面的CD22抗原结合，ADC药物被内吞入白血病细胞，卡奇霉素释放并发挥细胞毒性作用，造成肿瘤细胞死亡。INO-VATE是一项开放标签、双臂、随机、Ⅲ期临床研究，对比了奥加伊妥珠单抗与标准化疗在复发难治B-ALL患者中的疗效和安全性，共纳入326例复发难治B-ALL患者，主要研究终点结果显示，奥加伊妥珠单抗治疗组CR率显著高于标准化疗组（80.7%比29.4%，$P<0.001$），且在达到CR的患者中，奥加伊妥珠单抗组微小残留病（MRD）阴性率亦显著高于标准化疗组（78.4%比28.1%，$P<0.001$）；奥加伊妥珠单抗在显著提升缓解率和缓解深度的同时，也进一步提升了患者的生存获益，INO-VATE研究最终结果显示，奥加伊妥珠单抗治疗组患者中位缓解持续时间（5.4个月比4.2个月，$P=0.0071$）、无进展生存时间（5.0个月比1.7个月，$P<$

0.0001）及总生存时间（7.7个月比6.2个月，$P=$0.0105）均优于化疗组。基于INO-VATE临床研究结果，奥加伊妥珠单抗2017年获得美国FDA批准用于复发/难治性B-ALL患者，2021年在我国获批上市。

CAR-T细胞疗法是免疫治疗时代的革命性技术进展，2017年美国FDA批准了全球第一个CAR-T细胞疗法，批准诺华公司的Tisagenlecleucel治疗儿童难治/复发的B-ALL；ELIANA临床试验的长期随访结果显示，79例接受Tisagenlecleucel治疗的难治复发B-ALL的儿童和年轻成人，5年总生存率为55%，无事件生存率则为42%。ZUMA-3是一项国际多中心、单臂、开放标签研究，评估了自体抗CD19 CAR-T细胞疗法KTE-X19（brexu-cel）在复发难治性B-ALL成人患者中的有效性和安全性，在接受KTE-X19治疗的55名患者中，39例患者（71%）完全缓解或完全缓解伴血液学恢复不完全，31例（56%）患者达到完全缓解，获批用于难治复发B-ALL的成人患者；三年随访结果显示，中位总生存期为26个月。纳基奥仑赛注射液是首款具有中国全自主知识产权CD19 CAR-T细胞治疗产品，由中国医学科学院血液病医院王建祥教授团队研发，纳基奥仑赛注射液治疗成人难治复发B-ALL的单臂、开放、多中心关键性临床研究（NCT04684147）数据，在2022年12月进行的第64届美国血液学年会进行了汇报，总体缓解率达82.1%，中位随访9.3个月时，中位缓解持续时间（DOR）未达到，3级及以上细胞因子风暴（CRS）发生率为10.3%；2023年，纳基奥仑赛注射液在中国获批用于治疗成人复发或难治性B-ALL患者。目前在Clinicaltrials.gov网站登记的CAR-T临床研究超过1000余项，其中以CD19、CD22为靶点的难治/复发B-LBL/ALL临床研究最多；以CD4、CD5和CD7为靶点的CAR-T，开始用于难治/复发的T-ALL的治疗。目前CAR-T疗法还存在细胞因子风暴、中枢毒性、持续时间、脱靶复发、桥接造血干细胞移植等问题，但CAR-T技术以其在靶点选择、克隆筛选、种属选择、载体来源/种类、通用型CAR-T设计、共刺激分子选择、增强类型策略、联合用药以及使用时机等完整体系的可变性和优越性，以及作为技术和药品的双重身份，未来在包括ALL在内的血液肿瘤中，其作用将越来越重要。

2.AML免疫治疗

相比ALL免疫治疗的迅速发展，由于没有缺乏B-ALL中类似CD19、CD22的理想靶点，AML的免疫治疗方法目前大部分处于临床前期和临床研究阶段。

CD33在AML细胞中广泛表达，以CD33为靶点的ADC药物吉妥珠单抗（MYLOTARG，GO），是一种针对CD33的抗体-药物偶联物（ADC），其与柔红霉素和阿糖胞苷的联合方案已经被美国FDA和EMA批准用于治疗新诊断的CD33阳性AML。在BiTE技术领域，针对CD33、CD123、CLL-1、FLT3的多种BiTE双特异性抗体目前处于临床研究阶段，包括CD33/CD3的双特异性抗体BiTE分子AMG330，CD123/CD3双特异性DART（NCT0215252956），CLEC12A/CD3双特异性抗体（NCT03038230）等。在CAR-T技术领域，以CD33、CD123（NCT02159495）、NKGD2（NCT03018405）、CLL-1（NCT03795779）、TIM-3等为靶点的CAR-T/CAR-NK临床研究正在进行，由于CD33、CD123等靶点同时表达于正常造血组织，上述技术路线存在严重骨髓抑制等并发症。

免疫检查点抑制剂ICPi研究领域，ICPi联合表观调节药物或化疗治疗AML的临床研究，目前尚未取得满意疗效。巨噬细胞免疫检查点方面，由于CD47在AML、MDS等血液肿瘤中广泛表达，通过阻断CD47-SIRPa巨噬细胞"Do-not-eat-me"信号通路，发挥抗肿瘤免疫效应的策略，被寄予厚望；但在多个临床研究中发现，CD47单抗由于溶血等难以平衡的严重副作用以及未达到预期的研究研究终点，目前针对CD47的治疗AML和MDS的多个临床研究已经终止。AML免疫治疗领域，仍有待在更理想的靶点选择、更先进的免疫技术、更好的不良反应控制、更佳的疗效提升等问题取得进展。

（南方医科大学南方医院　周红升）

第四节　白血病的靶向治疗

根据白血病细胞的分化成熟程度和自然病程，将白血病分为急性白血病（Acute leukemia，AL）和慢性白血病（Chronic leukemia，CL）两大类。其次，根据主要受累的细胞系列可将 AL 分为急性淋巴细胞白血病（Acute lymphoblastic leukemia，ALL）和急性髓细胞性白血病（Acute myeloid leukemia，AML）。CL 则分为慢性淋巴细胞白血病（Chronic lymphocytic leukemia，CLL）、慢性髓细胞性白血病（Chronic myelogenous leukemia，CML，又称慢性粒细胞白血病）及少见类型的白血病。靶向治疗药物是治疗某些类型白血病，特别是 CML 的一线药物。与传统化疗不同，靶向治疗药物只针对导致白血病细胞的特定蛋白质或基因的变化，并且这些药物对健康细胞的损害极小。

治疗白血病的靶向治疗药物有多种类型。某些靶向治疗药物可以针对白血病细胞中的诸如蛋白质或基因（DNA）的变化。然后，药物会结合这些变化的蛋白质或 DNA 并使之失活，从而影响白血病细胞的增殖及生长。有些靶向治疗药物也是一种免疫疗法。这些药物能增强免疫系统的能力，达到消灭白血病细胞的目的。根据药物的不同，靶向治疗会以下几种不同的方式影响白血病细胞：①阻断、破坏或关闭癌细胞内的特定物质，这些特定物质会发出促进细胞生长和发挥功能的信号。②改变白血病细胞内的某些蛋白质，导致细胞死亡。③向白血病细胞输送有毒化学物质，杀死癌细胞。④帮助免疫系统识别并杀死白血病细胞。以下将介绍四种常见类型白血病的靶向治疗药物。

一、急性髓系白血病（AML）

AML是成人中最常见的急性白血病类型，也是侵袭性最强的成人急性白血病。虽然随着过去几十年来多种新药的上市，目前AML治疗效果有所改善，但大多数患者的预后仍然不容乐观。AML生物学和治疗方面的一项重大进展是确定了这种疾病的细胞遗传学和分子生物学特征。这为诊断和预后提供了遗传标记，也为跟踪微小残留病（Minimal residual disease，MRD）提供了标记。其中某些遗传标记的发现导致了针对AML靶向治疗药物的开发。AML的治疗靶点可大致分为以下6类（表9-2）。

表9-2　AML的治疗靶点

靶点类型	靶点
基因靶点	融合肿瘤蛋白、FLT3、IDH1/2、p53、KIT

靶点类型	靶点
凋亡相关蛋白	BCL2、MCL-1、BCL-XL、MDM2
信号分子或核受体	RAS通路、SYK、RARα
表观遗传学调节剂	Menin、DOT1L
表面蛋白或参与免疫信号转导的分子	Smoothened、CD33、CD23、CD47、SIRPα、AXL、TIM3、CLL-1、PD-1/PD-L1、CTLA-4轴
转录因子和其他靶向蛋白降解分子	EZH2、GSPT1

靶向疗法彻底改变了急性早幼粒细胞白血病（APL）的治疗，这种白血病是由早幼粒细胞白血病-维甲酸受体α（PML-RARA）融合肿瘤蛋白阻碍粒细胞分化引起的。全反式维甲酸（ATRA）与三氧化二砷（ATO）联合使用，可降解 PML-RARA，清除维持APL的致癌蛋白并使总生存率（OS）超过90%，这种方法证明了结合具有协同作用机制的靶向疗法的重要性。此外，驱动性体细胞突变会产生突变蛋白，从而使 AML 细胞具有适应优势，这也为开发靶向疗法提供了机会。例如，编码跨膜受体酪氨酸激酶（RTK）的 FLT3 基因发生功能增益突变，这种突变在年轻AML 患者中约占30%。大多数 FLT3 基因突变发生在编码并膜结构域的基因位点上，表现为内部串联重复（FLT3-ITD），或在编码酪氨酸激酶结构域激活环（FLT3-TKD）的基因位点上发生点突变。Ⅰ型 FLT3

抑制剂（如米哚妥林、吉瑞替尼）结合激酶活性构象，抑制 FLT3-ITD 和 FLT3-TKD 蛋白。第二类 FLT3 抑制剂（如奎扎替尼、索拉非尼）与激酶非活性构象结合，只对 FLT3-ITD 有活性。这些抑制剂会降低 FLT3 的自身磷酸化，从而减少 FLT3 的信号传导。另外在 AML 中，细胞凋亡的调控往往出现异常。部分 AML 细胞的存活高度依赖于抗凋亡的 BCL-2 蛋白，并且 BCL-2 蛋白在白血病干细胞（leukemia stem cells，LSCs）中过度表达。BCL-2 抑制剂维奈克拉诱导 AML 细胞凋亡，同时通过阻碍 AML 细胞的氨基酸摄取和三羧酸循环降低 LSCs 的氧化磷酸化水平。维奈克拉与阿扎胞苷或低剂量阿糖胞苷联合使用，对治疗无效的 AML 患者有显著疗效。这种联合疗法目前已成为不适合接受强化化疗的 AML 患者的标准治疗方法。

此外，获批用于治疗具有 AML 的靶向疗法还包括恩西地平（IDH2 抑制剂）、Olutasidenib（IDH1 抑制剂）、艾伏尼布（IDH1 抑制剂）、吉妥珠单抗（CD33 单克隆抗体偶联刺孢霉素）、格拉吉布（SMO 拮抗剂）等等。这些靶向药物为 AML 治疗提供了良好的前景。

二、急性淋巴细胞白血病（ALL）

ALL 是一种来源于 B 细胞或 T 细胞祖细胞的恶性肿瘤。其发病呈双峰分布，一个高峰出现在儿童时期，是最常见的儿童恶性肿瘤，第二个高峰出现在50岁左右。儿童ALL目前治愈率已超过90%。然而，成人ALL患者的治疗效果却远不如儿童，随着年龄的增长，生存率从青少年时期开始持续下降。随着新一代测序等技术的广泛应用帮助识别多种导致ALL的基因病变，为更个体化的靶向治疗提供了越来越多的机会。

费城染色体是第9号和第22号染色体之间的相互易位产生的染色体畸变，即t（9；22），费城染色体的存在导致产生具有组成型酪氨酸激酶活性的BCR-ABL1融合蛋白产物，Ph+ALL的预后均较差。但BCR-ABL1的出现为此种疾病提供了靶向治疗机会，研究表明，在新诊断的Ph+ALL患者中，酪氨酸激酶抑制剂（Tyrosine kinase inhibitor，TKI）伊马替尼联合化疗的疗效远远优于单独化疗，CR率为90%～95%，长期生存率为40%～50%。此外，药效更强的第二代TKIs（达沙替尼和尼洛替尼）对治疗Ph+ALL相比伊马替尼更有效。目前使用TKIs已成为治疗Ph+ALL的标准疗法。但第一代或第二代TKI治疗后的复发往往与BCR-ABL1的T315I突变有关，研究显示第三代TKI普纳替尼和奥雷巴替尼，对第二代TKI失败后的R/R Ph+ ALL仍有较高疗效。

Ph样ALL是一类基因表达模式类似BCR-ABL1阳

性 ALL 但缺乏 t（9；22）重排和 BCR-ABL1 融合的 ALL 患者，驱动 Ph 样 ALL 的基因改变多种多样，这些改变会导致常见的表面受体/激酶信号通路被激活：主要是 JAK-STAT 类（尤其是通过 CRLF2 重排，如 IGH-CRLF2 和 P2RY8-CRLF），较少见的是 ABL 类（ABL1、ABL2、PDGFRA、PDGFRB、CSF1R），还有少量的 RAS 信号（KRAS、NRAS、PTPN11、CBL、NF1）和其他通路（例如 FLT3、FGFR1、NTRK3）。研究证明 TKI 对 Ph 样 ALL 患者均具有良好疗效。

此外，直接靶向 B 细胞在治疗 B-ALL 也是一种治疗策略。约 30% 的 B-ALL 可见 CD20 的表达（CD20 在 20% 以上的原始细胞表面表达）。抗 CD20 单克隆抗体利妥昔单抗在 R/R B-ALL 中联合强化化疗具有良好疗效。此外，利妥昔单抗联合 Hyper-CVAD 方案可改善 60 岁以下成年 ALL 患者的生存预后。CD19 在 90% 以上的 B-ALL 中表达，双特异性抗体贝林妥欧单抗是一种 CD3-CD19 双特异性抗体，能同时与 CD19+B 细胞和患者的内源性 CD3+T 细胞结合。它能诱导 T 细胞参与，产生抗体依赖性细胞毒性，从而消除 CD19+肿瘤细胞。在一项 2 期临床试验中，189 名原发性难治性疾病、异基因 HCT 后复发或挽救性化疗后复发的患者接受了贝林妥欧单抗治疗。在两周期治疗后，43% 的患者达到了 CR 或 CRi，中位总生存期为 6.1 个月。此外，靶向 CD22 的奥加伊妥珠单抗针对复发难治的 ALL 患者临床试验数据显示，奥加伊妥珠单抗治疗组患者的 CR 率明显更高，分子反应率更高，PFS 和 OS 更长。

嵌合抗原受体（CAR）-T 细胞是治疗 B-ALL 的一种新型疗法。CAR-T 细胞是通过提取患者的 T 细胞或较少见的供体 T 细胞，然后对其进行体外工程改造，使其表达针对癌细胞上表达的特定靶抗原的合成受体。随后，在淋巴清除后将 CAR-T 细胞注入患者体内。CAR-T 细胞的结构包括：一个细胞外抗原结合域，如 CD19 或 CD22；一个信号域，即 CD3zeta；以及一个或多个共刺激域，如 4-1BB 和 CD28。研究显示，接受 CAR-T 细胞治疗的 75 名患者，三个月后的总体缓解率达到 81%，且所有患者的 MRD 均为阴性。鉴于 CAR-T 细胞疗法的成功，目前正在开发 CAR-NK 细胞疗法。

然而，虽然近年来 B-ALL 取得了重大进展，T-ALL 却没有取得同样的进展，ETP 亚组等高危患者或复发患者的预后很差。奈拉滨、硼替佐米、达雷妥尤单抗以及西达本胺等被用于治疗难治复发的 T-ALL，但目前尚未由任何针对 T-ALL 的靶向疗法获得批准。

三、慢性粒细胞性白血病（CML）

CML 是一种克隆性造血干细胞疾病，约占成人白血病的15%，其特征是9号染色体和22号染色体相互易位形成的费城染色体（上文已介绍）。Ph染色体编码的BCR-ABL1肿瘤蛋白具有高度酪氨酸激酶活性，催化ATP衍生的磷酸基转移到蛋白质底物上的酪氨酸残基。这些蛋白质底物被激活后，会触发参与细胞增殖和分化调节的各种细胞信号通路。BCR-ABL1异常的酪氨酸激酶活性还为恶性细胞提供了促生存信号，从而增加了细胞对凋亡的抵抗力。最终，这会导致骨髓、外周血和脾脏中处于各个成熟阶段的髓样细胞大量积聚。TKIs与BCR-ABL1的三磷酸腺苷（ATP）结合域结合，通过抑制底物的磷酸化来阻断BCR-ABL1的致白血病信号传导。

TKIs是分子靶向治疗成功的典范，它使CML患者的平均预期寿命接近普通人群。甲磺酸伊马替尼是被FDA和EMA批准用于治疗慢性骨髓性白血病的第一种TKI。接受伊马替尼治疗的患者10年后的总生存率估计为83.3%，试验结束时的主要细胞遗传学反应（MCyR）累积率为89.0%。共有82.8%的患者获得了完全细胞遗传学应答（CCyR）。不耐受和耐药是治疗失败的主要原因。对于此类患者，第二代TKIs（包括达沙替尼、尼洛替尼和博苏替尼）是一种重要的挽救治疗策略，可使约50%的病例恢复CCyR，与伊马替尼相比，第二代TKIs在作为一线治疗时能更快地获得更高的细胞遗传学和分子反应率。在使用第二代TKIs治疗失败后，需要换用另一种TKIs。最常见的耐药机制是涉及BCR-ABL1激酶结构域的点突变。一项研究纳入了175名初诊CML或对TKIs耐药的患者，其中30.86%检测到28种不同的突变。共有8.0%患者携带T315I突变，突变组中比例最高。T315I突变对所有第一代和第二代TKIs都不敏感，但第三代TKI，阿斯替尼、普纳替尼以及奥雷巴替尼均能克服T315I突变，被批准用于治疗伴T315I突变的CML。

四、慢性淋巴细胞白血病 CLL

慢性淋巴细胞白血病（CLL）是一种恶性B细胞疾病，B细胞受体（BCR）信号通路的激活以及B细胞淋巴瘤-2（BCL-2）等促生存蛋白的过度表达，是其生存和增殖的基础。尽管化疗以及化学免疫疗法一直是治疗慢性淋巴细胞白血病（CLL）患者的主要方法，但靶向疗法的出现改善了临床疗效。目前的治疗标准是利用BCR信号通路的激活以及BCL-2的过度表达，通过布鲁顿酪氨酸激酶（BTK）抑制剂（伊布替尼、阿卡替尼、泽布替尼、奥布替尼等）靶向BCR信号通路，或通过BCL-2抑制剂（维奈克拉）促进细胞凋亡。含有靶向药物的治疗方案极大地改善了患者的预后，在多项对比BTK抑制剂为基础的治疗方案和化学免疫疗法的临床试验中，BTK抑制剂方案的PFS均明显优于化学免疫疗法。在年轻患者中，伊布替尼联合利妥昔单抗方案对比氟达拉滨、环磷酰胺联合利妥昔单抗方案显示出总生存期的延长。BTK抑制剂的一线治疗甚至可以克服TP53畸变的不良预后价值。此外，在年龄较大或患有和合并症的患者中维奈克拉为基础的方案对比化学免疫疗法也显示出PFS的改善。同时，维奈克拉可大大提升CLL患者MRD的转阴率。目前伊布替尼、阿卡替尼、泽布替尼和奥布替尼是批准用于治疗CLL的共价BTK抑制剂。维奈克拉则是迄今为止唯一获得批准治疗CLL的BCL-2抑制剂，临床中常与抗CD20单克隆抗体（如利妥昔单抗和奥妥珠单抗）联合使用。

总之，靶向治疗作为各类型白血病的治疗手段，已经取得了很多令人鼓舞的成果。随着分子生物学、细胞生物学以及遗传学等学科的发展，针对各类型白血病的靶向治疗方法的将会不断完善，基于靶向治疗的新型治疗策略将在改善患者预后、提高患者生存质量等方面发挥重要作用。

（河南省肿瘤医院　米瑞华）

第五节　白血病的中医辨证论治

一、急性白血病

1.热毒炽盛证

症状：急性发作，壮热口渴，汗出热不解，烦躁不安，骨节疼痛，肌肤灼热，周身出现瘀点，时有肌衄，鼻衄，齿衄，小便黄赤，大便秘结。舌苔垢腻，脉滑数。

证候分析：正气不足，毒邪易侵，热毒由表入里，伤及营阴，营血热炽，故起病急，壮热口渴，肌肤灼热；阴精受损，内热熏蒸，热伤血络，迫血妄行，故见周身瘀点，肌衄，鼻衄，齿衄；累及于肾，而肾主骨，故有关节疼痛；小便黄赤，大便秘结，舌苔垢腻，脉滑数均为热毒炽盛之象。

治法：清热解毒，凉血救阴

方药：清瘟败毒饮加减

生石膏30g，知母15g，生地30g，赤芍12g，丹皮10g 紫草15g，大青叶30g，黄连6g，黄芩12g，黄柏9g，山栀10g，连翘12g，玄参12g，甘草6g。方中生石膏、知母、甘草清肺、胃气分的邪热；生地、丹皮、赤芍、玄参、紫草凉血救阴，清血分之热；黄连、黄芩、黄柏、栀子、连翘、大青叶清热解毒。

骨节疼痛明显者可加羌活、独活，祛风除湿止痛；便秘加大黄、枳实通腑泻热。

2.气阴两虚证

症状：神疲乏力，语音低微，低热，手足心热，自汗盗汗，衄血或紫斑，时隐时现，面色不华，纳差，寐差。舌淡或红，苔少苔或花剥苔，脉细弱。

证候分析：体弱久病或饮食失调而致元气不足，脏腑虚衰，故神疲乏力，面色不华；气虚表卫不固，则自汗；气虚不能统摄，血因之而外溢，或见衄血，或紫斑时隐时现；虚火内扰，可见低热，手足心热，盗汗等；舌淡或红，苔少苔或花剥苔，脉细弱，为气阴两虚之征。

治法：益气养阴，泻火解毒

方药：生脉散加减

西洋参10g（另煎兑服），黄芪30g，黄精20g，北沙参30g，天麦冬各15g，五味子10g，白花蛇舌草30g半枝莲30g，青黛3g，甘草5g。西洋参、黄芪、黄精益气生津，沙参、天冬、麦冬养阴生津，五味子收敛益气生津，蛇舌草、半枝莲、青黛清热解毒，甘草调和诸药。

气虚症状突出者，可合四君子汤健脾益气；阴虚症状突出者，可合六味地黄丸滋阴补肾；出血症状突出者，可加仙鹤草、蒲黄、三七等止血；眠差者，加酸枣仁、夜交藤养心安神；纳差者，加神曲、麦芽、谷芽开胃健脾。

3.痰瘀阻结证

症状：身微热，面色不华，神疲乏力，颌下、颈部、腋窝痰核，不红不痛，骨节疼痛。舌淡紫，苔薄，脉弦滑或弦数。

证候分析：精气内虚，毒邪乘虚而入，耗伤气阴，故见身微热，神疲乏力，面色不华；病程稍久，气滞血瘀，脉络阻塞，留于肢节，可见骨节疼痛；气不化津，聚液成痰，与瘀血交阻，而见颌下、颈部、腋窝痰核；舌淡紫，苔薄，脉弦滑为痰瘀互结之征。

治法：清热活血，消痰散结

方药：二陈汤合膈下逐瘀汤

半夏 15g，陈皮 12g，茯苓 15g，南星 10g，夏枯草 15g，香附 9g，黄芩 12g，桃仁 12g，红花 12g，三棱 10g，莪术 10g，当归 12g，赤芍 15g，川芎 10g，鳖甲先煎 15g，丹参 10g，党参 20g，黄芪 15g。半夏、陈皮、南星、茯苓取二陈汤之意，化痰散结，桃仁、红花、三棱、莪术、当归、赤芍、丹参活血化瘀，黄芩、夏枯草清热解毒，鳖甲滋阴潜阳，软坚散结，党参、黄芪益气养血。肢节疼痛者，加徐长卿 12g、杨柳枝 12g，以祛风通络止痛。

二、慢性白血病

1.气滞血瘀证

症状：腹胀，胁下癥积明显，或肢体肿块作痛，胸胁胀痛，低热起伏，自汗盗汗，面色晦黯，纳减乏力。舌质淡紫，有瘀斑，脉弦涩。

证候分析：气滞血阻，脉络不和，积而成块，故腹中癥积明显，胀痛并见，或肢体肿块作痛；气血凝结，营卫不和，故低热起伏，自汗盗汗；气滞血瘀，脾胃失调，故纳减乏力；面色晦黯，舌淡紫，有瘀斑，脉弦涩，为病在血分，气滞血瘀之象。

治法：理气化瘀

方药：膈下逐瘀汤加减

桃仁 9g，红花 9g，川芎 6g，当归 9g，丹皮 12g，赤芍 12g，制香附 9g，枳壳 9g，郁金 12g，丹参 12g，三棱 15g，莪术 15g，半支莲 30g，蛇舌草 30g。桃仁、红花、三棱、莪术、当归、赤芍、丹皮、丹参、郁金活血化瘀，川芎、香附、枳壳理气解郁，半枝莲、蛇舌草清热解毒。

2.肝肾阴虚证

症状：头晕眼花，目涩，视物不清，口干舌燥，心烦失眠，耳鸣耳聋，腰膝酸软，五心烦热，遗精，月经不调，皮肤紫斑，舌红少苔，脉弦细。

证候分析：久病失调，耗伤肝肾之阴，肝肾阴虚，水不涵木，肝阳偏亢，上饶清窍，古头昏眼花；不能上大，目失濡养，则两目干涩；肾阴不足，不能濡养清窍，髓海失养，则耳鸣健忘；肾阴不足，腰膝失养，则腰膝酸软，虚火扰动精室，精关不固，则见遗精；阴精不足，血海不充，冲任失养，则女子月经量少；五心烦热、舌红少苔、脉弦细是阴虚失濡，虚热内炽之征。

治法：滋补肝肾

方药：麦味地黄丸

熟地黄 20g，山茱萸 12g，山药 12g，泽泻 10g，丹皮 10g，茯苓 10g，麦冬 15g，五味子，15g。六味地黄丸滋补肝肾，麦冬、五味子养阴敛阴。出血者，加血余炭、侧柏叶炭止血。

3.脾肾阳虚证

症状：面色㿠白，唇甲不荣，气短乏力，畏寒肢冷，四肢浮肿，腰酸膝软，皮肤紫斑，衄血，尿血，便血，消瘦纳呆，自汗便溏，小便清长，阳痿遗精，舌质淡边有齿痕，苔白润，脉弱无力。

证候分析：久病耗伤脾肾之阳，阳虚水泛，则面色晄白，肾阳亏虚，温煦失职，则腰膝酸软，畏寒肢冷；脾肾阳虚，不能温化水液，泛溢肌肤，故四肢浮肿；脾阳虚弱，运化失常，则有消瘦纳呆；脾不统血，血溢脉，故见皮肤紫斑、衄血、尿血、便血等出血倾向。舌质淡边有齿痕、苔白润、脉弱无力为脾肾阳虚之征。

治法：温补脾肾

方药：右归丸加减

熟地黄20g，山药12g，山茱萸10g，枸杞子10g，菟丝子12g，鹿角胶烊化10g，杜仲12g，肉桂6g，当归12g，制附子6g。肉桂、附子、鹿角胶温补肾阳，填精补髓；熟地、山茱萸、山药、菟丝子、枸杞、杜仲滋阴益肾，养肝补脾；当归补血养肝。

4.气血两亏证

症状：面色㿠白，神疲倦怠，心悸气短，皮肤紫斑，或见其他部位出血，舌体胖边齿痕，舌质淡，苔薄白，脉弱。

证候分析：气虚，脏腑机能减退，则见神疲乏力，心悸气短；气虚不足，统摄血液的生理功能减弱，血不循经，逸出脉外，而导致各种出血；气血亏虚故见面色㿠白；舌体胖边齿痕舌淡、苔薄白，脉弱为气血亏虚之象。

治法：补益气血

方药：八珍汤加减

熟地黄15g，当归15g，川芎15g，炒白芍15g，党参15g，甘草9g，茯苓15g，炒白术15g，青黛3g，紫草10g，仙鹤草15g。四君子汤补气健脾，四物汤补血调肝，仙鹤草补血止血，紫草活血止血，青黛有抗白血病作用。

（泰州市中医院　缪文雄）

第六节　白血病的中成药治疗

一、急性早幼粒细胞白血病

急性早幼粒细胞白血病（acute promyelocytic leukemia，APL）是急性髓系白血病（AML）的一种特殊类型，被FAB协作组定为急性髓细胞白血病M3型。

APL易见于中青年人，APL临床表现凶险，起病及诱导治疗过程中容易发生出血和栓塞而引起死亡。急性早幼粒细胞白血病临床表现以发热、贫血、血细胞异常为主要症状外，凝血功能异常为其特点，表现为出血、瘀斑，中医可归为"紫斑"、"发热"、"急劳"等范畴。其治疗思路也遵循扶正祛邪、"以毒攻毒"等原则。

诱导及维持治疗中推荐如下：

（一）复方黄黛片

成分：青黛、雄黄、太子参、丹参。

功能主治：清热解毒，益气生血。用于初治的急性早幼粒细胞白血病。

规格：每片重0.27g

用法用量：口服。一次3~5片，一日3次，逐步加大剂量，到10天左右，达到30片/日，分3次服用，疗程最长不超过60天。

建议诱导及维持治疗中采用复方黄黛片联合维甲酸的联合治疗方案，CR等同于静脉用As_2O_3。多项临床实验结果显示当口服复方黄黛片（RIF）与化疗联合作为新诊断的APL患者治疗方案时，成人和儿童的完全缓解率均可达到90%以上，亦有多中心临床试验显示接受RIF治疗的APL患者实现了96.7%~98%的完全缓解率。陈竺等人研究了RIF在分子水平上作用机制，研究将组成RIF中药的有效成分提取出来，分别为四硫化四砷（AS_4S_4）、靛红素和丹参酮，发现靛红素和丹参酮增强了水通道蛋白-9的表达，并促进了AS_4S_4转运到APL细胞内，从而靶向PML-RARα癌蛋白的降解，此外二者亦能增强AS_4S_4诱导的PML-RARα泛化素和降解。RIF给药期间仍会有毒副作用的存在，如白细胞增多、分化综合征、肝损伤、QT间期延长以及胃肠道不适等。总之多项研究结果表明口服RIF与静脉输注As_2O_3具有相等的疗效，并且可能具有更高的安全性，更能提高患者的生活质量和更低的医疗花费，因此可能认为口服RIF可以作为静脉注射As_2O_3的替代疗法，用于治疗成人和儿童APL。

二、急性髓系白血病

（一）复方苦参注射液

成分：苦参、白土苓。辅料为聚山梨酯80、氢氧化钠、醋酸。

功能主治：清热利湿，凉血解毒，散结止痛。用于癌肿疼痛、出血。

用法用量：肌肉注射，一次2～4ml，一日2次；或静脉滴注，一次20ml，用氯化钠注射液200ml稀释后应用，一日一次，儿童酌减，全身用药总量200ml为一个疗程，一般可连续使用2～3个疗程。

复方苦参注射液联合化疗治疗急性白血病可减轻化疗药物的毒副作用，提高患者对化疗的耐受性。

（二）康莱特注射液

成分：注射用薏苡仁油。辅料为注射用大豆磷脂、注射用甘油。

功能主治：不宜手术的气阴两虚、脾虚湿困型原发性非小细胞肺癌及原发性肝癌。配合放、化疗有一定的增效作用。对中晚期肿瘤患者具有一定的抗恶病质和止痛作用。

用法用量：缓慢静脉滴注200ml，每日1次，21天为1疗程，间隔3～5天后可进行下一疗程。联合放、化疗时，可酌减剂量。首次使用，滴注速度应缓慢，开始 10 分钟滴速应为 20 滴/分钟，20 分钟后可持续增加，30 分钟后可控制在 40～60 滴/分钟。

老年 AML（非 M3）患者围诱导化疗期联合应用康莱特注射液能降低患者口腔毒性反应分度及发生率，具有降低胃肠道不良反应趋势，主要体现在复发难治患者；改善患者 1 个诱导疗程后的生命质量。

（三）榄香烯注射液

成分：β-榄香烯，并有少量的 γ、δ-榄香烯。

功能主治：本品合并放化疗对肺癌、肝癌、鼻咽癌、骨转移癌、脑瘤等恶性肿瘤具有增强疗效，降低毒副作用；同时可以用于介入、腔内以及癌性胸腹水的治疗。

用法用量：静注：一次 400～600mg（4～6）支，溶入 5% 葡萄糖注射液 400～500ml 或 10% 脂肪乳注射液中静脉滴注，每日一次。连用 2～3 周为一个周期。

榄香烯乳对难治性 ANLL 有肯定疗效，比单用联合化疗效果好，且不良反应少，无血常规和骨髓抑制。榄香烯乳对难治性老年白血病患者疗效肯定，比单用化疗效果好，且化疗不良反应明显减少。

（四）青黄散

成分：青黛、雄黄。

功能主治：解毒化瘀。

用法用量：每次 1～2 粒，一天一次。

青黄散为主方案与低强度化疗方案治疗老年AML生存期相当，但青黄散为主方案骨髓抑制发生率较低，该方案可作为不耐受低强度化疗老年ＡＭＬ患者的替代方案。青黄散联合化疗对AML具有较好的治疗效果，能显著抑制白细胞增殖，提高患者2年生存率，对正常血液功能影响小，未增加不良反应。

三、慢性粒细胞白血病

（一）六神丸

成分：牛黄、人工麝香、蟾酥、雄黄、冰片、珍珠，以百草霜为衣。

功能主治：清凉解毒，消炎止痛。用于烂喉丹痧，咽喉肿痛，喉风喉痛，单双乳蛾，小儿热疖，痈疡疔疮，乳痈发背，无名肿毒。

用法用量：口服，一日3次，温开水吞服；一岁每次服1粒，二岁每次服2粒，三岁每次服3～4粒，四岁至八岁每次服5～6粒，九岁至十岁每次服8~9粒，成年每次服10粒。

六神丸联合干扰素和羟基脲治疗CML不仅能提高患者血液学缓解率，并对骨髓增生度及Ph染色阳性率也有一定程度改善，同时明显改善慢粒慢性期患者的临床症状体征。

（中国中医科学院西苑医院　全日城）

第七节　白血病的中西医整合治疗

白血病的中西医整合治疗，包括中医药联合化疗、造血干细胞移植、免疫治疗以及靶向治疗等。中医药方法包括中药复方、中成药、单味中药、中药外治（贴敷、塌渍、熏洗、坐浴等）、非药物疗法（穴位按压、穴位埋豆、针灸、热敏灸、推拿、八段锦、音乐、食疗等）。

一、中医药联合化疗

化疗仍是目前治疗急性白血病最主要的治疗手段。化疗药物毒性较大，并且容易耐药。中医药可提供患者对化疗的耐受度，增强化疗的敏感性，减少化疗毒副作用，从而提高化疗效果，逆转白血病耐药。

1.中药复方

中药复方是指在辨证论治理论指导下，根据药物的四气五味及归经选择合适的药量，并按照药物配伍原则组成的一组方药。在白血病使用西药化疗期间，分期辨证使用中药复方，能达到"增效减毒"的效果。

（1）化疗用药前期

在化疗用药前期，使用中医药干预，可有效改善患者症状，可让患者顺利接受和完成化疗。AML化疗用药前期患者正气不虚，邪实正盛，伏毒由外邪引发，常出现高热、出血等症状。中医治法以解毒祛邪为主，对于高龄、体质较差、合并多脏腑病变不能耐受化疗的患者，此多气血阴阳俱虚，兼夹毒邪，临床上常气血双补，佐以清热解毒，使"邪去正安"。

（2）化疗用药期

在化疗用药期阶段，常以西药化疗药为主，中药常起增效减毒、改善症状等作用。化疗期用药期，不仅杀伤大量的白血病细胞，对人体正常组织细胞也有影响。此时化疗毒物易伤正气，耗灼阴精，处于气阴亏耗、邪毒始退阶段，治疗当以益气养阴，解毒祛邪。化疗用药期因为化疗药的运用，常常会出现胃肠道反应、感染等毒副反应。此期应该增效减毒，治疗兼证；临床多见脾胃虚弱、痰湿中阻等证，治疗当以健脾和胃。

（3）骨髓抑制期

骨髓抑制是肿瘤化疗后常见的不良反应之一，指的是化疗用药后出现以白细胞为主的全血细胞减少，是现代医学概念，属中医学"虚劳"范畴。正气虚是发生骨髓抑制的基础、化疗药毒和癌毒相合导致并加重骨髓抑制。防治骨髓抑制常从肾出发，兼补益气血，延缓骨髓抑制的发生时间，提升骨髓抑制恢复时间等。

（4）骨髓恢复期

是指骨髓已过抑制阶段，开始恢复正常造血。此时正盛邪退，气血渐充；临床上多见气阴两虚证，治法当以益气养阴、调补阴阳。

（5）微小残留期

白血病微小残留是白血病复发的关键，属于中医学"伏毒"致病。治疗微小残留白血病应从固本和澄源两个方面出发，白血病诱导化疗阶段攻伐太过，极易伤及正气，"正气存内，邪不可干"，顾护正气是防止伏毒内发的关键；澄源是指清热解毒、活血化瘀之中药清除体内之余毒，根据固本澄源两法。

2.中成药

（1）青黄散

青黄散为主方案治疗老年AML（eAML）患者，与低强度化疗方案相比，其生存期相近，而青黄散为主方案在不良反应的发生情况上，骨髓抑制的发生率显著低于低强度化疗方案，青黄散为主方案可以为不耐受低强度化疗方案的eAML患者提供一种替代选择方案。

（2）复方浙贝颗粒

复方浙贝颗粒联合化疗，能够提高难治性急性白血病1个疗程的化疗缓解率，在协同增效的同时，未增加患者血液、肝肾、皮肤及周围神经毒性，且具有降低胃炎分度、保护白细胞的作用趋势，能降低化疗导致粒细胞减少的毒性反应。

（3）复方黄黛片

复方黄黛片联合CAG方案及地西他滨联合CAG方案治疗老年AML的疗效比较好，且复方黄黛片联合CAG方案不良反应少，患者耐受性好，并有增效减毒作用。

（4）定清片

定清片联合化疗AML，总有效率（80.0%）高于化疗（50.0%）（$P<0.05$）。并且能改善发热、皮肤或黏膜出血、神疲乏力、口燥咽干以及纳呆、盗汗、便溏、烦躁等症状。

（5）榄香烯乳

榄香烯乳对难治性急性非淋巴细胞白血病（ANLL）有肯定疗效，比单用联合化疗效果好，且不良反应少，无血象和骨髓抑制。

（6）康莱特注射液

老年AML围诱导化疗期，辅以康莱特注射液，有提高疗效的作用趋势，可改善患者血象，减少抗感染药物使用时间。

（7）复方苦参注射液

复方苦参注射液联合化疗可有效提高急性白血病患者的临床缓解率，可以减轻骨髓抑制毒副反应，提高患者生存质量。

（8）康艾注射液

康艾注射液配合 FLAG 方案能提高复发性、难治性 AML 的缓解率，缩短骨髓抑制期，明显降低感染的发生率及程度，起到明显的减毒增效作用。

一项 Meta 分析，共纳入 5 篇 RCT，结果显示，与单纯化疗比较，康艾注射液联合化疗方案可提高完全缓解率（OR=2.05，95% CI: 1.04-4.03，P=0.04），降低化疗后骨髓抑制发生率（OR=0.44，95% CI: 0.21-0.94，P=0.03），二者在感染发生率（OR=0.72，95% CI: 0.19-2.82，P=0.64）和全因病死率（OR=0.24，95% CI: 0.01-6.19，P=0.39）方面差异无统计学意义。结论：康艾注射液联合化疗方案在治疗急性白血病方面优于单纯化疗。

（9）参芪扶正注射液

参芪扶正注射液能缩短 AML 患者化疗所致骨髓抑制时间，调节患者 T 细胞亚群，增强患者机体主动免疫功能，降低化疗相关不良反应。参芪扶正注射液辅助治疗，不仅能够改善化疗所致的 ALL 患者的骨髓抑制，而且能够提高其细胞免疫功能，有助于患者化疗后的恢复。参芪扶正注射液联合 G-CSF 治疗急性白血病化疗后白细胞减少症的效果显著，不仅能调节氧化应激指标，还能提高患者的生活质量。

（10）参麦注射液

参麦注射液可有效缓解白血病患者化疗过程中出现的骨髓抑制，改善化疗药物对心肝造成的损伤，降低胸闷心悸、消化道反应、感染和发热等其他不良反应发生率，有助于患者免疫功能恢复。

（11）参芪扶正注射液

Meta分析结果显示，参芪扶正注射液可改善蒽环类药物化疗患者的心功能以及减少心电图异常和ST-T改变的发生率，对应用蒽环类药物的肿瘤患者有心脏保护作用。

（12）常用单味中药

基于数据挖掘的分析结果显示，共纳入处方42首，中药82味，高频药物有黄芪、麦冬、丹参、甘草、人参等。中药防治蒽环类药物心脏毒性以补虚为第一大法，兼顾泻实，常选用甘温之品益气养阴，并配合活血化瘀、清热解毒的药物，从而达到扶正祛邪的效果。

3.中医药特色疗法

（1）穴位压豆及贴敷

耳穴压豆疗法联合丁香粉贴敷神阙穴能降低白血病化疗所致胃肠道不适症状的发生率，减轻胃肠道不适症状的严重程度，改善胃蛋白酶水平和胃动力，提高免疫功能，促进肠道菌群恢复，缓解临床症状，提高生活质量。

（2）中药熏洗坐浴

与使用高锰酸钾溶液坐浴相比，中药熏洗坐浴对白血病化疗后肛周感染的效果更佳。

（3）热敏灸

热敏灸是采用艾条悬灸热敏化的腧穴，激发透热、扩热、局部不（微）热远部热、表面不（微）热深部热等热敏灸感和经气传导，并施以个体化的饱和消敏灸量，从而达到防病治病、养生保健的一种新灸法。热敏灸能改善纳差、骨痛等中医症状，并且能有效减轻骨髓抑制，促进骨髓更快地恢复。

（4）八段锦

八段锦锻炼联合中医情志护理，可改善白血病患者心理状况，提高其化疗依从性和生存质量。

（5）音乐

中医五音疗法联合穴位按压可以降低急性白血病患者化疗所致恶心呕吐程度，并提高生活质量。现代音乐和中医五行音乐能有效缓解白血病患者化疗期间出现的焦虑、抑郁情绪，提高患者生活质量，同时，中医五行音乐的疗效较现代音乐疗法更有优势。

二、中医药联合造血干细胞移植

1.减轻预处理的胃肠道反应

急性白血病患者在预处理阶段，接受大或超大剂量的联合化疗大多数患者会出现不同程度的副反应，其中以消化系统的症状最多。中医可通过调理脾胃或化浊和胃，减轻胃肠道反应。

2.防治移植过程中的感染和出血

中医药扶助正气，可以减少感染的发生或减轻感染的程度，清热凉血止血可减少出血或减轻出血的程度。

3.促进造血和免疫重建

中医药补肾填精可以促进骨髓造血，匡扶正气可以重建免疫功能。

4.防治移植并发症

移植相关的并发症很多，包括预处理相关并发症及移植本身并发症，目前中医治疗研究较多的有移植物抗宿主病（GVHD）和肝静脉闭塞病（VOD）的防治。丹参注射液预防VOD、参麦注射液预防化疗心肌损害、苦参注射液防治预防肝损具有特色，尤其是丹参注射液预防VOD的作用已经得到一定公认。闭塞性细支气管炎综合征（BOS）也是常见的肺部并发症之一，中医治疗扶正祛毒，着重解决造血及免疫功能重建、撤减激素、缓解气道高反应性三个方面的问题。

三、联合免疫治疗

1.CAR-T治疗

（1）发热

发热是最常见的不良反应，其产生的原因主要有扶助正气后正邪交争，辛散之性助热伤阴或癌毒、痰、瘀等郁滞化火。CAR-T治疗的"辛散温热"特性可能会影响患者体质，助热伤阴，阴虚内热。发热治疗时应尤其注意阴液的损伤程度和正气的顾护。治疗以扶正、养阴透热、清热润燥为主要原则，兼以顾护脾胃。艾灸、放血、刮痧等疗法可刺激局部皮肤的免疫系统，产生局部可控的炎症反应，从而抑制导致CRS出现的细胞因子的释放。外治法还可选用针灸治疗、穴位敷贴等方法。针灸治疗主要选取足三里、曲池、合谷等穴位。穴位敷贴选取肺俞、神阙、肝俞等穴位和病灶附近。

（2）腹泻

腹泻也是CAR-T治疗常见的不良反应之一。该种腹泻常见黏液性分泌物，可能会伴有便血或"里急后重"等症状，与中医的"痢疾"和"泄泻"相类似。临床上以邪蕴肠腑，脾虚湿盛，气血壅滞为主要病机。治疗应以健脾行气、清利湿热为主。针刺可选取肾俞、脾俞、大肠俞等穴位行补法，上巨虚、太冲等穴位行泻法，有较好的疗效。饮食疗法可取药食两用的粳米、马齿苋、白术煮粥服用。

（3）CAR-T相关性脑病（CRES）

CAR-T相关性脑病（CRES）为CAR-T治疗中最常见的中枢性不良反应。在临床上表现为头痛，严重者出现神昏、谵妄、癫痫、肢体震颤等症状。CRES早期治疗以息风祛痰最为重要，后期以养心安神、滋阴息风为主。针灸治疗CRES具有一定的优势，可取百会、风池等以补阳健脑；取太冲、合谷等以熄风填髓、疏通气血；取曲池、合谷等以疏通经络，调养气血；取关元以补益精髓；取阳陵泉以促进筋脉活动。同时配太冲、丰隆等具有涤痰熄风、醒脑开窍功效的穴位进行按摩。

2.PD-1/PD-L1

高达70%患者在使用PD-1/PD-L1抑制剂治疗后，出现了免疫相关不良反应（Immune related adverseevents，IrAEs），常见的有皮肤毒性、胃肠道毒性以及疲劳、贫血等。

中医认为，PD-1/PD-L1抑制剂治疗肿瘤主要通过温煦机体，升发阳气，甘温扶正，辛散邪气，从而调整一身之阴阳平衡、扶正祛邪，而达到抗肿瘤作用。当PD-1/PD-L1抑制剂温热之性太过，产生热毒之邪，加之机体正气不足，热毒之邪易挟风挟湿，挟风邪上行开泄腠理，耗气伤津，挟湿邪郁于肌表，伤及脏腑，均出现机体阴阳失衡，脏腑功能失调的相应症状，可归属于由"免疫药毒"之性导致的IrAEs。

（1）皮肤不良反应

中医认为，免疫相关皮肤不良反应属于"免疫药毒"浸润肌肤所致的"药毒疹"是由湿热毒邪郁于皮毛，浸润肌肤，复感风邪，发为瘙痒、皮疹、白癜风、反应性毛细血管增生症等。治疗需要"内外兼攻"，内治当以祛湿解毒，散风止痒、清热燥湿、益气养阴。外治包括祛风、清热、止痒、燥湿，可选用苦参、菊花、金银花、白鲜皮、黄芩等中药进行溻渍或药浴。玫瑰果油、复方炉甘石洗剂涂抹或金银花煮水湿敷患处等方法也能显著缓解相应皮肤症状。

（2）胃肠道不良反应

中医认为，免疫相关胃肠道不良反应属于"免疫药毒"作用于胃肠道，致使湿热毒邪结聚脾胃、下迫大肠，久则脾胃虚弱，从而大肠传导失司，出现腹泻、结肠炎，治当清热利湿、解毒散邪、顾护脾胃。按压足三里、内关等穴位可缓解IrAEs的恶心呕吐、腹泻等胃肠道症状，并减轻其发生率。

（3）甲状腺功能异常

IrAEs导致的甲状腺功能异常，包括甲状腺功能亢进和甲状腺功能减退，甲状腺功能亢进者可能出现心动过速、出汗、腹泻和体重减轻；甲状腺功能减退症的临床表现包括疲劳、便秘、发冷、皮肤干燥和体重增加。

①甲状腺功能亢进症-出汗

中医认为，免疫相关性出汗是因"免疫药毒"的湿热毒邪蕴积人体，或湿热熏蒸，迫使汗液外泄；或湿热伤阴，阴虚火旺，迫使汗液外泄。如果属于湿热证，通过清热利湿，达到止汗的目的。如果属于阴虚证，通过滋阴降火，达到止汗的目的。

②甲状腺功能减退症-疲乏

中医认为，免疫相关性疲乏是因"免疫药毒"的湿热毒邪久积人体，耗伤气血，以致气血生化乏源，一身阴阳俱虚，发为疲劳，治当培元固本、补气养血、滋阴补阳。可选用参类、阿胶、当归、山药、扁豆、大枣等中药及玉屏风散、生脉饮、养血饮、复方阿胶浆、八珍汤等中药复方内服治之。也可选用百会、气海、足三里、三阴交等穴位进行针灸，还可以应用艾灸、拔罐、刮痧、按摩等治疗手段，重建阴阳平衡，改善气血亏虚，恢复机体正常状态，预防气血亏虚相关不良反应的发生。

四、联合靶向治疗

靶向药包括酪氨酸激酶抑制剂（TKIs）、布鲁顿酪氨酸激酶（BTK）抑制剂（BTKi）、BCL-2抑制剂、吉瑞替尼、贝林妥欧单抗等。

中医认为，靶向药物治疗白血病，主要通过升发阳气，辛散邪气，从而调整一身之阴阳平衡。当靶向药物温热之性太过，产生热毒之邪，加之机体正气不足，热毒之邪易挟风挟湿，挟湿邪郁于肌表，伤及脏腑，均出现机体阴阳失衡，脏腑功能失调的相应症状，可归属于"靶向药毒"。

1.皮肤不良反应

中医认为，浮肿、皮肤瘙痒、肌肉酸痛、皮疹等症状，因为"靶向药毒"的湿热毒邪蕴积于皮肤肌肉，复感风邪，内治当以祛湿解毒，散风止痒，内服可选消风散、萆薢渗湿汤、清营汤等，外治包括祛风、清热、止痒、燥湿，可选用苦参、菊花、金银花、白鲜皮、黄芩等中药进行溻渍或药浴。玫瑰果油、复方炉甘石洗剂涂抹或金银花煮水湿敷患处等方法也能显著缓解相应皮肤症状。

2.胃肠道不良反应

中医认为，乏力、胃肠道反应，因为"靶向药毒"的湿热毒邪蕴积于胃肠之间，脾胃气运化失司，升降失调，治疗应当清热利湿、解毒散邪、顾护脾胃。可在参苓白术散、香砂六君子联合葛根黄芩黄连汤，健脾和胃、清热燥湿，也能配合穴位按摩来缓解胃肠道症状。食用健脾养胃的中药如党参、茯苓、白术、茯苓、薏苡仁等，或按压足三里、内关等穴位可缓解恶心呕吐、腹泻等胃肠道症状，并减轻其发生率。

3.骨髓抑制

骨髓抑制，包括中性粒细胞减少、血小板减少、贫血。患者表现为乏力、头晕、面色无华，或伴有出血，或伴有发热等症。

中医认为，"靶向药毒"的温热毒邪，伤及骨髓，耗损肾精，血液不生；治疗宜补肾填精，促进血液生成。属于肾阴虚证者，滋阴补肾，可选择左归丸加减；伴有出血者，可加卷柏、仙鹤草、旱莲草、茜草等止血药物；伴有感染发热者，可加银花、连翘、青蒿、银柴胡等清热解毒药物。

（中国中医科学院西苑医院　胡晓梅）

—— 第十章 ——

急性早幼粒细胞白血病（APL）

第一节　急性早幼粒细胞白血病（APL）的西医治疗

一、低危 APL 患者的治疗

1. 首选 ATRA + 砷剂治疗方案

（1）诱导治疗：ATRA 25mg/m²/d 同时联合三氧化二砷（简称亚砷酸）0.16mg/kg/d 或复方黄黛片 60mg/kg/d，直到完全缓解（CR），总计约 1 个月（28 天至 35 天，根据血常规恢复情况复查骨穿评估疗效）。治疗前 WBC（4~10）×10⁹/L，予以羟基脲 1.0g，每日 3 次，口服，应用天数按白细胞计数而定；治疗前 WBC <4×10⁹/L，待治疗中 WBC>4×10⁹/L 时加羟基脲 1.0g，每日 3 次，口服，应用天数按白细胞计数而定；治疗中 WBC>10×10⁹/L 时，酌情加用蒽环类药物或阿糖胞苷（Ara-C）。

（2）巩固治疗：ATRA 25mg/m²/d×2 周，间歇 2 周，为 1 个疗程，共 7 个疗程。亚砷酸 0.16mg/kg/d 或者复

方黄黛片60mg/kg/d×4周，间歇4周，为1个疗程，共4个疗程。总计约7个月。

（3）维持治疗（可用或不用）：每3个月为1个周期。第1个月：ATRA 25mg/m²/d×2周，间歇2周；第2个月和第3个月亚砷酸0.16mg/kg/d或复方黄黛片60mg/kg/d×2周，间歇2周。完成3个周期，维持治疗期共计约9个月。

本文中亚砷酸均为静脉滴注。复方黄黛片（主要含四硫化四砷的复方制剂）及ATRA均为口服。

2.ATRA＋砷剂＋其他化疗治疗方案

（1）诱导治疗：ATRA 25mg/m²/d联合亚砷酸0.16mg/kg/d或复方黄黛片60mg/kg/d，直到CR；蒽环类或者蒽醌类药物控制白细胞增高。

（2）巩固治疗（2~3个疗程）：可选方案：

① HA方案：高三尖杉酯碱（HHT）2mg/m²/d，第1~7天；Ara-C 100mg/m²/d第1~5天。

② MA方案：米托蒽醌（MIT）6~8mg/m²/d，第1~3天；Ara-C 100mg/m²/d，第1~5天。

③ DA方案：柔红霉素（DNR）40mg/m²/d，第1~3天；Ara-C 100mg/m²/d，第1~5天。

④ IA方案：去甲氧柔红霉素（IDA）8mg/m²/d，第1~3天；Ara-C 100mg/m²/d，第1~5天。

若第3次巩固化疗后未达到分子学转阴，可加用

IDA（8mg/m²/d，第1~3天）和 A$_ra$-C（1.0g/m²，每12h1次，第1~3天）。必须达到分子学转阴后方可开始维持治疗。

维持治疗：每3个月为1个周期，第1个月：ATRA 25mg/m²/d×14d，间歇14d；第2个月和第3个月：亚砷酸0.16mg/m²/d或复方黄黛片60mg/m²/d×14d，间歇14d。完成8个周期，维持治疗期总计约2年。

3.ATRA＋其他化疗治疗方案【砷剂不耐受或无砷剂药品时】

（1）诱导治疗：ATRA 25mg/m²/d直到CR，DNR 45mg/m²/d静脉注射或IDA 8mg/m²/d静脉注射，第2、4、6天。

（2）巩固治疗（2个疗程）：ATRA 25mg/m²/d×14d+DNR（45mg/m²/d静脉注射）或IDA（8mg/m²/d静脉注射）×3d，间歇28d，为1个疗程。共2个疗程。

（3）维持治疗：每3个月为1个周期：ATRA 25mg/m²/d，第1~14天；6-巯基嘌呤（6-MP）50~90mg/m²/d，第15~90天；甲氨蝶呤（MTX）5~15mg/m²，每周1次，共11次。共8个周期，维持治疗期总计2年余。

二、高危 APL 患者的治疗

1.ATRA + 砷剂 + 化疗诱导、化疗巩固、ATRA ／ 砷剂交替维持治疗

（1）诱导治疗：ATRA 25mg／m²/d 联合亚砷酸 0.16mg／m²/d 或复方黄黛片 60mg／m²/d，直到 CR；DNR45mg/m²/d 或 IDA8mg/m²/d 第1~3 天。

（2）巩固治疗（3个疗程）：可选用以下方案：

① HA 方案：HHT 2mg／m²/d，第 1~7 天；Ara-C 100mg/m²/d，第 1~5 天。

② MA 方案：MIT 6~8mg／m²/d，第 1~3 天；Ara-C 100mg/m²/d，第 1~5 天。

③ DA 方案：DNR 45mg/m²/d，第 1~3 天；Ara-C 100mg/m²/d，第 1~5 天。

④ IA 方案：IDA 8mg／m²/d，第 1~3 天；Ara-C 100mg/m²/d，第 1~5 天。

若第3次巩固化疗后未达到分子学转阴，可加用 IDA（8mg／m²/d，第 1~3 天）和 Ara-C（1.0g/m²，每 12h1 次，第 1~3 天）。必须达到分子学转阴后方可开始维持治疗。

（3）维持治疗：每 3 个月为 1 个周期，第 1 个月：ATRA 25mg／m²/d×14d，间歇 14d；第 2 个月和第 3 个月：亚砷酸 0.16mg／m²/d 或复方黄黛片 60mg/m²/d×14d，

间歇14d。完成8个周期，维持治疗期总计约2年。

2.ATRA + 砷剂 + 化疗诱导、ATRA + 砷剂巩固、ATRA/6-MP/MTX维持治疗

（1）诱导治疗：ATRA 25mg/m²/d，第1~36天；亚砷酸0.16mg/m²/d，第9~36天；IDA6~12mg/m²/d，静脉注射，第2、4、6、8天。

（2）巩固治疗（2个疗程）：①ATRA25mg/m²/d，第1~28天 + 亚砷酸0.16mg/m²/d，第1~28天；②ATRA25mg/m²/d，第1~7、15~21、29~35天 + 亚砷酸0.16mg/m²/d，第1~5、8~12、15~19、22~26、29~33天。

（3）维持治疗（2年）：每3个月为1个周期：ATRA 25mg/m²/d，第1~14天；6-MP 50~90mg/m²/d，第15~90天；MTX5~15mg/m²，每周1次，共11次。共8个周期，维持治疗期总计约2年余。

三、首次复发APL患者的治疗

一般采用亚砷酸±ATRA±蒽环类化疗进行再次诱导治疗。诱导缓解后必须进行鞘内注射，预防中枢神经系统白血病（CNSL）。达再次缓解（细胞形态学）者进行PML-RARα融合基因检测，融合基因阴性者行自体造血干细胞移植或亚砷酸巩固治疗（不适合移植者）6个疗程，融合基因阳性者进入临床研究或行异基因造血干细胞移植。再诱导未缓解者可加入临床研究或行异基因造血干细胞移植。

四、疗效评价和监测

1.诱导阶段评估

ATRA的诱导分化作用可以持续较长时间，在诱导治疗后较早行骨髓评价可能不能反映实际情况。因此，骨髓形态学评价一般在第4~6周、血细胞计数恢复后进行，此时，细胞遗传学一般正常，而PML-RARα或发病时相应异常基因转录本在多数患者仍为阳性。CR标准同其他AML。

2.微小残留病（MRD）监测

建议采用定量PCR监测骨髓PML-RARα转录本水平，治疗期间建议2~3个月进行1次分子学反应评估，持续监测2年。上述融合基因持续阴性者继续维持治疗，融合基因阳性者4周内复查。复查阴性者继续维持治疗，确实阳性者按复发处理。流式细胞术因对于APL的MRD敏感性显著小于定量PCR，因此不建议单纯采用流式细胞术对APL进行MRD监测。

五、支持及其他治疗

1.临床凝血功能障碍和出血症状严重者

首选为原发病的治疗。支持治疗如下：积极输注单采血小板以维持 PLT≥（30~50）×10^9/L；输注冷沉淀、纤维蛋白原、凝血酶原复合物和冰冻血浆维持纤维蛋白原>1500mg/L 及 PT 和 APTT 值接近正常。每日监测 DIC 相关指标直至凝血功能正常。如有纤溶异常，怀疑为 APL 即应尽快开始给予 ATRA 治疗。肝素、氨甲环酸或其他抗凝、抗纤溶药物不推荐应用，如有器官大出血，可应用重组人凝血因子Ⅶa。在诱导缓解之前，应避免中心静脉插管、腰椎穿刺及其他侵入性操作。

2.高白细胞 APL 患者的治疗

不推荐白细胞分离术，可给予水化及化疗药物。在药物治疗无效的致命性白细胞瘀滞症时可谨慎使用。

3.APL 分化综合征

临床表现为以下 7 个表现：不明原因发热、呼吸困难、胸腔或心包积液、肺部浸润、肾脏衰竭、低血压、体重增加 5kg，符合 2~3 个者属于轻度分化综合征，符合 4 个或更多个者属于重度分化综合征。分化综合征通常发生于初诊或复发患者，WBC>10×10^9/L 并持续增长者，应考虑停用 ATRA 或亚砷酸，或者减量，并密切关注体液容量负荷和肺功能状态，尽早使用地塞米松（10mg，静脉注射，每日 2 次）直至低氧血症解除。

4.砷剂不良反应监测

治疗前进行心电图（评估有无 QT 间期延长）、心肌酶检查，外周血的肝功能和肾功能、电解质（血钙、钾、磷、镁）相关检查；同时要注意口服砷剂患者的消化道反应。诱导治疗期间应每周监测心电图、心肌酶、电解质，应保持血钾、镁水平在正常水平，避免使用可延长 QT 间期的药物。有严重基础心脏疾病并伴有心脏射血分数下降或 QT 间期延长应适当减少砷剂的用量或选择其他化疗药物进行替代治疗。

5.CNSL 的预防和治疗

低中危 APL 患者，ATRA 联合砷剂作为一线治疗方案中建议预防性鞘内治疗；高危 APL 或复发患者，因发生 CNSL 的风险增加，对这些患者应进行至少 2 ~ 6 次预防性鞘内治疗。对于已诊断 CNSL 患者，按照 CNSL 常规鞘内方案执行。

6.APL 诱导治疗期间不主张应用 G-CSF

7.对于有高凝及血栓形成的患者可应用抗凝药物进行治疗

诱导治疗过程中严重血栓应用肝素治疗需警惕出血，低分子肝素用量可根据血小板数值调整剂量，如血小板 <70×10^9/L，低分子肝素应减量 20% ~ 30%；如血小板 <50×10^9/L，低分子肝素应减量 50%；如血小板 <30×10^9/L 应停用。

8.肺功能损害

治疗中应注意肺功能情况。

9.肾功能损害

间断复查肾功能，防止肾功能损害的出现。

（北京市隆福医院　张梅）

第二节　急性早幼粒细胞白血病（APL）的中医治疗

急性早幼粒细胞白血病（acute promyelocytic leukemia，APL）是一种特殊类型的急性髓系白血病（acute myeloid leukemia，AML），绝大多数患者具有特异性染色体易位t（15；17）（q22；q12），形成PML-RARA（retinoic acid receptorα）融合基因，其蛋白产物导致细胞分化阻滞和凋亡不足，是APL发生的主要分子机制。APL易见于中青年人，平均发病年龄为44岁，APL占同期AML的10%~15%，发病率约0.23/10万。APL临床表现凶险，起病急，除贫血、感染等症状外，其起病及诱导治疗过程中容易发生凝血功能障碍导致出血和栓塞而引起死亡，中医学将其命名为"急髓毒紫斑病"，"急"代表病势，"髓"代表病位，"毒"代表病性，"紫斑"代表出血症状。本病的病机特点为正虚邪实、虚实夹杂。

一、APL 中医命名及病机

（一）中医命名

APL 无传统中医命名，依据参照全国中医药行业高等教育"十三五"规划教材《中医血液病学》中确定"急髓毒病"为急性髓系白血病的中医学病名，本病多数患者发病早期见发热、出血、面色无华或苍白、食欲不振、疲乏无力、头晕目眩、心悸气短等虚弱症状，少数患者可见五心烦热，或午后潮热、视物模糊等。APL 作为急性髓系白血病的一个特殊类型，除白血病贫血、感染等一般表现外，因其起病急骤、独特的高凝血功能障碍、高出血以及血栓风险，因此，中华中医药学会血液病分会 2017 年 11 月与 2018 年 4 月对《规范常见血液病中医病名建议》进行了讨论与重新修订，将其命名为"急髓毒紫癜病"。

（二）中医病机

急髓毒紫癜病基本病机：正虚为本，热毒为标，本虚标实。由于先天禀赋不足，胎毒内伏，或后天失养，脾胃受损，或久病耗伤，正气虚弱，复感温热毒邪，邪毒蕴久，内侵入髓，耗伤真精阴血，阴阳失调。由于正气不足，外邪侵袭，热毒炽盛，迫血妄行，热伤血络，正气虚弱，气虚统摄无权，血溢脉外，出现衄血、尿血、便血、呕血、吐血；正气虚弱，邪毒侵及脏腑，气机运行受阻，气滞则血瘀，或热毒亢盛，煎熬血液，血液稠浊，运行不畅，留贮体内，日久成癥瘕、痰核；瘀血不去，新血不生，瘀血阻络，血不循经，可见出血，瘀血日久，郁而化热，故见发热。

二、病史采集及中医辨证分型

（一）中医四诊

参照全国中医药行业高等教育"十三五"规划教材《中医诊断学》，中医四诊应着重面色、寒热、咳嗽、疼痛、出血、肿块结节等情况。

望：整体望诊（包括神、色、形、态）；局部望诊（包括皮肤、五官、九窍等）；望舌（舌质、舌苔、舌态）；望排出物等。

闻：听声音（声音、呼吸、语言、咳嗽、心音、胃肠异常声音）；嗅气味。

问：自觉症状（寒热、出汗、头身胸腹异常感觉，包括痛痒、酸重、麻木等、出血、饮食、睡眠、二便、生育等）；发病经过；生活状况（家族病史，生活及工作情况）。

切：周身触诊及切脉。

（二）中医辨证分型

依据《中医血液病学》、《血液疾病优势病种中医诊疗方案与路径解读》，并参考《老年急性髓系白血病（非急性早幼粒细胞白血病）中西医结合诊疗专家共识》以及现代医家经验，共分5型。

1.热毒炽盛证

壮热烦渴，皮肤紫斑，尿赤便秘，口干口苦，口舌生疮，或有头痛、咳喘，或有齿衄、鼻衄，血色鲜红，甚者毒热蒙蔽心窍，出现神昏谵语、昏迷抽搐，舌质红，苔黄或黄腻，脉洪数或滑数。

2.瘀毒互结证

面色晦暗或淡暗，皮肤紫癜，色暗红，肌肤甲错，痛有定处，胸胁胀满，瘰疬痰核，肋下癥积，舌质暗紫或有瘀斑、瘀点，苔薄白或薄黄，脉弦细或涩。

3.气血两虚证

面色苍白，头晕、耳鸣，疲乏无力，活动后心慌气促，食少纳呆，或有齿衄、鼻衄、月经量多，血色淡红，舌质淡，苔薄白，脉虚大无力或脉沉细。

4.气阴两虚证

神疲乏力，面色少华，五心烦热，心悸，失眠，自汗，盗汗，口干，咽痛，口糜，皮肤紫癜，舌质淡，苔薄白，脉细数。

5.邪伏正虚证

该证型多见于化疗后或微小残留病，症见疲乏，头晕，盗汗、自汗、低热，痞块痰核、衄血、紫癜，纳差，舌淡红或淡暗，苔薄白或薄黄，脉弦细或沉细。

三、中医治疗

（一）中医分型论治

1.热毒炽盛证

治法：清热解毒，凉血止血。

方药选择：清瘟败毒饮加减。

常用药：水牛角、生地、赤芍、丹皮、石膏、黄芩、栀子、淡竹叶、知母、大青叶、连翘、青黛、白茅根、蒲公英、蛇舌草、土茯苓、漏芦、冬凌草、甘草。

2.瘀毒互结证

治法：化瘀解毒。

方药选择：升麻鳖甲汤加减。

常用药：鳖甲、升麻、当归、牡蛎、浙贝母、玄参、土鳖虫、生地黄、雄黄、桃仁、红花、牡丹皮、肿节风、猫爪草、青黛、甘草。

3.气血两虚证

治法：益气摄血。

方药选择：归脾汤加减。

常用药：白术、人参、黄芪、当归、茯苓、酸枣仁、木香、大枣、阿胶、仙鹤草、白花蛇舌草、白英、鸡血藤、甘草。

4.气阴两虚证

治法：益气养阴。

方药选择：沙参麦冬汤合三才封髓丹加减。

常用药：沙参、麦冬、西洋参、黄芪、当归、砂仁、天冬、白术、生地黄、半枝莲、地骨皮、白花蛇舌草、白英、蒲公英、连翘、鳖甲、甘草。

5.邪伏正虚证

治法：清热解毒、益气养阴。

方药选择：青蒿鳖甲汤加减。

常用药：青蒿、鳖甲、生地黄、玄参、牡丹皮、枸杞子、天冬、女贞子、墨旱莲、白花蛇舌草、山慈菇、苦参、甘草等。

6.缓解期维持治疗

复方黄黛片。

（二）化疗相关不良反应的中医治疗

1.恶心、呕吐、纳差

胃肠道反应为APL化疗用药期间常见的不良反应。化疗药物损伤脾胃，导致恶心、呕吐，食少纳呆或食后腹胀，病机特点为脾胃虚弱，中医治以健脾和胃为法，方用香砂六君子汤或加味麦门冬汤加减。常用药：陈皮、半夏、太子参、茯苓、白术、木香、砂仁、麦冬、铁皮石斛、焦三仙、大枣、生姜、甘草等。中医外治法：隔姜灸、太极悬灸、穴位贴敷、耳穴压豆等。

2.便秘

便秘为化疗常见的消化道反应，严重的便秘可继发消化出血或肠梗阻危及生命。化疗药物损伤胃肠黏膜，止呕药物抑制胃肠蠕动，以致气血亏虚、肠燥津亏，当治以润肠通便，方用药以麻子仁丸加减，中成药有大黄胶囊、槐榆丸等。中医外治法：穴位贴敷、火龙罐、太极悬灸、中药大承气汤灌肠等。

3.口腔溃疡

口腔溃疡为化疗常见的并发症之一，化疗药物损伤口腔黏膜上皮细胞，出现口腔黏膜充血、水肿、溃疡等，容易继发感染及出血，不仅影响患者的进食，还影响化疗的顺利进行，严重时可并发菌血症危及生命；口腔溃疡以预防为主，防治结合，可选用康复新液、金玉漱口液等含漱清热解毒、凉血止血，防治口腔溃疡感染及出血。

4.肛周感染

肛周感染为 APL 的严重并发症之一，表现为肛周脓肿伴疼痛，影响患者排便，进而影响患者进食，容易继发脓毒血症危及生命。药毒损伤脾胃，湿热下注肛门，肉腐成脓，郁而化火是其主要病机。推荐使用如意金黄散外敷，参榆洗液坐浴等。

5.砷剂毒性

砷剂治疗产生的不良反应属中医学"药毒"范畴，亚砷酸、复方黄黛片等含砷制剂的毒性主要有肝肾损害、心脏毒性、出血及皮肤损害等。绿豆汁、甘草汤、铁皮石斛、红景天、碧玉散等可缓解砷中毒。

6.分化综合征

分化综合是 APL 早期化疗过程中最严重的并发症之一，表现为呼吸困难、发热、体质量增加、低血压、急性肾功能衰竭、肺浸润、胸膜或心包积液等。补髓生血解毒汤、中药雷公藤对分化综合征有一定疗效。

四、疗效评估

中医证候评价标准采用尼莫地平法。临床痊愈：中医临床症状、体征完全消失，证候积分减少≥95%。显效：中医临床症状、体征明显改善 70%≤证候

积分减少<95%。有效：中医临床症状、体征均有好转，30%≤证候积分减少<70%。无效：中医临床症状、体征均无明显改善，甚或加重，证候积分减少<30%。计算公式：[（治疗前积分－治疗后积分）/治疗前积分]×100%。症状与体征分级与记分参照国家中医药管理局制定的《22个专业95个病种中医诊疗方

案》制定。具体见表10-1。

表10-1　症状与体征分级与记分表

症状或体征		分级			
		无	轻度	中度	重度
主要症状或体征	瘀核	0分：无体征	2分：局限性，触诊发现	4分：介于轻、重之间	6分：多部位，望诊即见
	骨痛	0分：无症状	2分：触诊时有压痛，程度轻	4分：介于轻、重之间	6分：自发性骨痛，疼痛剧烈
	癥块	0分：无体征	2分：B超发现，轻度疼痛	4分：介于轻、重之间	6分：触诊即见，疼痛明显
	瘀斑	0分：无体征	2分：少量瘀点、瘀斑	4分：介于轻、重之间	6分：广泛瘀斑，颜色紫暗
次要症状或体征	头晕	0分：无症状	1分：偶有头晕	2分：介于轻、重之间	3分：严重头晕，卧床
	乏力	0分：无症状	1分：轻度乏力	2分：介于轻、重之间	3分：严重头晕，卧床
	纳差	0分：正常	1分：食量减少三分之一	2分：介于轻、重之间	3分：不思饮食或不饮食
	发热	0分：正常	1分：自觉发热，体温正常	2分：介于轻、重之间	3分：高热，体温 > 38.5 ℃

（湖南中医药大学附属医院　王跃）

第三节　急性早幼粒细胞白血病（APL）的中西整合治疗

一、急性早幼粒细胞白血病（APL）的中西整合相关概念及意义

急性早幼粒细胞白血病（acute promyelocytic leukemia，APL）是急性髓性白血病（acute myeloid leukemia，AML）的一种特殊类型，APL约占成人AML的10%～15%，发病率约在0.23/10万。本病常以严重出血的弥散性血管内凝血为首发表现，易出现致死性大出血，早期死亡率高，病情进展快且凶险，预后不佳，曾被认为是AML中恶性程度最高的类型。因此，如何减少复发、延长生存时间、提高治愈率是目前临床治疗APL中的主要问题。

20世纪80年代后，随着现代医学的迅速发展，对APL的治疗手段和技术日臻成熟和完善，目前主流治疗方法为全反式维甲酸（all-trans retinoic acid，ATRA）联合传统药物砒霜（学名三氧化二砷，砷剂）及化疗药物综合治疗。现如今，APL的缓解率、中位生存率等已出现明显的改善，已成为人类抗肿瘤史上第一个可用药物治愈的髓系白血病。但是在治疗中、治疗后所产生的一系列不良反应仍有待解决，例如单纯应用

ATRA诱导治疗存在复发率高，影响长期生存；单纯应用砷剂也由于其毒性限制了其在临床上的应用；若与化疗药物同用，则会造成毒副作用重叠，轻则妨碍治疗继续进行，重则危及生命，患者生存质量有待提高。因此，探索一种新的治疗模式，使APL患者能够及时合理地得到化疗，以提高缓解率，减轻毒副反应，并尽可能地延长其生存期，改善预后等成了亟待解决的问题。

无论是中医、西医，都有其特性也互有共性，各有自身解决不了的问题，就有整合的可能性和必要性，发挥各自的长处，去克服对方的短处，或克服共同的短处，就能青出于蓝而胜于蓝，甚至远胜于蓝。所谓APL的中西医整合治疗，即参考中医思想对APL的认识，再结合西医检测的具体细胞功能结构，针对本病治疗后产生的一系列的病情、病症进行的系统、全程、体系化、规范化的中西医结合治疗，目的在于治疗本病病情的同时，通过有效的手段和方法改善患者的生存质量和生存期，帮助患者在与疾病抗争、共存、康复的过程中获得更好的生活质量与和谐的身心状态，并且提供必要的人文支持、社会福利保护，使这部分人群最大限度地恢复生活和生产能力，更好地融入社会。

二、急性早幼粒细胞白血病的中西整合特点

APL治疗是一个整合的理论与实践体系，与传统医学"辨证论治""整体观""标本兼治"的思想一脉相承，贯穿于APL的治疗全过程，是立足中西医结合探索APL发展的新模式，将传统中医理念的精髓引入现代治疗中，强调中西结合，并且具有"本土情怀和全球化视野"。其特色和优势主要体现在以下方面：

（一）病证结合

病证结合治疗主要是指西医诊病与中医辨证治疗相结合，是两种医学优势的结合与互补，体现了中医学辨证思维与现代医学科学的结合，具有诊断清晰化、治疗靶向化、预后精确化、经典深入化等优势与意义。

APL起病急，进展快，早期多因其凝血功能障碍导致高死亡率。在祖国医学中属"虚劳"、"热劳"、"血证"等范畴。其临床表现多有乏力，面色无华，头晕，心悸、鼻衄、齿衄和皮肤紫斑，或发热，或咽干，身体消瘦，或肝脾肿大，皮下结节等。《内经》云"正气存内，邪不可干"，该病是由于正气虚弱，毒邪侵袭机体，正气不能与外邪抗争，致使毒邪侵入脏腑、深入骨髓，脏腑功能失调，髓不化血，导致气血亏虚，正气更伤，邪气更盛，病情加重。

有研究对 APL 患者进行辨证，结果表明 APL 患者早期表现以气虚和热盛气虚为所占比例较大，中医认为气能统血，制止血溢脉外；热为阳邪，可迫血妄行，热盛或气虚可导致各种出血发生。而临床中约80% APL 患者伴有出凝血功能障碍，比其他亚型的AML 更容易出血。所以 APL 患者在诊断初期应以补气摄血和清热凉血并用，防止重要脏器出血导致早期死亡。而证属单纯气虚和热盛气虚的患者复发率偏高，热盛气虚患者和气阴两虚患者总体生存较其他证型差，原因可能为单纯气虚患者，正气虚弱，不能与残留的余毒抗争，形成正虚邪恋的状态，所以容易复发，但是由于机体正气损伤不重，经再次治疗后，多数患者仍可长期生存。热盛气虚患者发病时邪毒较盛，不易被清除，也易复发，由于毒邪致病力强，所以证属此型患者早期死亡率和复发率高，长期生存率低，预后差。发病时为阴虚表现的患者，阴液亏损，是疾病较深阶段，阴阳偏失状态不易纠正，故生存情况也较差。因此，在中西医结合治疗 APL 时，可予辨证论证辅助治疗，纠正患者阴阳偏失状态，减少早期死亡，为进一步治疗争取机会，延长患者生存时间。

（二）综合治疗

针对 APL 病人多因素致病、多病理改变、多层次受累、多功能改变的特点，单一的治疗手段恐难以奏效，因此需要采用中西医整合的综合手段，运用现代科学技术深入阐明，挖掘中医学中的经典内涵，推动中西医整合的发展创新。

APL 的标准治疗包括诱导缓解、巩固强化和后期维持治疗三个阶段，目前 APL 诱导治疗多采用以三氧化二砷（arsenic trioxide，ATO）联合 ATRA 为主的双诱导方案，ATO 在 APL 治疗上取得的成效也使中药砷剂得到更广泛的研究。"以毒攻毒"理论是中医学对临床运用剧毒药物治疗疑难重症的一种朴素认识。《本草纲目》："砒乃大热大毒之药，而砒霜之毒尤烈"，砒石经升华而成砒霜，砒霜为传统去腐生肌毒药，其有效成分即为 ATO。

Ghavamzadeh 等对 197 例初发 APL 患者以 ATO 单药诱导+4 个疗程 ATO 的巩固治疗，CR 率达 85.8%，5 年 OS 和 DFS 分别为 64.4%、66.7%，证明 ATO 单药诱导治疗初发 APL 疗效显著。与化疗药物相比，ATO 具有毒副作用小，且可避免化疗的加重出血、骨髓抑制等副作用，对于初始及复发 APL 均可达较高的缓解率，因作用机制不同，三氧化二砷与维甲酸或化疗药物均无交叉耐药风险。研究表明，ATO 主要通过诱导细胞凋亡、抑制细胞增殖、抑制细胞端粒酶活性、促进细胞分化、诱导肿瘤自噬性死亡等途径治疗 APL。

以硫化砷为主要成分的雄黄是砷剂研究的另一热

点。其中以雄黄作为主药的中药复方制剂复方黄黛片是最具代表性的药物。依据中医对白血病本虚邪实的病理认识，以祛邪扶正为治则，采用解毒清热、益气活血生血治法，组方复方黄黛片（雄黄、青黛、丹参及太子参）治疗 APL 患者 155 例，60 天缓解率为 97.42%，并且具有毒副作用小、无明显骨髓抑制、不出现严重感染与出血、不诱发或加重弥漫性血管内凝血、使用简便等特点。复方黄黛片治疗 APL 的完全缓解率高于 ATRA10～15 个百分点，已成为中药砷剂治疗白血病的典范。在此基础上开展以复方黄黛片为主的中西医结合治疗方案对 74 例患者进行了缓解后治疗，中位缓解期 48 个月，复发率仅 14.86%。现代药理学将复方黄黛片归于口服砷剂的范畴，复方黄黛片中雄黄的主要成分为四硫化四砷（AS_4S_4），丹参中的主要活性成分为丹参酮 IIA，均可从多靶点影响 HL-60、NK4 等细胞增殖，并使其发生凋亡，进而提高 APL 的治疗效果。研究发现，复方黄黛片能够明显增强维甲酸对肿瘤细胞的杀灭效果，促进 PML-RARα 降解，使早幼粒癌变细胞成熟，并能够促进细胞凋亡，进而降低复发率，提高治疗效果。

（三）整体调节

中医注重"整体观"，认为疾病的发生与身体内部环境的失衡有关，因此在治疗时还应注重整体的调节与顾护。APL在诱导缓解阶段，热毒较盛，温热邪毒伤髓入血，由里外发，波及全身，高热难退；热入营血，耗血动血，故见出血；热毒瘀阻气血，壅塞脏腑，则见癥积，肝脾肿大；热毒流注骨关节，而致关节肿痛；热炼津液成痰，而成痰核；热毒内伏骨髓，耗灼津血，而致贫血虚损。在临床治疗中，邪毒得到控制则诸证随减；邪毒嚣张，难以控制，则诸证俱增，故应恰当把握尺度，热毒去则止，不可过猛伤正，致使邪毒再侵。

在整体方面需要注重顾护津液、顾护胃气、顾护元气。顾护津液：急性早幼粒细胞白血病属于热性病，温热之邪最易伤阴。在热性病中，津液的存亡是决定预后的重要因素。"津回则生，津亡则亡"。因此，在治疗伴有高热时适宜用甘寒清热解毒，养阴之品顾护津液，通常选用：玄参、青黛、莲子心、竹叶、麦冬、水牛角、丹皮、生地、黄连、金银花、紫珠草，燥热伤津之品应慎用。顾护胃气：疾病本身和药物的使用，均会耗伤胃气，出现严重恶心、呕吐、纳呆等症。脾胃为后天之本，气血生化之源，在疾病发展过程中，胃气的存亡与否，同样是决定愈后的关键，"有胃气则生，无胃气则亡"。因此，当脾胃受损时，应当及时采用健脾和胃之法顾护胃气，通常选用黄芪、太子参、北沙参、薏苡仁、白术、扁豆、淮山药、茯苓、山楂、麦芽、神曲、鸡内金等，以保证治疗成功。顾护元气：元气是人体生命活动的原动力。疾病的消耗，药物的攻伐，均会损伤元气，出现虚弱乏力，甚则衰竭之状。元气的盛衰对于疾病的预后至关重要。元气损伤，标志着病情的危重。因此，要加强多种支持疗法，顾护元气。通常选用高丽参、鸡血藤、茜草、龟板、紫河车、山萸肉等。

此外，在治疗过程中还应注重心身合治及饮食调节。在药物治疗的同时，应进行耐心细致的心理疏导，解除患者悲观失望情绪及恐惧心理，坚定患者与疾病做斗争的信心，心身合治；注意生活起居，清淡饮食为主，戒除烟酒，忌食辛辣动火之品，如羊肉、狗肉、巧克力、葱、姜、蒜、辣椒、人参、鹿茸等，以免使病情反复或加重病情；适当进行气功、太极拳等锻炼可收到事半功倍的效果。

（四）持续康复

中医治疗方式多种多样，艾灸、穴位贴敷、耳豆等中医外治法在辅助 APL 治疗时发挥着重要作用，五行音乐、穴位按压、足浴、养生功法等在促进康复方面则是更便利的方法，不需要复杂的设备，也没有场地限制，即使是在家庭中也可以进行，如此更有利于患者长期坚持康复。

徐丽霞等研究发现穴位敷贴疗法是一种调态的有

效方法，中药穴位贴敷中脘、足三里、涌泉穴可以改善急性白血病患者化疗后不良反应，改善恶心呕吐情况、食欲味觉情况。熊艳等探讨了艾灸配合子午流注对白血病患者化疗所致腹泻的干预效果，结果显示，观察组腹泻改善总有效率高于对照组，差异有统计学意义（$P<0.05$），提示艾灸联合子午流注时辰疗法能一定程度上改善化疗所致腹泻，有利于化疗的顺利进行。左平等研究发现耳穴压豆疗法联合丁香粉贴敷神阙穴能降低白血病化疗所致胃肠道不适症状的发生率，减轻胃肠道不适症状的严重程度，改善胃蛋白酶水平和胃动力，提高免疫功能，促进肠道菌群恢复，缓解临床症状，提高生活质量。王东莉等研究发现中医五音疗法联合穴位按压，可以使上、中、下焦气体通畅，安和脏腑、和胃降气、调中镇痛，从而降低迷走神经兴奋性以及呕吐中枢对化疗药物的敏感性，还可以减少患者不良情绪，提高患者治疗信心，减轻患者心理负担，从而提高患者生活质量。因此中医外治法在缓解症状、提高免疫力、促进康复、调节心情、提高生活质量等方面都有着重要作用。

三、急性早幼粒细胞白血病（APL）的中西整合治疗模式

APL 是一种独特类型的 AML，染色体 t（15；17）

（q22；q21）平衡易位，导致15号染色体上的早幼粒细胞白血病（promyelocytic leukemia，PML）基因和17号染色体上的视黄酸受体α（retinoic acid receptor alpha，RARα）融合形成PML-RARα融合蛋白从而阻碍骨髓造血祖细胞的分化，是APL发生的关键驱动因素。与AML的其他亚型相比，APL具有明显的凝血功能障碍、出血和早期死亡倾向。由于病程进展迅速、致死率极高及严重的出血倾向，APL曾被认为是最凶险的急性白血病。起初APL的治疗采用AML标准化疗诱导方案，但复发率和早期死亡率均较高。西药ATRA的引入改变了这一现状，且开创了APL靶向治疗的新时代。通过继承中医"以毒攻毒"传统理论将古方新用，深入探索和挖掘验方治疗APL的临床疗效和机制，创造性的突破传统中药口服给药的方法将验方有效成分ATO制成静脉注射液用于治疗APL，通过现代医学技术科学地继承和解释"以毒攻毒"的中医传统理论，开创了中药靶向治疗白血病的先例，且使来源于中药的ATO得以能走出国门，得到广泛的认同。中国医学家首创ATO联合ATRA的无化疗中西医整合精准靶向治疗模式，相比与单药ATRA和单药ATO治疗APL效果更佳，使APL由高度致命的疾病变为目前唯一仅通过药物就可治愈的白血病，是血液病领域靶向治疗最早且最成功的范例，彰显了中西医整合以及采用现代医学研究方法在传统中医药挖掘中的巨大价值。除此之外，贯穿于 APL 治疗全程的中西医整合精准辨证辅助治疗模式的运用，在增效减毒、减少不良反应的发生及提高患者生存质量等方面也发挥着重要作用。

（一）中西医整合精准靶向治疗模式

APL 最初曾采用标准的 AML 化疗诱导方案进行治疗，主要包括蒽环类药物和阿糖胞苷，该方法的诱导缓解率约为 50%，而中位持续时间仅为 26 个月，超过一半的应答者最终复发，五年生存率仅 10% ~ 15%。20 世纪 80 年代，中国医家王振义教授首次将 ATRA 应用于 APL，开创了 APL 的靶向治疗时代。相关机制研究表明，ATRA 靶向于 PML-RARα 融合蛋白的 RARα 部分，通过快速降解融合蛋白，可恢复野生型 RARα 和 PML 基因的功能，以诱导早幼粒细胞分化成熟，从而达到治疗的目的。单药 ATRA 可使 APL 患者实现完全缓解（complete remission，CR），CR 率高达 80%，但由于复发率较高，以及随之显现的耐药问题，单用 ATRA 治疗 APL 效果不佳，甚至对于部分复发的 APL 患者，单用 ATRA 是无效的。

基于"以毒攻毒"理论将毒药用于治疗疾病是祖国医学的创举，其中，砒霜治疗白血病作为经典案例获得了巨大成功。砒霜又名白砒，主要成分为 ATO。

20世纪70年代，中国医师韩太云将由砒霜、轻粉、蟾酥组成的用于治疗多种癌症的乡村验方制成肌肉注射液，命名为"713注射液"又称"癌灵"运用于癌症患者的治疗，但其只对部分患者有效，由于毒性很快停止运用。为明确其有效成分，张亭栋教授与韩太云医师合作，集中于研究"713注射液"对白血病的功效，经体外抑瘤实验将"癌灵"改为静脉注射液，通过在临床上反复尝试，明确提出"癌灵1号"注射液的有效成分是ATO，且治疗APL亚型最敏感、疗效最好，患者治疗后可获CR。后续的研究表明，ATO对各个阶段的APL都有很好的效果，临床缓解率和有效率分别高达72%和90%。在确定ATO治疗APL的临床疗效之后，为使ATO得到国内外广泛认可及克服ATO毒性较大的副作用，张亭栋教授与王振义院士、陈竺院士团队合作，运用现代科学技术解析砒霜"以毒攻毒"的实质，证明了ATO通过诱导白血病细胞凋亡和分化而发挥治疗作用，为ATO作为治疗APL的有效药物提供了分子细胞药理学和临床药效学的证据，也打开了中医药抗肿瘤研究的新思路。但随后更多的临床数据指出，ATO单药治疗也只能使部分患者获得长期生存，相当多的患者仍会再次复发，这表明ATO和ATRA一样，单药治疗疗效有限。

    研究者们进一步探索，将ATO和ATRA联合运用于治疗 APL，发现联合用药可明显缓解 ATRA 产生的耐药性且疗效更佳，患者完全缓解率和两年生存率可分别高达 100% 和 97%，5 年无病生存率从以往的大约 25% 跃至 95%。后续的基础研究发现，ATRA 和 ATO 的靶点均为 PML-RARα 融合蛋白，而 ATO 靶向于 PML 蛋白，ATRA 则靶向于 RARα 蛋白，且 ATO 调节蛋白网络，而 ATRA 主要解除转录抑制，可以使细胞周期停滞和细胞分化，说明 ATO 与 ATRA 有协同作用，为临床联合用药效果更佳提供佐证。ATRA 联合化疗能降低 APL 患者的复发率及提高长期生存率，患者 10 年生存率可达 77%，但大约三分之一的患者仍然复发，且高风险的感染和分化综合征（differentiation syndrome，DS）诱导的死亡，增加了 APL 患者的早期病死率、毒副作用以及移植风险。而联合用药相比于 ATRA 联合化疗，未增加 DS 发生率，患者不需要再进行维持治疗，在低中危组 APL 的治疗中优势更为突出，具有更强更持久的抗白血病效果，患者可以完全脱离化疗。但目前对于高危 APL 患者联合化疗仍然是必须的，高危 APL 患者存在中枢神经系统白血病复发的风险，虽然 ATO 和 ATRA 可以通过血脑屏障，但对于是否达到治疗水平尚无定论，可以确定的是前期使用细胞毒性药物可以降低中枢神经系统浸润的风险，因此对于高危 APL 患者在 ATO 联合 ATRA 的基础上加用化疗仍然是必要的。2015年的一项研究用ATRA、ATO联合伊达比星的诱导方案治疗高危APL患者，结果显示患者5年无病生存率提高了83%，总生存时间提高了87%，进一步确立了ATRA、ATO联合化疗作为高危APL的标准治疗。但高危APL患者实现完全脱离化疗的精准靶向治疗并不是全无可能，目前已有研究评估了ATRA和ATO联合化疗和不联合化疗在所有APL风险人群中的使用，在高危APL患者治疗中加入甘露醇，以提高ATO的中枢神经系统渗透率，结果显示化疗组和无化疗组在高危APL的两年无病生存率方面没有显著差异，且无化疗组没有任何中枢神经系统疾病的发生。ATO联合ATRA治疗APL首创无化疗的中西医整合精准靶向治疗模式，使得APL成为第一个仅通过药物就能被治愈的白血病，该治疗方案已成为全世界APL的标准疗法。口服ATO如复方黄青片、青黄散已被证明是具有成本效益和等效生物利用度的静脉注射ATO的替代品，口服ATO的运用更是进一步简化了程序，可以减少患者的住院时间，提高生活质量。

（二）中西医整合精准辨证辅助治疗模式

对中药砒霜的深入挖掘和探索，使中医药得以成为治疗APL的"主攻手"之一。ATO联合ATRA的中西医整合精准靶向治疗模式的出现，使得仅通过药物就能治愈白血病成为现实。除此之外，中西医整合精准辨证辅助治疗模式在APL的治疗过程中也起着十分重要的作用。在APL治疗的各个阶段，以中医宏观辨证结合现代医学检测指标进行微观辨证的中西医整合精准辨证为中心，建立起从施药、外治、药膳、施乐、心理疏导、中医运动等6个方面进行的APL中西医整合精准辨证辅助治疗模式，用"杂合以治"法达到"多靶点、多维度"治疗目的，可起到增效减毒、增强机体免疫功能、缓解并发症及不良反应等作用。精准辨证施药主要是口服中药汤剂和中成药。在APL治疗的"空窗期"时，中医药主张"先安未受邪之地"，目前临床上常用的中药有回生胶囊、固元生血汤、四君子汤、当归补血汤、当归六黄汤等，均已获得良好效果。而中药外治则是运用外治方法（外敷、熏洗、腿浴、穴位贴敷、含漱、灌肠、离子导入等），或者直接施于局部病灶杀伤肿瘤细胞，或施于局部皮肤、孔窍、腧穴等部位，以发挥调和气血、解毒化瘀、扶正祛邪等作用，促进机体功能恢复，达到防癌治癌、改善患者生活质量、控制症状的作用。此外，APL的发生发展及转归预后与营养状况息息相关，以中西医整合精准辨证为基础通过中医饮食调养往往能同时发挥药物与食物的二重功效，对APL患者大有裨益。中西医精准辨证施乐治疗强调阴阳平衡、五脏相因、三因制宜，所谓"天人合一"就是辨证施乐治疗的最高理想境界。《素问·四气调神大论篇》有这样的记载："春三月……夜卧早起，广步于庭，被发缓行，以使志生……"强调了符合四时阴阳变化的规律的生活起居习惯能使人与自然达到"天人合一"的和谐状态，进而对人的精神意志进行调养，以达到预防疾病的作用。此外，良好的情绪和心态对癌细胞有强大的杀伤力，是药物所不能替代的。心理疏导主要是利用中医情志心理学基本原理，结合患者身体状况和病理状态，采取情感宣泄、运动释压等方式方法。临床常用的方法主要有谈心开导法、移情易性法，有时也会用暗示疗法、音乐疗法与情志相胜法。运动可以改善癌症患者症状如失眠、疲乏、焦虑等，还能提高免疫功能，并改善生活质量。中医运动指导是指导患者进行中医传统功法，如：八段锦、五禽戏、太极拳等。现代研究也表明，传统功法改善心肺功能、提高运动耐力和生命质量。传统功法强调"调身""调息""调心"三调合一，能从多个角度改善患者的功能障碍，辅助患者治疗。基于中西医整合精准辨证为中心，从施药、外治、药膳、施乐、心理疏导、中医运动等6个方面共建中西医整合精准辨证辅助治疗模式，这将填补目前中西医整合精准靶向治疗模式中的空缺，优势互补，使更多的APL患者获益。

（北京中医药大学东直门医院通州院区　郎海燕）

第十一章

急性髓细胞白血病（非APL）

第一节　急性髓细胞白血病（非APL）的西医治疗

AML治疗的目标是控制并尽可能根除疾病，通过初始诱导治疗达到完全缓解（CR），之后进行巩固和/或维持治疗以加深缓解和延长缓解持续时间。2022年ELN-AML指南推荐在3～5天内尽快获得基因检测的结果，以发现潜在的靶向治疗药物，选择最佳诱导方案。治疗应该强调个体化，结合患者特点采用不同的治疗方案。尤其对于具有特定基因突变的患者而言，小分子靶向药物的地位更加重要。

根据2022年ELN指南、NCCN指南（Version 6.2023）及中华医学会血液学分会2023年发布的成人AML诊疗指南，建议所有AML患者首选参加临床研究，不能参加临床研究的患者参照指南治疗。治疗方案需要根据患者的体能状态、对治疗的耐受性、遗传学危险度分层及治疗后的可检测残留病（MRD）进行动态调整。建议按照Ferrara 2013标准筛选不耐受化疗的患者。对于适合强化化疗的患者，蒽环类药物和阿糖胞苷仍然是强化方案的支柱。2022年ELN-AML指南推荐将FLT3抑制剂纳入伴FLT3突变AML的一线治疗；靶向CD33的抗体偶联药物Gemtuzumab-ozogami-cin（GO）及阿糖胞苷和柔红霉素（DNR）的双药脂质体制剂CPX-351也可用于特定患者的诱导治疗。达到CR（或CRh/CRi）后，患者可接受中大剂量阿糖胞苷为主的治疗方案进行巩固治疗。对于估计复发风险超过35%～40%的患者，缓解后首选异基因造血干细胞移植（allo-HSCT）。此外2022年ELN-AML指南新增加了维持治疗选择，维持治疗的目的是采用最小毒性的治疗方案降低AML复发风险。

一、推荐诱导方案为

1. 适合接受强化诱导的AML患者

（1）常规的诱导治疗方案：标准剂量3+7（IDA 12mg/m²/d或DNR 60~90mg/m²/d×3d联合Ara-C 100~200mg/m²/d×7d，1a类）。

（2）含中剂量Ara-C的诱导治疗方案：高三尖杉酯碱（HHT）2mg/m²/d×7d，DNR 40mg/m²/d×3d，Ara-C前4天为100mg/m²/d，第5、6、7天为1g/m² q12h（1a类）。

（3）其他化疗方案：IA、DA、MA及HA+蒽环类药物组成的方案。化疗药物推荐使用剂量：标准剂量 Ara-C 100~200mg/m²/d×7d。IDA 10~12mg/m²/d×3d、DNR 45~90mg/m²/d×3d、米托蒽醌（Mitox）6~10mg/m²/d×3d、阿克拉霉素（Acla）20mg/m²/d×7d、HHT 2~2.5mg/m²/d×7d（或4mg/m²/d×3d），具体药物剂量可根据患者情况调整。

（4）联合靶向药物的治疗方案：可以酌情考虑在化疗基础上联合靶向药物，中高危组联合维奈克拉（1~2周）；高危组可采用维奈克拉联合去甲基化药物诱导治疗；FLT3突变患者可以联合FLT3抑制剂；IDH突变患者可以联合IDH抑制剂（2b类）

2.不适合强化诱导治疗的AML患者

维奈克拉（100mg，d1；200mg，d2；400mg d3~28）+阿扎胞苷（75mg/m²/d×7d）或地西他滨（20mg/m²/d×5d）（1a类）；阿扎胞苷（75mg/m²/d×7d）或地西他滨（20mg/m²/d×5d）；阿扎胞苷或地西他滨联合小剂量化疗、小剂量化疗±G-CSF（如小剂量Ara-C为基础的方案：CAG、CHG、CMG等，C-阿糖胞苷、A-阿克拉霉素、H-高三尖杉酯碱、M-米托蒽醌）（2b类）；支持治疗。IDH1突变AML可以选择艾伏尼布（500mg，第1~28天）联合阿扎胞苷（75mg/m²/d×7d），每28天1个疗程（1a类）或艾伏尼布单药治疗（2b类）。FLT3突变AML可以选用吉瑞替尼（120mg，第

1~28天）联合维奈克拉（100mg，d1；200mg，d2；400mg，d3~28），或吉瑞替尼（120mg，第1~28天）联合阿扎胞苷（75mg/m²/d×7d），每28天1个疗程（2b类）

3.诱导治疗后监测

建议于诱导治疗后恢复期（停化疗后第21~28天左右）复查骨髓、血象，评估疗效，根据骨髓情况决定下一步治疗方案。接受标准剂量尤其是低强度诱导治疗的患者，可以在诱导过程骨髓抑制期（停化疗后第7~14天）复查骨髓，根据骨髓原始细胞残留及增生情况，调整治疗方案。

1）标准剂量Ara-C诱导治疗后监测：

（1）停化疗后7~14天复查骨髓：

①存在明显的残留白血病细胞（≥10%），可以考虑双诱导治疗，建议方案：标准剂量Ara-C联合蒽环或蒽醌类药物（IDA、DNR或Mitox等）；含G-CSF的预激方案（如CAG方案）；处于骨髓增生低下状态可等待观察。

②残留白血病细胞<10%，但无增生低下，可予双诱导治疗，采用标准剂量Ara-C联合IDA、DNR或Mitox；或等待恢复。

③增生低下，残留白血病细胞<10%，等待恢复

（2）停化疗后第21~28天（骨髓恢复）复查骨髓、血象：

①若骨髓CR，则进入缓解后治疗。

②增生低下，残留白血病细胞<10%，等待恢复。

③骨髓已恢复，但未达CR标准，按治疗失败对待。

2）含中大剂量Ara-C方案诱导治疗后监测建议停化疗后第21～28天（骨髓恢复）复查骨髓、血象。

①若骨髓CR，则进入缓解后治疗。

②增生低下，残留白血病细胞<10%，等待恢复。

③骨髓已恢复，但未达CR标准，按治疗失败对待。

二、AML巩固治疗

AML患者达到CR后，应再次综合评估其耐受性。能够耐受强化疗、从化疗中获益大的患者可积极进行大剂量化疗；能够耐受强化疗、从化疗中获益不大的高危组患者可以积极进行allo-HSCT；不能耐受强化疗、从化疗中获益不大的患者可以选择新的靶向及免疫治疗策略。不能耐受强化疗诱导治疗后在进行危险度分层时，建议根据治疗后可检测残留病（MRD）检测结果进行动态危险度分层调整评估。治疗后MRD持续阳性，或由阴性转为阳性，尤其是巩固治疗完成后MRD阳性的患者，即使遗传学分层属于中低危组，仍然建议进行allo-HSCT。

1. 可以耐受强化疗的 AML 患者 CR 后治疗

（1）预后良好组：

①多疗程的大剂量 Ara-C（3g/m² q12h，6 个剂量），3~4 个疗程（1a 类）。

②其他缓解后治疗方案：

中大剂量 Ara-C（1~2g/m² q12h，6 个剂量）为基础的方案：与蒽环/蒽醌类、氟达拉滨等联合应用，2~3 个疗程后行标准剂量化疗，总的缓解后化疗周期 ≥4 个疗程（1b 类）；

2~3 个疗程中大剂量 Ara-C 为基础的方案巩固，继而行自体 HSCT（1b 类）；

标准剂量化疗（Ara-C 联合蒽环/蒽醌类、HHT、鬼臼类等），总的缓解后化疗周期 ≥6 个疗程，或标准剂量化疗巩固 3~4 个疗程后行（或不行）自体 HSCT（2b 类）。

（2）预后中等组：

①allo-HSCT。寻找供者移植准备期间行 1~2 疗程的中大剂量 Ara-C 为基础的化疗方案或标准剂量化疗（1a 类）。

②多疗程的中大剂量 Ara-C。中大剂量 Ara-C（1.5~3g/m² q12h，6 个剂量），3~4 个疗程，单药应用（1a 类）。

③2~3 个疗程中大剂量 Ara-C 为基础的巩固治疗

后行自体HSCT（1b类）。

④其他巩固治疗方案：

中大剂量Ara-C（1～2g/m² q12h，6个剂量）为基础的方案：与蒽环/蒽醌类、氟达拉滨等联合应用，2～3个疗程后行标准剂量化疗，总的缓解后化疗周期≥4个疗程（1b类）；

标准剂量化疗（Ara-C联合蒽环/蒽醌类、HHT、鬼臼类等），总的缓解后化疗周期≥6个疗程，或标准剂量化疗巩固3～4个疗程后行（或不行）自体HSCT（2b类）。

（3）预后不良组

①尽早行allo-HSCT。寻找供者移植准备期间行1～2疗程的中大剂量Ara-C为基础的化疗方案或标准剂量化疗（1a类）。

②无条件移植者行中大剂量Ara-C（1.5～3g/m² q12h，6个剂量），3～4个疗程，单药应用（1a类）。

③其他巩固治疗方案：

2～3个疗程中大剂量Ara-C为基础的巩固治疗，或标准剂量化疗巩固，继而行自体HSCT（1b类）；

标准剂量化疗巩固（≥6个疗程）（1a类）；

维奈克拉联合去甲基化药物（阿扎胞苷或地西他滨）或去甲基化药物单药治疗，直至疾病进展（2b类）。

（4）如缺乏染色体核型及基因检查结果、无法进行危险度分层的患者，参照预后中等患者治疗。若诊断时 WBC≥100×10⁹/L，按预后不良组治疗。

2.不耐受强化疗的 AML 患者 CR 后治疗

（1）继续前期的低强度治疗方案。

（2）预后良好的患者达到 CR 后，如能够耐受标准剂量化疗，可参照可耐受强化疗 AML 的化疗方案，包括减低剂量/减低毒性预处理方案的 allo-HSCT。

三、AML 维持治疗

经过诱导和巩固治疗后，中高危组患者可用去甲基化药物（如阿扎胞苷或地西他滨）进行维持治疗，直至疾病进展（1b 类）。行 allo-HSCT 的患者，移植后根据复发风险及造血重建状态，FLT3-ITD 阳性患者可选择 FLT3 抑制剂维持治疗，其他患者可选择去甲基化药物维持治疗（1b 类）。

四、复发难治性 AML 的治疗

强调复发难治性患者重新进行染色体和遗传学、分子学的检查（如二代测序、RNA 测序等），作为选择合适治疗方案或临床试验的依据。选择治疗方案时，应综合考虑患者分子遗传学、基因突变、复发时间、患者个体因素（年龄、体能状态、合并症、早期治疗方案）等因素，以及患者与家属的治疗意愿。

（一）早期复发

①临床试验（强烈推荐）；②新药治疗，包括靶向药物与非靶向药物；③最佳支持治疗；④挽救化疗。再次CR后如体能状况允许可以考虑进行allo-HSCT。

（二）晚期复发

①临床试验（强烈推荐）；②重复初始有效的诱导化疗方案；③新药治疗，包括靶向药物与非靶向药物；④挽救化疗。再次CR后如体能状况允许可以考虑进行allo-HSCT；⑤不能耐受化疗或不愿意进一步治疗的患者可采用最佳支持治疗。

（江苏省人民医院　洪鸣）

第二节　急性髓细胞细胞白血病（非APL）的中医治疗

一、概述

急性髓系白血病（acute myeloid leukemia，AML）是一组异质性血液系统恶性肿瘤，以造血干/祖细胞在不同阶段发生分化阻滞、凋亡障碍和恶性增殖为主要特征，临床可见外周及骨髓中原始细胞增多，伴有正常造血细胞功能的受抑。AML是成人急性白血病中最常见的类型，随着人口的老龄化，其发生率伴随着骨髓增生异常，正在不断上升。中医古籍中并无白血病的记载，根据疾病临床表现，常可归于中医"温病""虚劳""血证""癥积""急劳"等范畴。《诸病源候论》中云："夫虚劳者，五劳、六极、七伤是也"，AML中常有乏力气短、面色苍白等虚证症状。《圣济总录 卷八十七 虚劳门》中记载："论曰急劳之病，其证与热劳相似，而得之差暴也，缘禀受不足，忧思气结，营卫俱虚，心肺壅热，金火相刑，脏气传克，或感外邪，故烦躁体热，颊赤心松，头痛盗汗，咳嗽咽干，骨节酸疼，久则肌肤销练，喀诞重血者，皆其候也"，而AML具有起病急、变化快、病情重等特点。为统一规范病名，经专家讨论，根据该病的起病急病情重的病势、位于骨髓的病位、热毒蕴结的病因，将其统一命名为"急髓毒"。

二、治疗原则

本病乃因正气不足，邪毒入里，入血伤髓所致。疾病总属本虚标实，本虚以气血亏虚为主，标实以邪毒、热毒、瘀血、痰湿等实邪为要；治疗中以扶正祛邪为治疗总则。病起多以邪实为主，多见热毒炽盛证、痰瘀互结证，治疗应以攻邪为主，多以清热解毒、活血化瘀、祛痰化湿之品，以消除实邪，缓解病情。病进，邪正交争，正不胜邪，而多见气血两亏之证，更当补气养血以扶正。化疗期患者多胃气大损，又因化疗骨髓抑制期正虚邪伏，气血受损严重，治当以健脾和胃，益气补血以扶正。缓解期多因化疗而耗气伤阴，多见气阴两虚证，故治疗多以益气养阴扶正为主，兼顾解毒达邪。治疗期应强调中医辨证施治与西医基础治疗相结合，达到优势互补，提升整体疗效。

三、中医证治

（一）辨证论治

1.热毒炽盛证

临床表现：常见发热，皮肤及黏膜出血，可见心悸气短，骨痛，口渴，汗出，溺血，便血，便秘，舌边尖红，苔黄欠津，脉象滑数或弦数等。

治法：清热解毒，凉血止血

方药：犀角地黄汤（《外台秘要》）加减

药物：犀角（现用"水牛角"代）、生地黄、芍药、丹皮

方解：以苦咸寒之犀角（现用"水牛角"代）为君，直入血分，凉血清心而解热毒，使热清毒解血宁。臣以甘苦寒之生地黄，清热凉血养阴，既助君药清热凉血，又复已失之阴血。君臣相伍，以清为主，兼以补固。芍药、丹皮为佐，清热凉血，活血散瘀，可收化斑之功。热盛津伤，大便秘结者，加麻子仁、

杏仁润肠通便，加大黄、瓜蒌通腑泻热；有出血者，加仙鹤草、三七；恶心呕吐者，加陈皮、半夏、竹茹等。

2.痰瘀互结证

临床表现：瘰疬痰核，胁下包块，按之坚硬，时有胀痛，或伴有面色不华，舌质暗，苔腻，脉弦细或涩等。

治法：化痰散结，解毒祛瘀

方药：膈下逐瘀汤（《医林改错》卷上）加减

药物：红花、桃仁、当归、川营、赤芍、丹皮、灵脂、乌药、香附、枳壳、元胡、甘草

方解：方以红花、桃仁为君，红花性温，味辛，归心、肝经，具有活血通经、祛瘀止痛之功；桃仁性平，味苦，归心、肝、大肠经，具有活血祛瘀、润肠通便之效，二药相伍，既能活血化瘀，又能散结止痛，共奏活血祛瘀、消痞散积之效。当归、川营、赤芍养血活血，与逐瘀同用，可使瘀血去而不伤阴血；丹皮、灵脂活血清热凉血，化瘀止痛，共为臣药。瘀血阻滞，不通则痛，故配乌药、香附、枳壳、元胡行气止痛，为佐药。甘草为使以调和诸药。久病入络者，加用搜剔入络之品，如水蛭、虻虫、土鳖虫；化瘀散结者，佐以郁金、香附、枳壳、柴胡等理气之品；脾虚不运，痰湿阻滞者，加木香、砂仁、苍术、

厚朴等健脾助运、理气化湿之品。

3.气血两虚证

临床表现：少气懒言，神疲乏力，自汗，面色苍白或萎黄，口唇、爪甲颜色淡，或见心悸，头晕目眩，舌质淡苔白，脉细无力等。

治法：益气补血

方药：人参养荣汤（《太平惠民和剂局方》）加减或八珍汤（《医彻》卷四）加减

药物：人参、黄芪、白术、茯苓、炙甘草、白芍、当归、熟地、陈皮、桂心、五味子、远志、生姜、大枣

方中人参、黄芪、白术、茯苓、炙甘草补脾气益肺气，使气血生化有源白芍、当归、熟地滋阴补血陈皮理气健脾，使补血不滞，补气不壅桂心补阳活血，温化阳气，鼓舞气血生长五味子敛阴止汗，补肺养心远志宁心安神煎加生姜、大枣补脾和中，调和药性。乏力甚者，加用人参大补元气，出血者，加三七粉、艾叶炭；需扶正兼祛邪者，加用半枝莲、猫爪草、仙鹤草、白花蛇舌草。心悸失眠者，加酸枣仁、远志、茯神；脾失运化，食欲减退者，加用砂仁、木香行气，鸡内金、焦三仙健脾，陈皮、香附醒脾。

4.气阴两虚证

临床表现：疲乏无力，头晕，自汗，盗汗，低热

或五心烦热，消瘦，面色苍白，或有闭经，舌质嫩红少苔，脉细数无力等。

治法：益气养阴

方药：生脉散（《内外伤辨惑论·暑伤胃气论》）加减或三才封髓丹（《卫生宝鉴》）合六味地黄汤

药物：人参、麦冬、五味子

方以人参甘温，既大补肺脾之气，又生津液，用为君药。麦冬甘寒，养阴清热，润肺生津，与人参相合，则气阴双补，为臣药。五味子酸敛，既敛阴止汗，又能收敛耗散之肺气而止咳，为佐药。三药相合，一补一润一敛，既补气阴之虚，又敛气阴之散，使气复津生，汗止阴存，脉气得充。阴虚火旺，潮热盗汗，口干咽痛，耳鸣遗精，小便短赤者，加知柏地黄丸；肝肾阴虚者，生地、黄精、补骨脂、何首乌；视物模糊者加枸杞子、桑葚子；持续低热者，加清骨散加减；预防出血加仙鹤草、茜草、景天三七等；有出血症状者，加犀角地黄汤；心悸失眠者，加酸枣仁、远志；纳差者，加炒白术、陈皮、鸡内金、砂仁、谷芽、麦芽、生山楂等；汗出多者，加煅牡蛎、煅龙骨，浮小麦以收敛止汗。

（二）中成药

1.化疗期用药

化疗期可配合具有抗癌作用的中成药以祛邪，并提高患者治疗耐受性。

（1）青黄散胶囊：青黛、雄黄组成的青黄散有解毒化瘀功效，适用于治疗白血病，且根据相关实验数据发现青黄散对正常造血细胞无明显不良影响。

（2）六神丸中包含牛黄、麝香、雄黄、蟾酥等中药，具有清热解毒、消肿散结之功，可用于治疗包括白血病在内的肿瘤类疾病。

2.骨髓抑制期用药

骨髓抑制期可选用具有补气养血、健脾补肾作用的中成药以扶正，如芪胶生白胶囊、益血生胶囊、复方皂矾丸、生血宝合剂等中成药，对化疗后白细胞减少均有一定的改善作用，促进骨髓造血恢复。

3.化疗不良反应用药

（1）恶心、食少：为化疗用药期间常见的不良反应。中成药可选用气滞胃痛颗粒、枳术丸、香砂养胃丸等。

（2）便秘、肠梗阻：便秘、肠梗阻为化疗后常见的消化道反应，严重的肠梗阻可危及生命。为气血亏虚、肠燥津亏所致，可以用麻子仁丸治疗。

（三）药物外治

中医外治法是指通过非口服药物的方法，直接作用于人体表面，以达到调节人体功能、缓解病症的治疗方法。在 AML 患者的治疗中，中医外治法可以有效缓解患者的口腔溃疡、脾胃虚弱、疼痛、失眠等问题，提高患者的生存质量。其中，康复新液含漱疗法可以缓解口腔问题，四子散热熨可以扶正补虚、促进脾胃运化，交泰丸贴敷涌泉可以调节脏腑气机、改善睡眠（具体见第十七章第三节）。中医外治法的应用，不仅可以有效降低医疗成本，提高治疗效率，还可以让患者在家中自行操作，方便快捷。

（四）针灸疗法

1.电针

经皮穴位电刺激足三里、神阙穴能起到疏通经络、舒筋整复、滑利关节、活血化瘀，从而调整脏腑气血功能，增强人体免疫能力，减轻化疗引起的恶心、呕吐。

2.热敏灸

AML 患者化疗治疗后，患者阳气虚损。热敏灸通过温热作用，调理气血和疏通经络，具有温经通络、温阳补虚、散寒祛邪等作用。主要穴位包括大椎、肾俞、脾俞、胃俞、膈俞，可以改善化疗患者胃肠道不适、骨髓抑制、癌痛等情况。

四、相关处理建议

（一）化疗后骨髓抑制

骨髓抑制多见乏力、口干、头晕眼花、四肢疲软乏力、纳呆等，属于中医虚劳的范畴，可予八珍汤、当归补血汤、甘麦大枣汤等治疗。

（二）化疗后胃肠道反应

胃肠道反应多见呃逆呕吐、腹痛泄泻、腹胀便秘等，湿热证者可选用黄连温胆汤，以降逆和胃化湿为主；湿热伤阴者可选用生脉饮合二陈汤加减，以燥湿养阴清热为主；气阴两虚型者可选用生脉饮合四君子汤，以益气阴、健脾胃为主。

（三）口腔溃疡

口腔黏膜炎属于中医口疮、口疮、舌疮等范畴。心开窍于舌，脾开窍于口，因此中医理论认为口腔黏膜炎与脾虚火旺有关。可予解毒愈疮漱口方（组方：枸杞 10g，金银花 10g，杭白菊 6g，木蝴蝶 3g，马勃 3g，细辛 3g）含漱。口腔出血伴溃疡者，加五倍子、白茅根、仙鹤草、藕节，以养阴生肌，收敛止血；有出血现象，局部涂抹云南白药；口腔出现霉菌感染者，用金银花、大青叶、板蓝根、五倍子，水煎含服，以清热解毒，收湿敛疮。

（四）异基因造血干细胞移植术后移植物抗宿主病（GVHD）

传统中医认为，造血干细胞移植后移植物表现为湿热毒。脾阳的健运和肾阳的和煦作用是补充气血、祛湿热毒的关键。可选用扶正固本解毒逐湿方（组方：蒲公英15g，防风12g，僵蚕15g，黄芪20g，党参15g，生地黄15g，蝉蜕6g，茯苓15g，白术15g，甘草6g）。针对肝脏GVHD，可以采用清热利胆、祛湿退黄、活血化瘀等治法。具体治疗方案包括龙胆泻肝汤合茵陈蒿汤、茵陈五苓散、如意黄金散合安宫牛黄丸、血府逐瘀汤合茵陈蒿汤等。在治疗过程中，需要根据病情的实虚综合应用中药以达到治疗的目的。

（五）骨髓恢复期

此时病机为正盛邪退，气血渐充；临床上多见气阴两虚证，治法当以益气养阴、调补阴阳，方药以归脾汤、一贯煎、二至丸加减。

（六）焦虑、睡眠障碍

睡眠障碍多见晚上不能或难以入睡，症状轻微时出现入睡困难，严重时甚至会整晚不眠，属中医不寐的范畴，肝血不足，虚热内扰者，可予酸枣仁汤。

五、预防调护

（一）情志调护

患者病情可因情志因素加重，故应多与患者进行沟通交流，给予正确的疏导，给予同情、理解和安慰，帮助患者调摄精神，避免情绪过激，从而建立有利于治疗的良好心态，取得患者的配合，获得良好疗效。

（二）饮食调护

给予患者进食高热量、高蛋白、高维生素、适量纤维素、清淡易消化饮食，保证每天饮水量。避免进食生冷不洁、肥甘厚腻、辛辣刺激与产气过多的食物。饮食定时定量，不可过饥过饱，避免饭后立即平卧。当出现恶心呕吐时应暂缓停止进食，及时清除口腔内呕吐物，保持口腔清洁。

（三）起居调护

保持病室安静，光线柔和，空气流通，注意防寒保暖，尽量减少探视，尽量避免患者去人多拥挤的地方，减少感染的可能性。病情轻或缓解期患者可根据自身情况适当活动，避免过劳。病情重者，应绝对卧床休息。

（四）其他

讲究个人卫生，保持皮肤、口腔清洁，经常检查口腔、咽部有无感染，每日检测体温；勿用牙签剔牙，用软毛牙刷；勿用手挖鼻，避免创伤；定期门诊复查。

（浙江省中医院　吴迪炯）

第三节　急性髓细胞白血病（非APL）的中西整合治疗

一、概述

AML是发生于髓系造血干/祖细胞的恶性疾病，以骨髓和外周血中原始和幼稚的髓系细胞异常增生为主要特征。近年来，AML的发病率随人群年龄增长而稳定增高，根据美国国立卫生研究院统计，AML的5年生存率为31.7%，而难治复发AML的5年生存率不足10%。如何延长AML患者的生存期及提高生活质量仍需进一步探索和努力。在AML的诊治历程中，中国的血液工作者从中国古代科学的瑰宝——中医药中挖掘有效的治疗手段和用药，研发了包括亚砷酸、高三尖杉酯碱等AML治疗的一线用药，写入了国内乃至国际的临床诊疗指南中。随着中医的深入研究，中药复方、中成药、针灸等各种中医治疗越来越多地被应用于AML的治疗，传统中医与现代医学整合治疗AML成为临床共识。

中西医整合治疗 AML 体现在多个方面，首先是治疗理念的融合。人是一个统一的整体，中医治疗强调整体观，十分重视妥善处理局部与整体的关系，追求"平和"。通过辨证论治调节体内阴阳平和，改变肿瘤赖以生存的内环境，从而抑制肿瘤增殖，所谓"正气存内，邪不可干"。因此，中医主要是调动人的内在力量，而西医主要借助人身外来力量针对"病"，根据 AML 患者化疗耐受性进行综合评估，分层治疗。AML 的中西医治疗理念的整合即不仅要调节机体内环境的平衡，还要从源头上控制肿瘤细胞的形成及发展，诠释了"固本清源"理论的科学内涵。在这一理论指导下，AML 的中西医治疗经历了从辨证/辨病相结合到分阶段分期论治的变化。目前，大多数医家将 AML 的治疗分为四期：化疗前期、化疗期、化疗后期和缓解期。临床上，根据病症表现四诊合参，辨证论治。化疗前期和化疗期 AML 患者邪实而正气尚存，热毒炽盛见证较多，治疗以"清"为主，宜清热解毒、凉血止血；同时可见痰瘀互结证，治以化痰散结，解毒祛瘀。化疗后期和缓解期辨证以气阴两虚和气血两虚多见，治疗以"补"为主，宜益气补血养阴，同时兼顾清热解毒、活血化瘀，以清除体内之余毒。

二、中西整合治疗

（一）中医药联合标准化疗

化疗期常常是肿瘤细胞负荷高的阶段，该阶段病理因素主要为"毒、瘀、虚"，因此化疗期以扶正兼解毒祛邪为主，主要是清热解毒、补虚。在化疗期执行常规化疗方案时加服中药的中西医结合治疗方法一定程度上可减轻骨髓抑制状态和化疗不良反应，提升化疗期间患者生活质量。参照文献，在 MA（米托蒽醌+阿糖胞苷）化疗方案时联用解毒化瘀方，可减轻化疗毒副反应，保护心脏及肝、肾功能等，降低化疗引起的相关死亡率；在 AML 化疗诱导缓解期、骨髓抑制期序贯联合应用参芪杀白汤、参芪仙补汤可显著提高诱导缓解率及总有效率，减少毒副反应，并可促进骨髓造血恢复，减少血制品输注；因此，中药复方配合常规化疗有增效减毒的作用。

化疗间歇期治疗目的在于抑制肿瘤进展、有效治疗并发症，改善生活质量、延长生存期。西医学采用口服靶向药、去甲基化和支持治疗等，中医以益气固元为主，解毒祛邪为辅。对于痰瘀互结证，在 CAG（阿克拉霉素+阿糖胞苷+粒细胞集落刺激因子）、MAE（米托蒽醌、阿糖胞苷、足叶乙甙）化疗方案时联用复方浙贝颗粒，能够明显提高难治性急性白血病 1 个周期的化疗缓解率；对于气阴两虚证，可在 DA（柔红霉素+阿糖胞苷）诱导方案上施以益气养阴汤等，或在化疗方案基础上联用参芪杀白汤等加减；对于气血亏虚证，在 DCAG（地西他滨+阿克拉霉素+阿糖胞苷+粒细胞集落刺激因子）方案时可予扶正解毒汤等，或是在地西他滨、CAG 方案基础上联合八珍汤等。

（二）中医药联合低强度化疗

老年群体是 AML 的高风险人群，由于基础疾病和身体机能的衰退，标准剂量化疗的应用受到一定的限制。低强度化疗是老年 AML 的常用方案，但仍然面临耐药、复发以及不良反应的问题。根据中医理论，老年人以五脏虚衰、精气不足为根本，虽生髓毒而不耐攻伐。中医药治疗基本原则是扶正解毒，根据辨证可采取益气养阴、健脾益肾、解毒祛邪、疏肝理气等治疗方法。现有研究指出，中药联合低强度化疗对于老年 AML 的治疗具有优势。回生胶囊联合小剂量 DA 3-7 或 HA 化疗方案在 22 例老年 AML 患者中达到了 72.73% 的总有效率，且具备较低的毒副反应。抗白延年汤联合小剂量 HAA（高三尖杉酯碱+阿克拉霉素+阿糖胞苷）或 DA 方案，能显著提高患者第一次诱导化疗的通过率（85.7% vs. 62.2%），且改善了化疗相关病死率、感染及骨髓抑制等不良事件。CAG 化疗与健脾益肾法的联合显著提高了有效率与生存质量，并减少对血制品输注的依赖。代文斌等从伏毒理论出发，将升麻鳖甲汤与 CAG 方案联合，亦表现出增效减毒的联合作用（有效率 71% vs. 54%）。此外，DCAG 化疗方案联合康艾注射液也可有效改善患者心血管及免疫功能，有利于减少化疗相关的心血管事件与感染的发生。因此，联合中医药，相较于单纯化疗，对于老年 AML 治疗有效率的提升和不良反应的减少有着重要意义。

（三）复发难治性 AML 中西医整合治疗

参照文献，复发难治性 AML 异质性强，预后极差，5 年生存率不足 10%。最新指南推荐符合条件的复发难治性 AML 患者首选参加临床试验，其他治疗包括靶向治疗、化疗后序贯异基因造血干细胞移植、免疫治疗等。中医认为白血病患者经过长期反复化疗药物的使用，易致机体正气亏虚，气机运行不畅，毒邪留滞，导致痰凝血瘀，最终引发复发难治性白血病。其病性属本虚标实，本虚以气阴、气血两虚为主，而标实以痰、瘀、毒为患。北京东直门医院血液科基于难治性白血病"痰瘀互阻"的病机特点，以浙贝母、川芎、汉防己组成的复方浙贝颗粒联合西医标准化疗治疗难治性白血病，开展了一项随机、双盲、多中心的临床研究。结果发现复方浙贝颗粒能提高难治性急性白血病的临床缓解率（80.3% vs. 25.8%），延长持续缓解（中位时间172天 vs. 115天）和生存时间（中位时间363天 vs. 201天）。天津中医药大学第一附属医院基于白血病"气阴两虚"的本质，采用益气养阴方联合常规标准化疗治疗难治性急性白血病，相较于单纯化疗组，联合治疗组能够提高骨髓缓解率，显著改善中医证候，降低治疗后G0/G1期的比例，提示益气养阴方能够通过调控白血病干细胞进入细胞周期，增加化疗敏感性，从而逆转多药耐药。广东省中医院血液科采用中医序贯疗法，根据白血病化疗不同阶段，分别在化疗前期、化疗期和化疗后期给予增敏的川芎嗪注射液、增效的苦参碱注射液以及扶正的参附注射液，发现中药序贯联合化疗能够提高难治性白血病的疗效，同时减轻造血系统毒性反应与感染的发生率。此外，具有独创见地的中药单体——高三尖杉酯碱，联合维奈托克、阿扎胞苷的新方案治疗96例复发难治性AML，总体有效率高达78.1%。复发难治性AML耐药机制复杂，在传统西医治疗基础上辅以中药，能够达到增效减毒的作用，使更多的患者获益。

（四）中药单体联合西医治疗

AML化疗副作用大，容易复发，且化疗后抵抗力下降，易产生各种并发症，降低患者的生活质量。因此，增效减毒的中药在临床的应用中备受关注。现有研究发现，一些中药活性成分具有抗AML的作用，其机制与调节白血病细胞信号通路、调控白血病肿瘤微环境、逆转多药耐药、增强免疫力有关。两种或多种中药单体联合使用可能增强治疗效果。如姜黄素与三氧化二砷联合给药相较于单独给药，对白血病细胞的增殖抑制作用更加明显。中药单体与西药（如多柔比星等）联合使用可发挥协同抗白血病效应。同时，中药单体能提高AML患者对化疗药物的敏感性，增强化疗效果，降低化疗药物的毒副作用，提高患者对化疗的耐受性。现今发现的治疗AML的中药单体有多种类型。萜类化合物包括冬凌草甲素、高三尖杉酯碱等；酚类化合物包括汉黄芩苷、姜黄素、紫草素、白藜芦醇等；含氮杂环化合物包括苦参碱、氧化苦参碱和其他苦参生物碱；砷类化合物包括砒霜、雄黄等。目前很多扶正类中药，如附子、人参、黄芪等，可提取出一种或多种有效成分，如附子水提取物、天冬总皂苷、续断皂苷、淫羊藿甙、人参皂苷、黄芪多糖、当归多糖、补骨脂素等，均对AML有治疗作用。因此，进一步挖掘中药活性成分，研究其抗AML效果，在临床中具有重要应用价值。未来还可结合临床AML治疗评价指标，探索中药单体的配方和最佳剂量，为AML治疗提供更加有效的药物。

综上，中西医整合治疗白血病不是简单的结合或叠加，需要首先在疾病认识上进行统一的认识，相互融合理念；其次，需要明了疾病的发生发展，了解疾病变化过程中机体气血阴阳的变化规律；最后，在治疗方案的选择过程中，权衡利弊，运用整合的思维，各取所长、各尽其用。随着对AML疾病发病机制和疾病特征的不断探究以及现代中医药的不断发展，中西医整合治疗白血病必将发挥其应有的作用，向治愈疾病迈出更坚实的步伐。

（浙江省中医院　吴迪炯）

第三篇　白血病的中西整合治疗

第十二章

急性淋巴细胞白血病

第一节　急性淋巴细胞白血病的西医治疗

急性淋巴细胞白血病（Acute Lymphoblastic Leuke-mia，ALL）是起源于前体淋巴细胞的血液系统恶性肿瘤。ALL全球年发病率约为 1~4/10万。ALL约占儿童急性白血病的 75%，成人急性白血病的 20%~30%。ALL可以发生在各个年龄段在儿童和青少年中更为常见，儿童ALL的发病年龄范围广泛，儿童平均诊断年龄为 4~5 岁，成人为 15~30 岁。

一、诊断前评估内容

急性淋巴细胞白血病临床表现多样，主要以正常骨髓造血功能受到抑制和白血病浸润相关表现，前者表现为贫血、发热和出血等症状，后者以肝脾淋巴结和受累部位症状体征为特征；其中，以淋巴母细胞淋巴瘤起病患者，常出现纵隔和/或横膈以上淋巴结、肝脾肿大、咳嗽、气促甚至呼吸窘迫或上腔静脉阻塞综合症等症状。

表12-1　诊断前评估内容

	Ⅰ级推荐	Ⅱ级推荐
病史、体格检查	主诉，现病史，既往史，家族史，生长发育史放射线、化学毒物接触史；贫血和出血表现，皮疹，浅表淋巴结、肝脾、睾丸神经系统体征等	
实验室检查	全血细胞计数及分类，尿便常规，肝肾功能、心功能，电解质，凝血功能	
骨髓检查	MICM分型（骨髓细胞形态学、骨髓组化染色免疫分型、染色体核型分析、FISH检查、融合基因定性及定量RT-PCR	骨髓活检，NGS，IgH/TCR重排定量PCR，RNA seq，药物基因组测定（TPMT及NUDT15）
影像学检查	心电图，心脏彩超，腹部超声，淋巴结超声睾丸超声，头颅CT/MRI	

二、诊断

（一）诊断标准

ALL诊断应结合细胞形态学、免疫学、遗传学和分子学等综合MICM信息。骨髓中原始/幼稚淋巴细胞比例≥20%才可以诊断ALL（少数患者因发热、使用糖皮质激素可导致原始细胞比例不足20%，需要结合病史和其他检查鉴别诊断）。WHO分型将LBL和ALL整合为ALL/LBL，传统上，以结外侵犯首发、骨髓原始/幼稚淋巴细胞比例小于25%者定义为LBL，骨髓原始/

幼稚细胞比例大于 25% 定义为 ALL。病理特征上，LBL病理形态以胞体中到大细胞、典型曲折细胞核、核分裂象多见、TdT强阳性的母细胞样异性细胞浸润、破坏正常淋巴结组织结构为特征。

（二）鉴别诊断

对于系别特征不明确的急性白血病，需注意与混合表型白血病进行鉴别；值得注意的是，随着免疫学和血液病学发展，传统的欧洲白血病免疫分型协作组EGIL分类标准，在混合表型白血病分型标准上过于宽泛，容易将兼有 T 细胞（CD3⁺）、髓系（CD13⁺/CD33⁺）和干细胞（CD34⁺/CD117⁺/HLA⁻DR⁺）特征的早前 T 细胞 ALL，错误划分为 T-M 混合白血病；因此，包括ALL、AML 和 MPAL 的分类标准，建议参考 WHO 2022标准。

三、诊断分型和预后分层

（一）诊断分型及预后分层

根据 WHO2022 标准，ALL/LBL 分类 B-ALL/LBL，T-ALL/LBL 两类；其余分类具体如下：

表 12-2　WHO 2022 ALL/LBL 的分类及预后分层

系别	亚型	预后分层
B-ALL/LBL，非特指		
B-ALL/LBL，伴重现性遗传学异常		

系列	亚型	预后分层
	伴超二倍体	预后良好
	伴亚二倍体（低二倍体）	预后不良
	伴iAMP21	预后不良
	伴BCR::ABL1融合	预后良好
	伴BCR::ABL1样特征	预后不良
	伴KMT2A重排	预后不良
	伴ETV6::RUNX1特征	预后良好
	伴ETV6::RUNX1样特征	预后不良
	伴TCF3::PBX1融合	预后良好
	伴IGH::IL3融合	预后不良
	伴TCF3::HLF融合	预后不良
	伴其他特定遗传学异常	
T-ALL/LBL，非特指		
	早期前体T细胞型，ETP-ALL/LBL	预后不良/有争议

（二）预后危险度

表12-3 成人ALL预后危险度（非遗传因素）

	预后好	预后差	
		B-ALL	T-ALL
诊断时白细胞（10^9/L）	<30	>30	>100
免疫表型	胸腺T	早期前B（CD10⁻）前体B（CD10⁻）	早期前T（CD1a⁻，sCD3⁻）成熟T（CD1a⁻，sCD3⁺）
治疗达到CR时间	早期	较晚（>3~4周）	

	预后好	预后差	
		B-ALL	T-ALL
CR 后 MRD	阴性<10⁻⁴	阳性>10⁻⁴	
年龄	<35 岁	≥35 岁	
其他因素	依从性，耐受性及多药耐药，药物代谢多态性等		

四、治疗

ALL 的治疗包括诱导治疗、缓解后治疗（巩固强化治疗、维持治疗、造血干细胞移植）、难治/复发 ALL 的治疗，中枢神经系统白血病的防治。近年来，随着对 ALL 分子遗传学和发病机制更深入的认识，根据疾病危险度分层治疗，监测微小残留病（MRD）指导治疗，以及靶向药物免疫治疗的问世，ALL 患者的疗效、生存结果和治愈率已显著提高。

（一）治疗目标

（1）治愈：最主要的治疗目标是实现患者的长期无病生存，即完全根治 ALL。通过采用不同的治疗方案，包括化疗、放疗、干细胞移植等，以尽可能彻底地清除白血病细胞。

（2）缓解：在治疗过程中，尽可能快速地降低患者体内的白血病细胞数量，恢复正常的血液学指标，缓解相关症状和体征。

（3）预防复发：除了达到缓解的目标外，还要尽可能预防 ALL 的复发。这可能需要长期地维持治疗，包括持续的化疗、靶向治疗、干细胞移植等。

（4）最小化治疗相关的毒性：治疗 ALL 常常涉及强化化疗和放疗等强有力的治疗手段，这些治疗可能会引起一系列的副作用和并发症。因此，最小化治疗相关的毒性也是治疗目标之一，尽量减少对患者的身体负担。

（5）改善生活质量：除了治疗效果外，还要关注患者的心理和社会支持，提供必要的心理支持和康复护理，以提高患者的生活质量。

（二）诱导治疗

表 12-4　费城染色体阴性 ALL 诱导治疗

分型		I 级推荐	II 级推荐	III 级推荐
B-ALL	年龄<40 岁	多药联合化疗方案（优先选择儿童特点方案）	多药联合化疗（VDP / VDCP / VDLP/VDCLP）方案（CD20 阳性者可联合抗 CD20 单抗）	参加临床研究
	年龄 ≥40 岁，<65 岁	多药联合化疗方案（CD20 阳性者可联合抗 CD20 单抗）	参加临床研究	

分型		I级推荐	II级推荐	III级推荐
	年龄≥65岁	VDP/VP方案（CD20阳性者可联合抗CD20单抗）	参加临床研究	奥加伊妥珠单抗+Mini-CVD方案
T-ALL	Non-ETP型	Hyper-CVAD/MA方案	VDP / VDCP / VDLP / VDCLP方案	参加临床研究
	ETP型	VDCP/VDCLP方案	参加临床研究	

表12-5　费城染色体阳性ALL诱导治疗

分型	I级推荐	II级推荐	III级推荐
年龄<65岁	TKI抑制剂+VDP/VP方案	TKI抑制剂+Hyper-CVAD方案	TKI抑制剂+贝林妥欧单抗参加临床研究
年龄>65岁，或有严重合并症	TKI抑制剂+VP方案TKI抑制剂+泼尼松	TKI抑制剂+贝林妥欧单抗参加临床研究	

（三）诱导后治疗

表12-6　成人费城染色体阴性ALL诱导后治疗

分型	分层	I级推荐	II级推荐	III级推荐
低危组，MRD持续阴性	年龄<65岁	多药联合化疗方案巩固治疗后进入维持治疗	异基因造血干细胞移植（有合适供者）	自体造血干细胞移植（巩固治疗后）

分型	分层	I级推荐	II级推荐	III级推荐
	年龄≥65岁	多药联合化疗方案巩固后进入维持治疗（CD20阳性者可联合抗CD20单抗）	参加临床研究	
低危组，MRD持续阳性	年龄<65岁	异基因造血干细胞移植（HLA相合供者或替代供者）或贝林妥欧单抗清除残留治疗后桥接异基因造血干细胞移植	参加临床研究	
	年龄≥65岁	多药联合化疗方案巩固后进入维持治疗 贝林妥欧单抗清除残留治疗后进入维持治疗	参加临床研究	

表 12-7　费城染色体阳性 ALL 诱导后治疗

分型	分层	I级推荐	II级推荐	III级推荐
MRD持续阴性	年龄<65岁	异基因造血干细胞移植（有合适供者）	自体造血干细胞移植（巩固治疗后）	参加临床研究

分型	分层	I级推荐	II级推荐	III级推荐
MRD 持续阳性	年龄≥65 岁	TKI 抑制剂联合化疗方案巩固治疗后进入维持治疗（CD20 阳性者可联合抗 CD20 单抗）	参加临床研究	
	年龄<65 岁	贝林妥欧单抗清除残留治疗后桥接异基因造血干细胞移植（HLA 相合供者或替代供者）	参加临床研究	
	年龄≥65 岁	TKI 抑制剂联合化疗方案巩固治疗后进入维持治疗	贝林妥欧单抗治疗后进入维持治疗	参加临床研究

（四）复发难治 ALL 治疗

表 12-8　复发难治淋巴细胞白血病

分型	分层	I级推荐	II级推荐	III级推荐
Ph-ALL	B-ALL 分子突变特征检测	参加临床研究联合免疫靶向治疗贝林妥欧单抗奥加伊妥珠单抗获得缓解后桥接异基因造血干细胞移植	联合分子靶向治疗（Ph-like ALL）嵌合抗原受体 T 细胞（CAR-T）	

分型	分层	Ⅰ级推荐	Ⅱ级推荐	Ⅲ级推荐
	T-ALL 分子突变特征检测	TKI 抑制剂联合化疗方案巩固治疗后进入维持治疗（CD20 阳性者可联合抗 CD20 单抗）	奈拉滨联合分子靶向治疗（ETP - ALL）	
Ph+ALL	ABL 激酶突变状况	调整 TKI 药物达沙替尼、尼罗替尼、氟马替尼、泊那替尼、奥雷巴替尼获得缓解后桥接异基因造血干细胞移植	参加临床研究联合分子靶向治疗联合免疫靶向治疗贝林妥欧单抗奥加伊妥珠单抗嵌合抗原受体 T 细胞（CAR - T）	

　　自 20 世纪 60~70 年代，德国 BFM、美国 COG 和 St Jude 儿童医院等开始对儿童 ALL 治疗的系统研究，通过不断优化方案，促进了儿童 ALL 疗效的不断进步，长期生存达到 80%~90%：

　　（1）设计并明确泼尼松试验对于预后和治疗的指导意义：激素敏感性是儿童 ALL 细胞遗传学、免疫学等预后因素的综合治疗反应，具有独立预后意义，成为儿童 ALL 治疗方案重要组成部分，在成人方案如意大利 GIMEMA-ALL-0288、法国 GRAALL-2003 等也得到临床验证及应用；

（2）建立完善了MICM结合治疗反应的临床分层体系：BFM系列方案建立了基于治疗反应的临床分层体系，从BFM-90后逐渐加入细胞遗传学、免疫分型、微小残留病变（MRD）水平等预后因素，逐渐完善了科学准确的临床分层体系，深刻影响了成人ALL的临床分层，如德国GMALL方案、英国GRAALL-2005方案均将激素敏感性、MRD水平纳入危险分层；

（3）确立了早期强化治疗的重要性：BFM系列方案确立了诱导缓解后分层指导多药序贯的早期强化治疗原则，以大剂量氨甲喋呤、阿糖胞苷和环磷酰胺为主的强化治疗模块，显著改善了高危组儿童ALL的长期生存率，成为儿童ALL/LBL治疗取得成功的关键因素之；

（4）优化方案提高疗效的同时降低治疗并发症：BFM系列研究验证和优化了大剂量L-asp和MTX使用、强化治疗组合、再诱导治疗、维持治疗等重要问题，稳步提高了长期生存率。

儿童样方案目前已逐渐成为成人ALL，特别是青少年和年轻成人ALL治疗主流方案，目前我国成人ALL指南和NCCN指南推荐青少年和年轻成人优先选择儿童样化疗方案；在年龄界限上，大部分临床研究将儿童样方案的年龄上限设置至40～45岁，GRAALL

协作组设置在55岁；在方案组成上，儿童样方案以非骨髓抑制性抗感谢药物为主，以门冬酰胺酶、甲氨蝶呤、长春新碱、糖皮质激素等主要成分，而蒽环类药物、阿糖胞苷等骨髓抑制药物比重低。其中，培门冬酶是儿童样化疗方案的重要组成部分，在诱导缓解和巩固强化治疗中，培门冬酶发挥抗代谢效应并与其他药物协同，维持微小残留病（MRD）的治疗反应，提高 AYA 患者 ALL 的无事件生存和总体生存。研究发现，儿童样方案中门冬酰胺酶累积剂量与无事件生存率相关：相比低于累积剂量界值，接受超过20周或25周普通门冬酰胺酶的儿童 ALL 患者，无事件生存率显著提高了9%～17%；美国 Dana-Farber 癌症中心针对儿童和18～50岁的年轻成人 ALL，采用含30周强化门冬酰胺酶的化疗方案，5年无事件生存率分别达到89%和78%；NOPHO2008 方案通过随机对照研究，对比长周期（15剂/2周间隔）和短周期（11剂/6周间隔）培门冬酶方案的区别，证实短周期方案可获得相似生存但安全性更好，进一步优化了培门冬酶的用法用量。对于接受异基因造血干细胞移植患者，成人费城阴性 ALL 采用儿童样化疗方案，移植前培门冬酶累积剂量达到4剂，显著降低移植后无复发生存率。

诱导缓解治疗：ALL 诱导治疗多采用含门冬酰胺酶为基础的多药诱导方案，完全缓解率可达90%以上；德国BFM方案首创在VLDP诱导前加入了一周的泼尼松预治疗，以降低肿瘤负荷、减少肿瘤溶解综合征并评估治疗反应，同时在诱导缓解期即开始MTX单药鞘注防治中枢神经系统累及。美国St Jude儿童医院方案与BFM系列方案类似，诱导缓解期间即开始预防性鞘注化疗。相比普通门冬酰胺酶，长效门冬酰胺按酶制剂培门冬酶不良反应更低，NCCN成人指南和我国CCCG-ALL-2015儿童方案等临床研究均逐渐推荐培门冬酶替代普通门冬酰胺酶制剂。诱导中期过程中和结束后的治疗反应是评估疗效、判断预后和调整治疗的重要依据；德国BFM-90方案、GMALL协作组、欧洲GRAALL-2003/2005等儿童方案均根据诱导中期、诱导结束进行MRD疗效评价，根据MRD结果调整进入高危组ALL治疗方案。美国St Jude儿童医院其在TT ALL系列方案中设计了基于分子生物学评价MRD的危险分层体系。

强化/巩固治疗：强化/巩固治疗的原则，是在诱导缓解后需采用密度和强度依赖的化疗以迅速进一步降低肿瘤负荷和提高缓解深度。目前强化/巩固治疗常采用的是大剂量CTX、Ara-C和MTX联合培门冬酶的交替组合。在儿童样化疗方案中，B-ALL中MTX剂量为$3g/m^2$，T-ALL中MTX剂量为$5g/m^2$；大剂量MTX使用过程中，需要注意以下几点：①MTX代谢基因MT-

FHR检测，基于代谢基因SNP调整用药；②MTX用药前的充分水化碱化准备；③MTX浓度超窗的解救预案，参照下表执行；④MTX出现药物性急性肾功能损害，出现少尿和无尿时，需要启动肾替代治疗；同时，由于MTX在血浆中蛋白结合率高超过50%，普通血液透析难以清除高浓度MTX，需要进行高剂量血液灌流快速吸附降低MTX浓度。

表 12-8　甲氨蝶呤浓度超窗的处理预案

[MTX] μM 44–48h	[MTX] μM 68–72h	CF 单次剂量
<1.0	<0.4	15mg/m^2
1.0<[MTX]<2.0	0.4<[MTX]<0.5	30mg/m^2
2.0<[MTX]<3.0	0.5<[MTX]<0.6	45mg/m^2
3.0<[MTX]<4.0	0.6<[MTX]<0.7	60mg/m^2
4.0<[MTX]<5.0	>0.7	75mg/m^2
>5.0	>0.7	=MTX×体重（kg）
>10		高剂量血液灌流
每 24 小时复查至<检测低值至停止解救		

再诱导治疗：再诱导作为整个治疗方案中的组成部分，在ALL/LBL中占有重要地位，一般设计在巩固强化治疗的间歇期进行原诱导方案的再诱导。

维持治疗：维持治疗对于ALL是重要的治疗手段，基于POMP方案（泼尼松、长春新碱、氨甲喋呤和6巯基嘌呤）的维持治疗的时间一般为2~3年。

中枢神经系统治疗：目前中枢神经系统白血病的传统防治策略主要是放疗、大剂量化疗和以MTX+

Ara-C+地塞米松三联或MTX、Ara-C交替鞘注。头颅放疗是中枢神经系统白血病（CNS-L）防治并取得了显著疗效，脑白质病变是其主要远期并发症，近年儿童ALL的临床研究逐渐采用鞘注替代头颅放疗，改善患儿生活质量。我国学者总结了CD19 CAR-T治疗伴有中枢受累的B-ALL临床资料显示，48例伴有CNS-L的B-ALL患者，接受CAR-T治疗后，41例患者达到CNSL缓解，中位随访11.5月，1年CNSL累积复发率为11.3%，远低于31.1%的骨髓复发率，提示CAR-T是CNSL治疗有效手段。

五、治疗反应定义及评估标准

表12-9 ALL的反应评估标准

类型	分类	定义
血液学反应标准	完全缓解（Complete remission, CR）	骨髓原始细胞<5% 无髓外疾病 中性粒细胞绝对计数>1×10^9/L 血小板计数>100×10^9/L（不依赖红细胞输注） 如果有：MRD<1%
	不完全缓解（Complete Remission with Incomplete Blood Count Recovery, CRi）	除了残留血小板减少<100×10^9/L或中性粒细胞减少<1×10^9/L，其他符合所有CR标准 如果有：MRD<1%

类型	分类	定义
	形态学无白血病状态	骨髓原始细胞<5% 无髓外疾病 无需血液学缓解 如果有:MRD<1%
	部分缓解（Partial remission，PR）	仅在1和2期临床试验中相关；所有CR的血液学标准；骨髓原始细胞比例下降至5%~25%；以及治疗前骨髓原始细胞比例至少下降50%，如果可用：MRD<1%时视为CR
	失败	以上条件均不符合 如果有:MRD<1%
MRD缓解标准（类型1）	完全MRD缓解	未检测到MRD
	MRD失败	MRD>0.01%（即10^{-4}）
	MRD（其他）	
	阴性	MRD阴性，但灵敏度不足
	阳性/中等	MRD阳性低于0.01%，可量化 MRD阳性低于0.01%，不可量化 MRD阳性，不可量化
MRD缓解标准（类型2）	MRD完全缓解	未检测到MRD
	MRD持续	任何可量化的MRD
髓外缓解评估标准	NHL公布的标准 根据NHL标准，在CRu/PR情况下进行PET	

（南方医科大学南方医院　周红升）

第二节　急性淋巴细胞白血病的中医治疗

一、诊断标准

（一）疾病诊断

采用《血液病诊断及疗效标准》第四版（沈悌、赵永强主编，科学出版社，2018年）诊断标准，并参照WHO 2022第5版淋系肿瘤分类。

（二）中医证候诊断

参照《常见血液病中医诊疗范例》及文献报道及专家经验拟定。

1. 热毒炽盛证

主症：壮热口渴，汗出烦躁，尿赤便秘，或有口舌生疮，咽喉肿痛，甚者可有发斑衄血等。

兼症：口干口苦，骨痛，瘰疬（淋巴结肿大）、癥瘕（肝脾肿大）等。

舌脉象：舌红绛、苔黄，脉洪大或滑数。

2. 气阴两虚证

主症：面色苍白，乏力气短，腰膝酸软，自汗盗汗，反复低热。

兼症：食少纳呆，皮肤时现紫癜（颜色暗淡或晦暗），瘰疬（淋巴结肿大）、癥瘕（肝脾肿大）等。

舌脉象：舌体多伴齿痕，舌质淡或淡红，苔薄白或少苔，脉细数无力。

3.气血双亏证

主症：头晕耳鸣，面色㿠白，唇甲色淡，纳呆食少，大便溏泄或便秘难解，心悸气促，少寐多梦，失眠健忘或焦虑不安。

兼症：瘰疬（淋巴结肿大）、癥瘕（肝脾肿大）等。

舌脉象：舌质淡，苔白，脉虚大或濡细。

4.痰毒凝结证

主症：身微热或身热不扬，面色晦暗，神疲乏力，颌下、颈部、腋窝痰核瘰疬。

兼症：咽痛，盗汗，痰多，纳差。

舌脉象：舌质暗，苔白，脉弦细。

5.癥瘕瘀血证

主症：形体消瘦，面色不华，胁下癥块（肝脾肿大），按之坚硬，时有胀痛。

兼症：纳差、稍食即饱，午后低热，自汗，盗汗，衄血。

舌脉象：舌质暗淡有瘀斑或舌暗红，脉细涩。

二、辨证施治

本病临床症状多端，发病或治疗不同阶段，或以邪毒炽盛，或以正气不足，气阴耗伤为主要病理表现，但总系因毒致病、因病致虚，本虚标实，虚实夹

337

杂为其特点。辨证邪毒内蕴骨髓为标，耗伤肝肾阴精气血为本，故以扶正祛邪为基本治则，但邪毒内蕴贯穿疾病始终，故清解邪毒药物可用于治疗全程。本节中医治疗主要分为分型辨证施治、对症治疗和特色疗法三部分。

（一）辨证施治

1.热毒炽盛证

治法：清热解毒，凉血止血。

推荐方药：可选用清瘟败毒饮、犀角地黄汤、黄连解毒汤等加减或验方全蝎解毒汤、凉血解毒汤等。常用药：生地、黄连、黄芩、丹皮、石膏、栀子、甘草、竹叶、玄参、羚羊角粉（或水牛角粉）、连翘、仙鹤草、侧柏叶、知母、桔梗、黄药子、半枝莲、白花蛇舌草等。中成药可根据临床需要选用通关藤注射液或片剂、蟾酥注射液、苦参素注射液、清开灵注射液、西黄丸等。

2.气阴两虚证

治法：益气养阴，清热解毒。

推荐方药：可选用四君子汤和生脉散加减或验方益气养阴方、参芪杀白汤等。常用药：黄芪、党参、生地、白术、麦冬、茯苓、天冬、白芍、黄药子、半枝莲、白花蛇舌草、炙甘草、大枣等。中成药可根据临床需要选择生脉注射液、参麦注射液、参芪扶正注射液、生脉饮口服液等。

3.气血双亏证

治法：补气养血，清热解毒。

推荐方药：可选用八珍汤、十全大补汤等加减。常用药人参、茯苓、炒白术、当归、白芍、川芎、熟地、黄药子、半枝莲、白花蛇舌草、炙甘草等。中成药可根据临床需要选用生脉注射液、参麦注射液、参芪扶正注射液、健脾益肾颗粒、贞芪扶正颗粒等。

4.痰毒凝结证

治法：软坚散结，清热解毒。

推荐方药：消瘰丸加味或验方散结溃坚汤等。常用药：太子参、黄芩、知母、半夏、当归、天花粉、玄参、桔梗、昆布、丹参、夏枯草、生牡蛎、半枝莲、白花蛇舌草、黄药子、甘草、川贝母等。中成药可根据临床需要选用西黄丸、参芪扶正注射液、通关藤注射液、苦参注射液等。

5.癥瘕瘀血证

治法：活血化瘀，软坚消癥。

推荐方药：桃红四物汤合鳖甲煎丸加减。常用药：桃仁、红花、当归、川芎、赤芍、丹参、鳖甲、生牡蛎、生大黄、半枝莲、黄药子、白花蛇舌草、三棱、莪术、甘草等。中成药可根据临床需要选用西黄丸、大黄䗪虫丸、血府逐瘀胶囊/口服液等。

（二）对症治疗

1.发热

发热是ALL最常见的并发症之一，特别是感染性发热是导致白血病患者死亡的首要病因，多因正气不足，外感六淫之邪或化疗药石攻伐损伤正气，外邪乘虚攻伐所致，临床辨证属风寒者少，或风寒在表阶段短暂，很快化热入里，故多为气分热盛或热入营血之表现，常以黄连解毒汤、白虎汤、清瘟败毒饮等加减治疗。亦有正气虚极而发热者，为内伤发热也，可参考李东垣"甘温除热"的治则，选用补中益气汤或人参养荣丸治疗。

2.出血

在ALL整个病程中可并发咯血、呕血、便血、脏器内出血，体腔内出血，以及皮肤瘀点或瘀斑等，其出血现象在未达缓解的ALL患者中最易发生。出血的治疗当以去除或控制原发病为第一要务，同时也是最有效解决出血风险的临床手段。在ALL辨证分型基础上可根据出血的部位、性质、血量的多少、紫癜的色泽等辨证应用止血药物。血脱者宜急则治标选用蒲黄炭、柏炭等收敛止血药，同时要辅以当归补血汤补气生血；血热者宜选用水牛角、丹皮、仙鹤草、白茅根等凉血止血药；虚寒者宜选用艾叶、灶心土等温经止血药；兼夹瘀血宜选用三七粉、五灵脂等化瘀止血药。同时亦可按照出血的部位，选用对不同部位出血具有引经作用的止血药物，如尿血者宜选用大、小蓟、金钱草、白茅根等；便血者宜选用地榆、槐花等。验方四味止血散（三七、白及、阿胶珠、蒲黄炭）藕粉调服治疗白血病患者并发吐血、黑便（上消化道出血），凉中兼散，敛中兼清，既可明显减轻出血症状，并能改善患者禁食水造成的饥饿感，改善患者生活质量。对于女性患者，并发崩漏出血明显者，急则治其标，给予崩漏三药（地榆、贯众、白头翁），这三味药物，皆为苦寒之品，有凉血止崩漏之力。血止后则改用四物汤或胶艾四物汤加减为基础，增入养肝益肾调理冲任之品来恢复月经周期。

3.化疗所致消化道反应

化疗过程中，药石攻伐，脾胃升降失司，常伴恶心、呕吐、纳差等不良反应，脾胃损伤，则气血生化乏源，肾之精气失去水谷精微的充填，治疗药物亦难以发挥全部作用。因此在中药治疗白血病的过程中，应当注重顾护胃气，可在辨证治疗基础上，加用理气助运，和胃化湿之品，如木香、砂仁、陈皮、半夏、厚朴、豆蔻、佩兰等，使攻邪而不伤正，补虚而不壅滞。如针对化疗中出现纳差、腹痛、大便不成形可予参苓白术散治疗。

中医外治法：神阙穴穴位贴敷（以颗粒剂打粉温

水调稠糊状），辨证应用温胃止呕，理气助运，和胃化湿之品，如吴茱萸、姜半夏、生姜汁、丁香等，减轻化疗相关胃肠道反应。诸药混匀，用专用穴位敷贴，贴敷于患者神阙穴，每日 1 次，每次贴敷 12 小时，持续至化疗结束，以益气养阴，健脾和胃，减轻化疗带来的胃肠道反应，使化疗顺利进行。恶心、呕吐明显难于进药者也可单独贴敷治疗。

4.化疗后骨髓抑制期的中医治疗

尽快恢复造血功能和免疫功能，减少并发症是影响治疗成功的关键，此期扶正最为重要，以益气养血、填精益髓为基本治则，临床多以八珍汤、十全大补汤、人参养荣汤等酌加女贞子、旱莲草、阿胶、龟甲胶、鹿角胶等滋阴济阳、填精益髓之品。中成药参鹿升白颗粒（人参、鹿茸、黄芪、补骨脂）、芪胶升白胶囊等功能补益脾肾，可用于白血病患者化疗后白细胞降低见脾肾两虚证候者。

5.脾周围炎

丹香解毒消癥散外敷。组成：丹参、当归、乳香、没药、大黄、天花粉。打细粉或以全成分中药颗粒剂代替，温水或醋调成糊状，患者取仰卧位，左上腹部皮肤酒精消毒，无菌棉签蘸取中药糊状物，根据脾肿大及疼痛范围外敷于脾区皮肤，涂药范围大于脾肿大区域或疼痛区域 1～2cm，药物外敷注意厚薄均匀，厚度以 0.3～0.5cm 为度，上覆盖纱布或保鲜膜，一般每日 1～2 次，7d 为 1 疗程。根据患者脾周围炎改善情况可应用 1～2 疗程。

6.化疗相关胰腺炎

可给予大柴胡汤加减口服，或局部外敷。常用药：柴胡、黄芩、清半夏、枳壳、木香、白芍、肉桂、吴茱萸等。

7.淋巴结肿大、融合疼痛

可给予如意金黄散或西黄丸醋调外敷，可消肿止痛。

8.黏膜破溃

口腔黏膜破溃可配冰锡含漱液（冲洗盐水 500ml+冰硼散 2 瓶+锡类散 2 瓶+5％碳酸氢钠 20ml，口腔溃疡疼痛者加利多卡因 10ml）漱口。肛周黏膜破溃、肛裂等可给予黄连解毒汤加味外洗，常用药：大黄、黄连、黄芩、黄柏、乌梅、地榆、槐花等。

9.放、化疗减毒增效及逆转多药耐药

化疗的同时静脉输注丹参注射液和/或生脉注射液、参麦注射液或口服复方浙贝颗粒、验方益气活血解毒汤等，经临床证实对逆转白血病耐药，提高患者临床缓解率、降低患者化疗药物的毒性方面有较好的临床疗效。

10.化疗药物的心肌损害的中医药防治

生脉注射液/参麦注射液加入5%葡萄糖静点，日1次。心脉隆注射液加入生理氯化钠100ml静点，每12小时1次。

（三）其他中医特色疗法

1.穴位贴敷

以清半夏、沉香、黄精、苍术、赤芍、补骨脂等作为基本处方，粉碎研末后加醋调匀摊在专用帖敷膜上；选取神阙、中脘、三阴交、足三里、血海、肾俞等穴位，患者取坐位，穴位局部常规消毒后，取药贴于相应穴位，4～12h后取下即可。适用于化疗后骨髓抑制，疲乏、虚弱、食欲不佳等证。

2.耳穴压豆

用胶布固定王不留行籽耳压心、肝、脾、肾、神门、内分泌等特定治疗作用耳穴上，每天按4～6次，以有酸胀感为度，每次3～5分钟，保留7～10天。适用于化疗后恶心、呕吐、失眠、焦虑等不适症状。

3.药膳食疗

清洁、清淡、新鲜、松软、易消化等食物；忌食辛辣、刺激、生冷、坚硬等食品；放化疗期间多食用高营养食品。可以根据证候类型选择适宜的食疗方法。

（1）热毒炽盛证：宜进食清热解毒的食品或饮

品，如金银花、白菊花、决明子代茶饮等。蔬菜如苦瓜、冬瓜、茄子、西红柿、生菜等。

（2）气阴两虚证：宜多进食益气养阴、补肝益肾之品，如党参、黄芪、黄精、石斛、桑葚、麦冬、枸杞子、无花果等，这些食物既可以煮粥食用，也可以制成果酱佐餐食用或和炖煮乌骨鸡作为佐料使用。

（3）气血双亏证：宜进食补气养血的食品，如海参、猪肝、鸭血、龙眼肉、山药、红枣、麦仁、核桃、罗汉果、木耳等。

（4）痰毒凝结证：宜进食消痰散结，扶正解毒的食品，如菌类、灵芝、鳖肉、薏苡仁、山药、决明子粥。

（河北中医药大学附属廊坊市中医医院　周振环王茂生）

第三节　急性淋巴细胞白血病的中西整合治疗

急性淋巴细胞白血病病（ALL）为急性白血病的一种，其与急性髓细胞白血病的临床区别在于临床特点上淋巴结及肝脾肿大更为突出、易发生中枢神经系统白血病、发病年龄上儿童发病更多、化疗方案上长疗程方案为主、成人ALL在预后上有更容易反复等特点。

一、整合治疗原则

早期治疗：以化疗、移植、免疫治疗、靶向治疗为主；中医药治疗为辅，主要针对治疗相关并发症的防治，扶助正气，保证治疗的顺利进行。

巩固治疗期：中医药除以上作用外，抗白血病细胞耐药，预防复发。

治疗结束后：ALL中西整合要关注治疗结束后的防复发。以中医药抗白血病多药耐药及微小残留白血病的治疗为基础，更多体现中医扶正以驱邪的中医预防思维，指导生活康健养生，提高PFS。

二、中药联合化疗

化疗仍是目前治疗急性白血病最主要的治疗手段。针对化疗的患者，中医药治疗目的是最大限度提高患者对化疗的耐受度，增强化疗的敏感性，减少化疗毒副作用，从而提高化疗效果，逆转白血病耐药。

（一）化疗前期

化疗前期，根据中医辨证大多属热毒炽盛或毒瘀互结，中医以驱邪为主，或其热解毒，或软坚散结。

绝大多数ALL患者的首发症状为发热，儿童与老人以持续性高热为主，老年人则以持续性低热为主。通常此阶段发热的原因有二：一是肿瘤性发热，中医认为是毒侵骨髓、毒郁化热、邪毒炽盛导致；二是感染性发热，中医认为是正气不足，复感外邪，邪热炽盛所致。以清热解毒治疗为主，中药方剂在清瘟败毒饮的基础上，或结合有抗癌作用的中成药，如青黄散、复方浙贝颗粒、复方黄黛片、六神丸等以解毒抗癌，或加用银翘散清热解表等。

部分患者在发病初期以淋巴结肿大为主要表现，颈项或体表肿核硬实累累，推之不移，隐隐作痛，或见两胁瘕积，或伴有发热。中医认为是痰毒瘀结，瘀积于局部所致，予以解毒化痰，软坚散结治疗。方药可选择西黄丸合消瘰丸。

（二）化疗用药期

一旦进入化疗阶段，中药治疗则以辅助化疗为主，以增效减毒、改善症状为治疗目的，以保证化疗的顺利进行。

由于化疗药不仅杀伤大量的白血病细胞，对人体正常组织细胞也有影响，患者体质下降，开始出现乏力气短等，中医认为属化疗毒物正气、耗灼阴精，出现气阴亏虚的表现，治疗当以益气养阴、解毒祛邪。中药可选择益气养阴汤。

如化疗药物导致胃肠道反应，出现恶心呕吐症状，属脾胃虚弱、痰湿中阻等证，治疗当以健脾和胃，方选黄连温胆汤、香砂六君子汤等加减。

如化疗药物导致心脏毒性，出现心悸气短、心律失常，为心脉失养所致，中药可选择生脉散治疗

（三）骨髓抑制期

骨髓抑制是 ALL 化疗后常见的不良反应之一，表现为以白细胞为主的全血细胞减少。中医认为疾病本质正气亏虚及药毒对气血的伤害均为导致骨髓抑制的病理机制，此时常表现为气血亏虚，治疗益气养血，中药可选择八珍汤为基础。中成药选择有地榆升白片（用于白细胞及血小板减少）、复方皂矾丸、芪胶生白胶囊。

（四）骨髓恢复期

此时骨髓已过抑制阶段，开始恢复正常造血。中医认为正盛邪退，气血渐充；临床上多见气阴两虚证，治法当以益气养阴、调补阴阳为法，可选择益气养阴汤，也可以选择归脾汤、一贯煎、二至丸加减，调补阴阳。

（五）微小残留白血病的治疗

当化疗经过诱导阶段、进入巩固强化阶段，微小残留白血病的治疗更值得关为是邪伏阴分所致，当养阴透热、清除伏邪，中药选择青蒿鳖甲汤治疗。也有学者（梁冰教授）认为治疗微量残留白血病应从固本和澄源两个方面出发，白血病诱导化疗阶段攻伐太过，极易伤及正气，"正气存内，邪不可干"，顾护正

气是防止伏毒内发的关键；澄源是指清热解毒、活血化瘀之中药清除体内之余毒，根据固本澄源两法，梁冰教授常运用自拟参芪杀白汤治疗微量残留白血病，临床上取得良好疗效。

（六）逆转耐药

细胞经化疗后常会对一种或多种药物产生耐药甚至交叉耐药，这是目前 ALL 治疗的难点之一。一些中药可于 ALL 化疗进程中长期服用，具有良好功效。如复方浙贝颗粒和浙贝黄芩汤被发现可显著减少耐药复发，从而增强化疗效果。黄芪甲苷作为黄芪有效成分之一，其可通过降低耐药细胞内 BCL-2/Bax 蛋白的表达比例，从而对化疗药物"减毒增效"。化疗对 ALL 患者免疫系统会造成较大损伤，极易引起严重不良反应，因此一些具有补脾益气功效的中药常作为重要辅助手段。如参芪扶正注射液被发现可明显改善 ALL 患者化疗后出现的抵抗力下降、造血功能降低及骨髓再生功能障碍等症状。

（七）其他并发症处理

1.化疗相关神经炎

周围神经病变（CIPN）是 ALL 治疗后从常见并发症，为长春新碱等化疗药物引起的神经毒性症状，临床主要表现为四肢末端对称性麻木，手套、袜套样深感觉、浅感觉障碍，有针刺样及烧灼样感觉异常，并发展到四肢远端肌力减退，跟腱反射减退或消失，慢性疼痛者可致大腿肌肉萎缩，有时伴有自主神经损伤表现。对于 CIPN 的治疗尚无特效药物，美国 FDA 曾推荐使用度洛西丁和普瑞巴林，但两药均不能根治。目前治疗周围神经病仍以对症治疗为主，包括镇痛药、镇静药、抗氧化剂、影响离子通道物质（如钙镁补充剂，普瑞巴林）、神经保护剂等。中医认为化疗药物多属热毒炽盛，用久伤及气阴，阴虚经脉失濡，气虚推动无力，血液运行不畅而成瘀血；故可出现麻木、疼痛等症状，导致本病的因素不外乎毒、瘀、痰、虚，周围神经病变的病机属于本虚标实，即气虚为本，血瘀为标。因此，气阴两虚，血脉瘀阻是化疗药物所致的周围神经病变的主要病理基础。根据辨证施治的原则，益气养阴，温经通脉、活血通络为其主要治法。

2.恶心、食少

为化疗用药期间常见的不良反应。化疗药物导致脾胃恶心，食少虚弱，出现食少纳呆或食后腹胀，病机特点为脾胃虚弱或肝郁脾虚。中成药可选用气滞胃痛颗粒、枳术丸、香砂养胃丸等。

3.便秘、肠梗阻

便秘、肠梗阻为化疗后常见的消化道反应，严重的肠梗阻可危及生命。为气血亏虚、肠燥津亏所致，治疗以润肠通便为主，严重者可峻下通腑。选方用药以麻子仁丸加减。可中药灌肠：番泻叶30g水煎成150～200mL；或大黄10g加沸水150～200mL浸泡10min后，加玄明粉搅拌至完全溶解，去渣，药液温度控制在40℃，灌肠。中药敷脐治疗可有效预防并改善白血病患者化疗后便秘，敷脐中药供参考：槟榔6g、大黄6g、苁蓉10g、砂仁6g、豆蔻6g、枳壳12g、冰片6g。

4.骨髓抑制

老年之体，脏腑虚损，不耐药毒伤害，导致骨髓损伤，气血难复。予以补气养血、健脾补肾之法。

（1）化疗后白细胞减少：西药治疗推荐应用粒细胞集落刺激因子（GCS-F），中成药可选用地榆升白片、复方皂矾丸、芪胶生白胶囊、生血宝合剂等；针灸是化疗后白细胞减少症常用的外治法，雷火灸、艾灸等均显示有较好的治疗作用。针法常选取培元固本、调补脾肾的穴位，取穴关元、足三里、三阴交、合谷、太溪等穴，针用补法，且主穴加用温针灸，每次30min，15d为1个周期，针灸治疗要求血小板计数≥$50×10^9$/L。穴位贴敷也是临床较为常用的外治方法，对于治疗白细胞减少症，常选用的穴位包括足三里、关元、内关、中脘、脾俞、肾俞等，贴敷药物的组成以益气健脾为主。采取耳穴压豆（选穴：神门、心脏、皮质下、内分泌）可改善白血病患者疲乏、苦恼、食欲下降、睡眠不安、恶心、呕吐及悲伤等精神情志症状。

化疗后贫血：西医治疗可应用促红细胞生成治疗和/或补充铁剂治疗；中成药可选用益血生胶囊、再造生血胶囊、血速升颗粒。

化疗后血小板减少：西医治疗推荐应用艾曲波帕治疗，中药推荐维血宁颗粒、升血小板胶囊等。咖啡酸片可预防和治疗药物引起的血小板减少，提升血小板水平，有效预防并减轻化疗过程中的骨髓抑制，有利于白细胞数和血小板数恢复正常。

5.化疗后心脏功能损伤

出现心悸、气短、乏力，属可选择参麦注射液、生脉饮等；若出现气短喘促、动则尤甚，为气血不足、阳虚气弱，可选择参附注射液。

6.带状疱疹

属中医学蛇串疮的范畴。属正气不足、湿毒聚于皮肤所致，多为患者免疫力低下所致。在中药补益气血的基础上，外用药物，局部解毒消肿止痛。可选用炉甘石与紫金锭、黄连膏、新癀片、六神丸等。也可用刺络拔罐法、疱疹局部围刺法、华佗夹脊穴针刺法、梅花针疗法、火针疗法等，血小板减少患者慎用。

7.口腔溃疡

中医病机特点为气血不足、湿热毒邪上聚，伤蚀表皮所致。可配合中药局部外敷以消炎、收敛、生肌。外用药推荐口腔溃疡散、锡类散、康复新液、六神丸等。

三、中医药联合造血干细胞移植

对于接受造血干细胞移植的患者，中医药依然是以增强患者对移植的耐受性为主，除了针对常见的不良反应（包括消化道严重不良反应、肝肾功能损害、过度骨髓抑制及神经系统症状等）以外，更应该加快移植后的造血及免疫重建，减少移植相关并发症，提高机体免疫力，延长患者生存期及防止白血病复发的功能。

（一）预处理期间消化道反应的中医治疗

预处理过程可并发多种严重并发症，西医常规采取水化、碱化、止吐和预防出血性膀胱炎等措施。

对消化系统的不良反应，中医学认为，化疗药物多为"毒药"，全身照射多为"火旺"，具有辛温燥烈之性，极易伤及人体正气，尤其易损伤脾胃运化功能。如恶心、呕吐、食欲不振、全身乏力等，中医辨证属于脾胃虚弱证，治疗应以调理脾胃为主，可选用香砂六君丸（或汤剂）；如腹泻，舌苔白厚，中医辨证属于湿阻中焦证，治宜化浊和胃，可选用半夏泻心汤和温胆汤。

（二）移植过程中的感染和出血

感染和出血是干细胞移植过程最主要的并发症，是引起干细胞移植过程中相关死亡的最主要的原因。

对于移植期间的感染，中医认为是邪正相争失衡的结果，正虚而邪盛，或正虚复感外邪。如神疲乏力、气短、活动后加重、腰膝酸软、潮热盗汗、五心烦热、舌红苔少、脉细数等正气虚衰表现为主，中医辨证属于阴虚证或气阴两虚证，治疗应滋阴或益气养阴，可选用生脉饮或六味地黄丸（或汤剂）加减。若有身热、咳喘气急、舌红、苔黄等表现，中医辨证属于邪热壅肺证，治疗应宣泄清肺，可选用麻杏甘石汤加减。

对于移植期间的出血，除常规输注血小板以外，中医药治疗的目的是减少出血或减轻出血的程度。根据中医辨证，或清热凉血止血，选用犀角地黄汤或茜根散加减；或滋阴清热凉血止血，知柏地黄丸加减治疗；或补气摄血，归脾汤加减。

四、移植后治疗

移植后的中治疗重在促进造血和免疫重建。此时中医药治疗的目的是补肾填精以促进骨髓造血，匡扶正气以重建免疫功能。如表现为头晕气短、腰膝酸软、盗汗、舌淡、苔少、脉沉细等，中医辨证属于肾虚精亏证，治疗应补肾填精，可选用六味地黄丸（或汤剂）加减；如面色无华、乏力倦怠、食欲不振、舌淡、苔薄白，脉细弱等。中医辨证属于气血两虚证，治疗应双补气血，可选用当归补血丸（或汤剂）合保元丸（或汤剂）。

五、移植后并发症的处理

对于移植后相关并发症，目前中医治疗研究较多的有移植物抗宿主病（GVHD）和肝静脉闭塞病（VOD）的防治。

急性移植物抗宿主病（aGVHD）：如皮肤红肿或胀痛、甚者表皮破溃，或伴面目浮肿、巩膜黄染、食欲不振甚至恶心、腹泻、尿血或黄、舌苔黄腻，脉滑数。中医辨证属于湿热雍滞证，治疗应清热化湿。可选用龙胆泻肝汤或半夏泻心汤加减。如手足红胀，指端刺痛怕热，皮肤红疹，目红干涩，口腔溃疡，口角干裂溃烂，腹泻，黄疸，常伴血尿、尿频急痛，或有便血（消化道出血），舌质红，舌苔薄少或黄褐或裂纹，脉细弦数。中医辨证属于阴虚血热证，治疗应滋阴凉血，可选用知柏地黄丸。

慢性移植物抗宿主病（cGVHD）：如黄疸、纳差、上腹脘闷、口干不喜饮、肤色晦暗、皮疹瘙痒、口腔溃疡或小水泡，可见四肢酸重，皮肤紧硬，活动受限，舌苔黄腻或兼灰褐色，舌质可见裂纹紫暗，脉弦滑。中医辨证属于湿热夹瘀证，治疗应清利湿热兼顾化瘀，可选用半夏泻心汤合补阳还五汤加减。如皮肤干燥脱屑、皮疹斑纹，或皮肤硬化、白化斑、面色灰黑、口唇脱皮、顽固口腔溃疡糜烂赤痛、口干少唾、进食艰涩、眼干无泪畏光、结膜充血涩痛、视物不清、眠差、舌溃疡、舌质光红裂纹、舌苔薄少或剥脱或干黏乏津、脉细弦数，中医辨证属于阴虚证，治疗应滋阴补津，可选用麦味地黄丸或杞菊地黄丸（或汤剂）。

肝静脉闭塞病（VOD）：肝VOD是造血干细胞移植术后的主要并发症之一，表现在移植术后较早期出现黄疸、腹水、肝肿大等症状和体征。中医辨证为瘀血内阻所致，中医治疗以活血化瘀为主。复方丹参注射液能扩张血管，增加血流速度，改善微循环；具有抑制脂质过氧化和抗氧化损伤，清除自由基及使SOD活力增加，降低全血黏度等作用；并有显著抗血小板表面活性及聚集作用。

闭塞性细支气管炎综合征（BOS）：BOS是常见的肺部并发症之一。中医认为BOS的中医病理机制主要是虚与毒，因虚招邪，因邪致瘀，因瘀致毒，因毒致损。病机变化多端，治疗也相对复杂，在扶正祛毒的同时，着重解决造血及免疫功能重建、撤减激素、缓解气道高反应性3个方面的问题。①造血及免疫功能重建：化疗移植后，药毒伤及人体正气，肾精髓海空虚，气虚生成乏源，中医药补肾生髓、益气养血为主。②撤减激素：激素为外源性火热之邪，长期使用可致肾阴亏虚、阴虚火旺、暗耗津液，最终可导致阴阳两亏，再撤减激素的过程中，既要辅助阳气，又要顾护阴精，阴阳双补，增强激素的正作用、减少激素的副反应，使肾阴肾阳相互既济，最终达到阴阳平衡。③缓解气道高反应性：中医认为此时的气道高反应属于外邪刺激导致肺失宣发肃降，加之气滞血瘀、邪毒郁闭肺络，使气道气机不利所致。治疗以行气化瘀、通络祛邪为主。

六、中药联合免疫治疗

（一）CAR-T治疗

CAR-T治疗相关反应包括对发热、腹泻等症状在内的细胞因子释放综合征和包括头痛、癫痫等神经系统毒性症状在内的CAR-T相关性脑病。以中医思维分析，CAR-T是一种具有"辛散温热"特性的治疗。中医治疗以中医药治疗为基础主，辅以针灸或推拿、食疗等非药物疗法。

1.发热

发热是最常见的不良反应，其产生的原因主要有扶助正气后正邪交争，辛散之性助热伤阴或癌毒、痰、瘀等郁滞化火。"辛散温热"之性易伤阴。因此在发热治疗时应尤其注意阴液的损伤程度和正气的顾护。治疗以扶正、养阴透热、清热润燥为主要原则，兼以顾护脾胃。选用青蒿鳖甲汤、百合固金汤等作为基础方进行加减。外治法艾灸、放血、刮痧等疗法可刺激局部皮肤的免疫系统，产生局部可控的炎症反应，从而抑制导致CRS出现的细胞因子的释放。还可选用针灸治疗、穴位敷贴等方法。针灸治疗主要选取足三里、曲池、合谷等穴位。穴位敷贴选取肺俞、神阙、肝俞等穴位和病灶附近。

2.腹泻

腹泻也是CAR-T治疗常见的不良反应之一。腹泻常见黏液性分泌物，可能会伴有便血或"里急后重"等症状，与中医的"痢疾"和"泄泻"相类似。中医病机分析，CAR-T治疗性辛散温热，可助热邪侵犯中焦与大肠，湿热互结，壅滞腑气，灼伤脂膜血络，出现腹泻、便血等症状。若气机郁滞、腑气不通，则出现腹痛，"里急后重"等症状。因此对于CAR-T治疗相关的腹泻应以健脾行气、清利湿热为主。根据其湿热偏重程度的不同，选用三仁汤或黄芩滑石汤等进行加减。若情志异常、胸胁胀闷，予痛泻要方合苓桂术甘汤；日久脾肾阳虚、完谷不化、出现鸡鸣泻者予附子理中丸；若肝郁化火迫血外行，出现"里急后重"、便血症状时，予葛根芩连汤。选取肾俞、脾俞、大肠俞等穴位行补法，上巨虚、太冲等穴位行泻法，配合痛泻要方治疗腹泻，该疗法较西医常规疗法有更好的疗效。马齿苋具有清热解毒之效，白术则可健脾益气、燥湿利水，故饮食疗法可取药食两用的粳米、马齿苋、白术煮粥服用。

3.CAR–T 相关性脑病（CRES）

为 CAR–T 治疗中最常见的中枢性不良反应。在临床上表现为头痛，严重者出现神昏、谵妄、癫痫、肢体震颤等症状。发病机制与风、火、痰、瘀等病理因素相关，其病位在脑，与心、肝、脾、肾相关。脾肾亏虚，痰浊内聚；七情失调，肝失条达则肝郁化火生风；气血虚弱或热邪煎灼津液，瘀血内生。风、火、痰三邪相结，合而为病。或上犯巅顶、蒙蔽清窍、出现神昏、癫痫；或痰瘀互结，阻滞气血，心脑失养，出现头痛等症；或实邪扰动经脉，气血亏虚，筋失所养，发为肢体震颤。CRES 早期，以实邪为主，治疗以息风祛痰最为重要，放要选择以涤痰汤化痰开窍，以镇肝熄风汤滋阴潜阳，痰瘀互结者可配伍血府逐瘀汤等，同时加虫类药以搜风通络，活血化瘀。CRES

后期以正气虚衰为主，治以养心安神、滋阴息风。久病虚弱的患者以滋补肝肾、益气养血为主，兼以息风通络。可选用人参养荣汤、八珍汤等方药进行加减。针灸治疗CRES具有一定的优势，可取百会、风池等以补阳健脑；取太冲、合谷等以熄风填髓、疏通气血；取曲池、合谷等以疏通经络，调养气血；取关元以补益精髓；取阳陵泉以促进筋脉活动。同时配太冲、丰隆等具有涤痰熄风、醒脑开窍功效的穴位进行按摩。

（二）PD-1/PD-L1

肿瘤免疫治疗是指重新启动并维持肿瘤-免疫循环，恢复机体正常的抗肿瘤免疫反应，从而起到治疗肿瘤作用的一种新疗法。但相关研究显示，高达70%患者在使用PD-1/PD-L1抑制剂治疗后，出现了免疫相关不良反应应（Immune related adversevents，IrAEs），常见的有皮肤毒性、胃肠道毒性以及疲劳、贫血等。

中医认为，PD-1/PD-L1抑制剂治疗肿瘤主要通过温煦机体，升发阳气，甘温扶正，辛散邪气，从而调整一身之阴阳平衡、扶正祛邪，而达到抗肿瘤作用。当PD-1/PD-L1抑制剂温热之性太过，产生热毒之邪，加之机体正气不足，热毒之邪易挟风挟湿，挟风邪上行开泄腠理，耗气伤津，挟湿邪郁于肌表，伤及脏腑，均出现机体阴阳失衡，脏腑功能失调的相应症状，可归属于由"免疫药毒"之性导致的IrAEs。"免疫药毒"具有"湿、热、辛、散、升浮"的偏性，其病机为湿热毒邪结聚于各脏腑，辛发升散于各经络，从而在机体不同器官产生一系列毒副反应。因此，"免疫药毒"这一湿热毒邪，易复感风邪与湿邪，加剧人体正气的耗损，治当祛湿解毒，散风清热、扶正祛邪。

七、中药联合靶向治疗

对于PH+ALL，临床治疗ALL的同时会合用酪氨酸激酶抑制剂（TKI）。TKI临床不良反应常见浮肿、乏力、皮肤瘙痒、胃肠道反应、肌肉酸痛、皮疹等。

皮肤不良反应：中医认为，浮肿、皮肤瘙痒、肌肉酸痛、皮疹等症状，因为"靶向药毒"的湿热毒邪蕴积于皮肤肌肉，复感风邪，内治当以祛湿解毒，散风止痒，内服可选消风散、萆薢渗湿汤、清营汤等，外治包括祛风、清热、止痒、燥湿，可选用苦参、菊花、金银花、白鲜皮、黄芩等中药进行渍渍或药浴。玫瑰果油、复方炉甘石洗剂涂抹或金银花煮水湿敷患处等方法也能显著缓解相应皮肤症状。

消化道反应与骨髓抑制：参照化疗后反应相关内容。

八、养生调护

（一）饮食调护

饮食康复是癌症患者治疗中不可缺少的。中医认为"五味入口，藏于胃肠，味有所藏，以养五气，气和而生，津液相成，神乃自生。"胃气为养生之主，胃强则强，有胃气则生。《内经》指出："毒药攻邪，五谷为养，五果为助，五畜为益，五菜为充，气味合而吸之，补益精气。"在饮食方面，急性淋巴细胞白血病患者的饮食康复治疗要根据个体差异及机体阴、阳偏盛偏衰，辨证配膳。

对患者来说，疾病消耗人之正气，化疗等对机体的损伤也较重，故饮食中的蛋白质和热量应比其他疾病患者高出20%以上，应多食高蛋白食品。患者经过多种方法的治疗后，脾胃功能均会受到一定损伤，在饮食方面应以易消化、富有营养、清淡、新鲜、高营养、高蛋白、松软、少渣等食物为主。多饮水，多食蔬菜、水果、以保持大便通畅。为了保护患者的胃肠功能，在饮食方面忌食过多辛辣、刺激、生冷、油炸、坚硬等食品，注意饮食温度勿过烫，防止口腔黏膜损。

（二）情志调护

中医认为情志影响人的脏腑气机，情志紊乱不利于患者康复。情志调和对于疾病的治疗至关重要。

《素问·阴阳应象大论》:"怒伤肝,喜伤心,思伤脾,忧伤肺,恐伤肾,喜怒伤气,暴怒伤阴,暴喜伤阳。"《素问·举痛论》:"怒则气上,喜则气缓,悲则气消,恐则气下,寒则气收,炅则气泄,惊则气乱,劳则气耗,思则气结"。

患者需要保持稳定的情绪,积极配合家人和医护工作,保持心态平和,尽量避免过度的喜怒哀乐等情绪刺激,保持内心的平静和舒畅。患者应正确认识疾病,树立战胜疾病的信心。必要时进行心理辅导或群体教育,音乐,运动等方法转移患者注意力。在运动中保持开朗乐观的情绪,使心情放松,更有利于治疗。

(三)运动调护

运动可以增加机体的吸氧量、调节情绪、增强免疫力。运动时体内血液循环增快,排汗增多,可将一些致癌物质或代谢废弃物排出体外。通过健康的运动可以调节患者消极的情绪,使患者积极参与治疗。中医导引是凝聚着古人智慧的运动方式。导引可以改善气血、提升阳气,从而提高机体抵抗力,以达到健体防病的目的。常见的中医导引运动有八段锦、易筋经、五禽戏、太极拳等。

急性淋巴细胞白血病患者应避免激烈的体育运动,选择合适的有氧运动,可以选择打太极、练气功、慢跑、散步、做操等运动。如果体力较差,需要卧床休息，可在床上做肢体运动和翻身动作。待体力逐步恢复后，可由卧位改为坐位、床边站立、走动。根据自身状况选择自己最适合的运动。要循序渐进，开始时运动量要小，以不感疲乏为度，待身体完全适应后，再逐步增加运动量。

九、中西整合诊治思路分析

1.西医治疗的过程中，体现中医药全程参与治疗

中医治疗以扶正祛邪为治疗大法，益气养阴养血、清热解毒抗癌。在早期治疗、巩固治疗期、治疗结束后的过程中具有整合治疗原则特色。对化疗的患者划分化疗用药期、骨髓抑制期、骨髓恢复期等不同阶段进行中医辨证论治，在急性期时需要及时应用化疗，中医、中药辅助治疗，缓解期时，中医、中药的使用可以提高患者的生存质量，延缓或阻止复发。最终以调节人体阴阳平衡为宗旨，既治病又治人。

中西医结合治疗在白血病的全程治疗过程中，具有协同互补的优势，利用中药的培补扶正作用，能够预防白血病的相关并发症、减少治疗副反应，提高患者耐受性，可以改善患者的临床症状，延长或阻止白血病的复发、防止白血病多耐药、恢复白血病细胞对化疗药的敏感性、巩固和提高疗效。

2.充分体现中医整体观念的辨证思维

疾病的中西整合治疗与"整体医学"概念类似，但更多体现出传统中医学的整体观，体现在疾病治疗中，借助现代各种医疗仪器为检测工具，以中医五脏为中心，全面地掌握人体的整体机能，树立对人体整体观念深刻认识，以及人体内部脏腑、组织细胞，之间通过经络而相互联结，构成了一个有机的统一体。

中医采用辨证施治，调整病人的整体功能。根据白血病的分期、分型，以及患者对治疗的反应等，制定个体化方案，包括化疗、靶向治疗、免疫治疗、造血干细胞移植等，可以较好地控制病情，延长患者生存期，对患者的日后恢复有很好的正面作用。中西结合治疗兼顾整体和局部。中西医结合治疗从整体出发，重视患者全身功能的恢复。通过化疗杀灭白血病细胞，促进机体机能恢复，中药治疗有助于消灭残存的白血病细胞，两者相辅相成。中西医结合治疗白血病具有协同互补的特色，中药抑制肿瘤细胞的生长，西药促进细胞分化、增殖等，两者协同增效，从而达到协同互补的作用。中西医结合治疗，提高了患者的治疗积极性，促进白血病患者的机体机能恢复，充分体现中医整体观念的辨证思维。

3.体现预防、治疗、康复、养生的病后终身医学维护

中医治疗可以预防治疗过程中的不良反应，如化疗后骨髓抑制期的乏力、发热、胃肠道反应、出血、皮疹、化疗相关神经炎；移植治疗中的出血、发热、消化道严重不良反应、肝肾功能损害、过度骨髓抑制及神经系统症状等，以及移植后的移植物抗宿主病、肝静脉闭塞病、闭塞性细支气管炎综合征等相关并发症；CAR-T治疗过程中的发热、腹泻等症状在内的细胞因子释放综合征和包括头痛、癫痫等神经系统毒性症状在内的CAR-T相关性脑病；PD-1/PD-L1抑制剂治疗后的皮肤毒性、胃肠道毒性以及疲劳、贫血等免疫相关不良反应；靶向治疗过程中的浮肿、乏力、皮肤瘙痒、胃肠道反应、肌肉酸痛、皮疹等不良反应。利用中药的培补扶正作用，减轻西医方案治疗的相关副作用，使病人能耐受治疗，对患者的日后恢复有很好的正面作用，提高了患者治疗的积极性。

中西医结合诊疗，通过中西医协同互补的作用，有效改善患者的临床症状，巩固和提高西医疗效，使患者生活质量提高，生存期得到延长。采用"个性化、精准化、一体化"的中西医结合治疗方案、充分体现中医"预防、治疗、康复、养生"一体的独特治疗作用。

（天津中医药大学第一附属医院　史哲新）

第十三章

慢性髓细胞白血病

第一节 慢性髓细胞白血病的西医治疗

慢性髓性白血病（chronic myeloid leukemia，CML）是一种以髓系增生为主的造血干细胞恶性疾病。CML全球的年发病率为1.6～2/10万，占成人白血病总数的15%～20%左右，各个年龄组中均可发生，随着年龄增长而发病率逐渐增加，中位诊断年龄在亚洲国家偏年轻，约为40～50岁，欧美国家年长，约为55～65岁，男女比例约1.4∶1。

一、诊断前评估内容

CML患者诊断前需评估内容见表13-1。

表13-1 诊断前评估内容

	I级推荐	II级推荐
病史、体格检查、体能状态	采集完整的病史（包括心脑血管、肺、肝、肾病等），体格检查强调脾脏触诊（肋下，单位cm）	

	Ⅰ级推荐	Ⅱ级推荐
化验检查	全血细胞计数和血细胞分类 血清生化 尿常规	肝炎病毒筛查（HBV 和 HCV）
骨髓穿刺检查	骨髓形态学 染色体核型（显带法） 免疫分型（如果以急变期起病）	原位杂交（FISH），采用骨髓或外周血，仅用于骨髓干抽或 Ph 染色体阴性而 BCR::ABL1 阳性时
外周血分子学检查	BCR::ABL1 融合基因定性或定量检测	
功能影像学检查	心电图，超声心动图	腹部超声

注：Ph 染色体：费城染色体，PCR：聚合酶链式反应

二、诊断

1.诊断标准

如果患者出现白细胞增高或伴脾脏肿大，外周血中可见髓系不成熟细胞，应高度怀疑 CML。存在 Ph 染色体和（或）BCR::ABL 融合基因阳性是诊断 CML 的必要条件。

2.鉴别诊断

疑诊 CML 时，需注意患者有无其他疾病史（如感染、自身免疫性疾病）、特殊服药史、妊娠或应激状况。如果白细胞增高不能以类白血病反应解释，需要进行细胞遗传学和分子学检查，鉴别是否为 CML 或其

他髓系增殖性肿瘤等疾病。

三、疾病分期和危险度

1.疾病分期

CML分为慢性期（CP）、加速期（AP）和急变期（BP）。WHO在2022年的最新指南中取消了AP的定义，但欧洲白血病网（ELN）、MD安德森标准及国际共识分类标准（ICC）中仍保留了上述3个疾病分期，见表13-2。

表13-2　CML分期

	MD安德森标准	ELN标准*	WHO标准	ICC标准
慢性期（CP）	未达加速期指标	未达加速期指标	未达急变期指标	未达加速期指标
加速期（AP）	符合至少一项下列指标：	符合至少一项下列指标：	无	符合至少一项下列指标：
	外周血或骨髓中原始细胞占10%~19% 外周血中原始细胞+早幼粒细胞百分比>30% 外周血嗜碱性粒细胞百分比≥20%	外周血或骨髓中原始细胞占15%~29% 外周血或骨髓中原始细胞+早幼粒细胞百分比>30%且原始细胞百分比<30% 外周血嗜碱性粒细胞百分比≥20%		外周血或骨髓中原始细胞占10%~19% 外周血嗜碱性粒细胞百分比≥20% Ph阳性细胞中的克隆染色体异常（CCA/Ph+）*

左侧竖排：中西整合诊治技术指南（CACA）2025

	MD 安德森标准	ELN标准*	WHO标准	ICC标准
	与治疗无关的持续血小板计数降低（≤100×10⁹/L）与治疗无关的脾肿大克隆演变	与治疗无关的持续血小板计数降低（<100×10⁹/L）Ph 阳性细胞中的克隆性染色体异常（CCA/Ph+）*，主要途径，在治疗过程中出现		
急变期(BP)	符合至少一项下列指标：			
	外周血或骨髓中原始细胞百分比≥30%髓外原始细胞浸润	外周血或骨髓中原始细胞百分比≥30%髓外原始细胞浸润	外周血或骨髓中原始细胞百分比≥20%髓外原始细胞浸润外周血或骨髓中原始淋巴细胞增多#	外周血或骨髓中原始细胞≥20%髓系肉瘤形态学上出现原始淋巴细胞（>5%）时需要考虑CML急淋变

注：WHO 标准中原始细胞可来源于髓系（包括中性粒细胞、嗜酸性粒细胞、嗜碱性粒细胞、单核细胞、红系、巨核系或上述任意组合）和（或）淋系，对于少数形态学难以分辨原始细胞来源者，推荐免疫分型予以确认；

*. ELN 标准中，CCA/Ph+ 强调是治疗中出现的主要途径的异常，包括+8，+Ph［+der（22）t（9；22）（q34；q11）］，isochro-mosome 17［i（17）（q10）］，+19，ider（22）（q10）t（9；

22）（q34；q11）MD安德森标准和ELN标准被广泛认可并应用于多项TKI临床试验中，WHO、ICC标准较少被采纳。ACA：附加染色体异常，ICC：国际共识分类标准，ELN：欧洲白血病网，WHO：世界卫生组织，NA：不适用。

2.疾病危险度

针对慢性期患者的疾病危险度分层，包括Sokal积分、Hasford积分、EUTOS积分和ELTS积分等，其中，ELTS积分被更多认可和使用，用于预测CML相关生存期。Sokal积分不适于二代TKI作为一线治疗的疾病预后分层。近年，中国学者联合临床常用因素建立了一线伊马替尼治疗失败积分系统（IMTF）和一线伊马替尼分子学反应预测模型，分别用于预测治疗失败的可能性和主要分子学反应（MMR）、分子学反应4（MR4）的累积获得率。但无论哪种评分系统，高危均预示治疗反应差和生存期缩短，对治疗药物的选择具有一定的指导意义。此外，初诊时存在高危附加染色体异常也可能与CML患者不良预后相关。

表 13-3　初诊慢性期患者疾病危险度

危险度评分	计算方法	极低危	低危	中危	高危	极高危
Sokal	Exp [0.0116×（年龄−43.4）] +0.0345×（脾脏大小−7.51）+0.188×［（血小板/700）2−0.563] +0.0887×（原始细胞−2.1）		<0.8	0.8~1.2	>1.2	
Hasford	0.666×（年龄<50岁为0，≥50岁为1）+0.0420×脾脏大小+0.0584×原始细胞+0.0413×嗜酸性粒细胞+0.2039×（嗜碱性细胞<3%为0，否则1）+1.0956×（血小板计数<1500×10⁹/L为0，否则1）×1000		≤780	780~1480	>1480	
EUTOS	7×嗜碱性粒细胞+4×脾脏大小		≤87	–	>87	
ELTS	0.0025×（年龄/10）³+0.0615×脾脏大小+0.1052×原始细胞+0.4104×（血小板/1000）−0.5		<1.5680	1.5680~2.2185	>2.2185	
IMTF	白细胞（<120×10⁹/L为0；否则1）+血红蛋白（≥115g/L为0；否则1）+嗜碱性粒细胞（<12%为0；否则1）+ELTS积分（低危，0；中危，1；高危，2）	0	1	2	3	≥4

危险度评分	计算方法	极低危	低危	中危	高危	极高危
MMR	$-0.3814\times$性别（女，0；男，1）$-0.1683\times$（白细胞/100）$+0.7201\times$（血红蛋白/100）$-0.0861\times$（原始细胞$+1$）$-0.3775\times$（脾脏大小$+0.1$）/10		≥0.3007	-0.8505~0.3007	≤-0.8505	
MR4.0	$-0.2834\times$性别（女，0；男，1）$-0.3181\times$（白细胞/100）$+0.6322\times$（血红蛋白/100）$-0.0647\times$（原始细胞$+1$）$-0.4171\times$（脾脏大小$+0.1$）/10		≥0.4911	-0.8413~0.4911	≤-0.8413	

注：血小板单位为×10⁹/L，年龄单位为岁，脾脏大小单位为肋下厘米数，原始细胞为外周血分类中所占百分数。所有数据应在任何CML相关治疗开始前获得。

四、治疗

1.治疗目标

CML对所有患者的治疗目标是减少疾病进展、延长生存和提高生活质量。对于部分已经取得长期、稳定深层分子学反应（deep molecular response，DMR [至少 MR4.0]）的患者，停用 TKI、追求无治疗缓解（Treatment-free remission，TFR）成为 CML 新的治疗目标。

2.慢性期治疗

慢性期患者首选治疗为TKI。国内外推荐的慢性期患者一线TKI包括伊马替尼、达沙替尼、尼洛替尼、博苏替尼（目前国内尚不可及）、氟马替尼。CML慢性期患者一线、二线和后续治疗见表13-4。

表 13-4　慢性髓系白血病慢性期患者一线、二线和后续治疗推荐

	Ⅰ级推荐	Ⅱ级推荐
一线	低危患者：伊马替尼 尼洛替尼 氟马替尼 中高危患者：尼洛替尼 氟马替尼 伊马替尼	中高危患者：达沙替尼
二线，对首个TKI不耐受	其他任何获批的一/二代TKI	

	Ⅰ级推荐	Ⅱ级推荐
二线,伊马替尼一线治疗失败	尼洛替尼 达沙替尼 氟马替尼	临床试验 干扰素 异基因造血干细胞移植
二线,尼洛替尼一线治疗失败	达沙替尼 普纳替尼 奥雷巴替尼	临床试验 干扰素 异基因造血干细胞移植
二线,达沙替尼一线治疗失败	尼洛替尼 普纳替尼 奥雷巴替尼	临床试验 干扰素 异基因造血干细胞移植
三线,对≥2种TKI不耐受或/且治疗失败	其余任何一种获批的TKI 普纳替尼 奥雷巴替尼 临床试验	异基因造血干细胞移植 干扰素
任何线,T315I突变	普纳替尼 奥雷巴替尼 临床试验	异基因造血干细胞移植 干扰素

3.进展期治疗

CML加速期(AP)和急变期(BP)患者治疗见表13-5。

表13-5 慢性髓系白血病进展期患者治疗推荐

	Ⅰ级推荐	Ⅱ级推荐	Ⅲ级推荐
新诊断AP,未曾服用TKI患者	伊马替尼 尼洛替尼 达沙替尼		

	Ⅰ级推荐	Ⅱ级推荐	Ⅲ级推荐
新诊断 BP，未曾服用 TKI 患者	TKI±化疗 异基因造血干细胞移植	临床试验	
从 CP 进展为 AP，既往接受过 TKI 治疗的患者	达沙替尼 尼洛替尼 普纳替尼 奥雷巴替尼	临床试验 异基因造血干细胞移植	
从 CP 或 AP 进展为 BP，既往接受过 TKI 治疗的患者	达沙替尼±化疗 普纳替尼±化疗 奥雷巴替尼±化疗 异基因造血干细胞移植	临床试验	尼洛替尼±化疗
AP 伴 T315I 突变	普纳替尼 奥雷巴替尼	临床试验	

注释：化疗方案取决于急变类型，急髓变选择急性髓系白血病化疗方案，急淋变选择急性淋巴细胞白血病化疗方案。

　　相对于标准剂量伊马替尼一线治疗，二代 TKI 一线治疗可使患者更快获得更好的细胞遗传学及分子学反应，并减少疾病进展的风险，但总体生存率尚无差异，而且二代 TKI 相关的心血管不良反应引起较多的关注，后者常见于老年人、既往有心血管、糖尿病、代谢综合征等共存疾病的患者中。因此，一线 TKI 选择应当在明确治疗目标基础上，依据患者疾病分期、初诊预后分层、个体状况、基础疾病、合并用药等综合选择合适恰当的治疗药物。针对 TKI 耐药的患者，还应根据 BCR-ABL 突变状态选择后续治疗，见表 13-

6和表13-7。

•伊马替尼：适用于各期患者，推荐用量：CP 400mg/d，AP 400~600mg/d，BP 600~800mg/d。

•尼洛替尼：适用于有停药追求的年轻CP患者、中高危CP和AP患者的一线治疗，以及伊马替尼不耐受或治疗失败的CP或进展期患者。老年、有心脑血管病史、糖脂代谢或肝功能异常患者，不宜首选尼洛替尼。推荐剂量：新诊断患者600mg/d，分2次；因治疗失败而转换治疗患者600~800mg/d，分2次。作为二线以上治疗，对于老年人、有心脑血管病史、糖脂代谢或肝功能异常，可在有效管理基础疾病和严密监测下使用≤600mg/d，上述情况以及血细胞严重减少的患者也可考虑减量用药（如300~450mg/d）。

•达沙替尼：适用于伊马替尼不耐受或治疗失败的各期患者，中高危CP和进展期患者一线也可考虑应用。推荐用量：CP 100mg/d，AP和BP 100~140mg/d，对于老年人、血细胞严重减少或具有肺部等共存疾病的患者也可考虑初始减低剂量（如50~80mg/d），待血象改善或可以耐受后提高剂量，老年人最低剂量为20mg/d。

•氟马替尼：适用于慢性期患者。一线治疗，推荐用量：600mg/d。伊马替尼耐药或不耐受患者，400~600mg/d。

•奥雷巴替尼：适用于伴有T315I的慢性期和加速期患者，一代和二代TKI耐药和/或不耐受的慢性期患者。推荐用量：30mg或40mg，隔天一次。

•普纳替尼：适用于伴有T513I的慢性期、对于2种TKI不耐受或耐药以及伴或不伴T513I的加速期或急变期患者。推荐用量：45mg/d。

表13-6　根据BCR::ABL1突变状态选择后续治疗

突变状态	治疗推荐
T315I	奥雷巴替尼，普纳替尼，临床试验，异基因造血干细胞移植
V299L	尼洛替尼，普纳替尼，奥雷巴替尼
F317L/V/I/C、T315A	尼洛替尼，博苏替尼，奥雷巴替尼，普纳替尼
Y253H、E255K/V、F359C/V/I	达沙替尼，博苏替尼，奥雷巴替尼，普纳替尼
任意其他突变（包括复合突变）	达沙替尼，尼洛替尼，博苏替尼，奥雷巴替尼，普纳替尼
无突变	尼洛替尼或达沙替尼，奥雷巴替尼，普纳替尼，临床试验，异基因造血干细胞移植

注:复合、复杂突变应优先考虑普纳替尼、奥雷巴替尼或异基因造血干细胞移植。

表13-7　特定BCR::ABL1突变不推荐的治疗

突变状态	不推荐的治疗
A337T、P465S、F359V/I/C	阿思尼布
T3151、V299L、G250E、F317L	博苏替尼
T3151/A、F317L/V/I/C、V299L	达沙替尼

突变状态	不推荐的治疗
T315I、Y253H、E255K/V、F359C/V/I	尼洛替尼
无	普纳替尼、异基因造血干血细胞移植

五、TKI 治疗期间的疗效监测

TKI 治疗期间的监测包括血液学、细胞遗传学、分子学和 ABL 激酶区突变反应分析，监测频率、时机和方法见表13-8。

表 13-8　CML 治疗反应的监测

治疗反应	监测频率	监测方法
血液学反应	每 1~2 周进行一次，直至确认达到 CHR 随后每 3 个月进行一次，出现血液学毒性时应当增加监测频率	全血细胞计数和外周血细胞分类
细胞遗传学反应	初诊、未达里程碑事件，失去曾获得的 CHR 或 CCyR 以及 BCR::ABL1 >1（适用于 BCR::ABL1 ≤1 的患者）	传统染色体显带（G 显带或 R 显带）技术、荧光原位杂交技术（FISH）
分子学反应（外周血）	每 3 个月进行一次，达到稳定 MMR 后推荐 3~6 个月一次；未达到最佳疗效的患者应当增加监测频率，转录本水平明显升高并丧失 MMR 时应尽早复查；	定量聚合酶链反应（qRT-PCR）数字聚合酶链反应(dPCR)*

治疗反应	监测频率	监测方法
ABL激酶突变分析	TKI治疗反应为"失败"或"警告";丧失原先获得的治疗反应;疾病进展时;	直接测序法（Sanger测序法）或针对ABL激酶区的二代测序

*建议达到稳定深层分子学反应（至少达MR 4.0）后再选用dP-CR方法。

六、治疗反应定义及评估标准

CML患者血液学、细胞遗传学及分子学反应定义见表13-9。TKI治疗反应评估标准参考ELN2020推荐，见表13-10。ELN推荐（2020年版）更强调各个时间点分子学反应的重要性，并且TKI一线和二线治疗反应评估标准统一共用一个。相同的观点是，达到"最佳"反应的患者预示持久获得良好的治疗结果，可维持原治疗；达到"失败"的患者疾病进展和死亡的风险显著增加，需要及时转换治疗；"警告"则是处于二者之间的灰色地带，患者需要密切监测，一旦达到"失败"标准，应尽快转换治疗方案。

表13-9 慢性髓系白血病患者TKI治疗反应定义

反应		定义
血液学*	完全血液学反应（Complete hematological response，CHR）	白细胞<10×10⁹/L
		血小板<450×10⁹/L

	反应	定义
		外周血无髓系不成熟细胞
		外周血嗜碱性粒细胞<5%
		无髓外浸润的症状或体征,脾脏不可触及
细胞遗传学	完全细胞遗传学反应(Complete cytogenetic response,CCyR)	Ph+ 0
	部分细胞遗传学反应(Partial cytogenetic response,PCyR)	Ph+ 1%～35%
	次要细胞遗传学反应(Minor cytogenetic response,MinorCyR)	Ph+ 36%～65%
	微小细胞遗传学反应(Minimal cytogenetic response,MiniCyR)	Ph+ 66%～95%
	无反应(No cytogenetic response,NoCyR)	Ph+>95%
	主要细胞遗传学反应(Major cytogenetic response,MCyR)	Ph+≤35%
分子学	主要分子学反应(Major molecular response,MMR)或MR3.0	BCR-ABL≤0.1%（IS）
	MR4	BCR-ABL≤0.01%（IS）；或ABL转录本>10 000时BCR-ABL不可测得
	MR4.5	BCR-ABL≤0.0032%（IS）；或ABL转录本>32000时BCR-ABL不可测得

反应	定义
MR5	BCR-ABL≤0.001%（IS）；或 ABL 转录本>100 000 时 BCR-ABL不可测得

注：*，血液学反应达到标准需持续≥4周；IS，国际标准化（International scale）。

表13-10　慢性髓系白血病TKI治疗反应评估标准（ELN2020推荐）

时间点	最佳	警告	失败
基线	NA	高危 ACAs*，ELTS高危	NA
3个月	≤10%	>10%	>10%（若在后续1~3个月内仍未改善）
6个月	≤1%	>1%~10%	>10%
12个月	≤0.1%	>0.1%~1%	>1%
之后任何时间点	≤0.1%	>0.1%~1% 丧 失 MMR（≤0.1%）*	>1%，出现耐药突变，高危 ACAs*

注：表中所有数值代表BCR::ABL转录本水平，均为国际标准化（IS）值；NA，不适用；ACAs，附加染色体异常；ELTS，EUTOS长期生存评分。
* 高危 ACAs 包括+8，+Ph，i(17q)，+19，-7/7q-，11q23，3q26.2异常，复杂核型；
** TKI停药中的患者丧失 MMR（即 BCR::ABLIS>0.1）意味着失败。

七、停药

近年来，随着TKI的应用为CML患者的长期生存提供了可能，停药追求无治疗缓解（TFR）成为CML

治疗新目标。长期治疗所致经济负担和药物不良反应使得识别TFR最大化的安全策略显得愈发重要。安全停止TKI治疗的条件见表13-11。

表13-11　停止TKI治疗的条件

必要条件	•年龄≥18岁 •慢性期，既往无加速期或急变期病史 •接受任意一种已批准的TKI治疗至少3年 •可进行国际标准化定量，检测深度达MR4.5且能快速回报BCR::ABL结果的实验室 •持续分子学反应（MR4）>2年，连续4次检测，每次检测时间间隔3个月 •分子学监测： ① 对于MMR的患者，停止TKI治疗后的前6个月，每1~2个月1次，第7~12个月期间每2个月1次，此后每3个月1次。 ② 对于丧失MMR的患者，建议4周内重启TKI治疗，每月监测1次，直至再次达到MMR，此后每3个月1次。如果3个月后仍未达到MMR，需进行ABL突变检测，并在此后的6个月每月监测1次。
最低条件（允许尝试停药）	•一线TKI治疗或仅因为不耐受调整为二线TKI治疗 •BCR::ABL1转录本类型为e13a2或e14a2 •TKI治疗时间>5年（二代TKI，治疗时间>4年） •DMR持续时间>2年 •既往无治疗失败
最佳条件（可考虑停药）	•TKI治疗时间>5年 • DMR 持续时间>3 年（MR4）或 >2 年（MR4.5）

注：DMR，深层分子学反应，至少MR4。

TKI治疗使CML患者的生存期显著延长，无治疗缓解正逐渐成为患者新的追求目标之一。全球范围内的多项临床研究结果显示，在严格满足停药条件的前提下，停止 TKI 治疗后半数能维持分子学反应，多数复发发生于停药后的 6 个月内，也有部分患者停药数年后发生晚期复发，甚至有个例患者急变。因此，停药后需终身监测。强调长期 TKI 治疗并稳定获得 DMR 是停药的基本前提，规律、及时、准确的分子学监测是及早发现复发的保证。建议，在有高质量监测条件的中心和专业的慢粒专家的指导下，对于有强烈停药意愿的患者，可开展停药研究。在未达 DMR 但有强烈追求停止 TKI 治疗的特定人群中（如低中危年轻患者、女性备孕患者），可考虑将一代 TKI 调整为二代 TKI，以提高治疗反应的深度，有望追求 TFR。

八、生育

由于我国 CML 患者发病年龄较西方国家年轻，生育成为不可避免的话题。对于男性 CML 患者，现有证据显示，服用 TKI 不增加其配偶生育畸形胎儿的发生率，专家建议针对男性患者，应充分告知目前的结论是基于多个较小样本的临床研究结果，患者应充分了解相关证据的局限性。女性 CML 患者面临的妊娠问题则较为复杂，主要包括妊娠期诊断 CML、TKI 治疗期间意外妊娠和 TKI 治疗期间疾病稳定情况下的计划妊娠。

针对不同的临床场景，应具体分析处理原则，需要强调的是，女性CML患者孕期TKI暴露后胎儿致畸的风险显著增高。TKI治疗期间的妊娠管理见表13-12。

表13-12　TKI治疗期间的妊娠管理

	女性患者	男性患者
计划妊娠	•TKI治疗前可考虑卵子冻存 •TKI治疗期间避免备孕和妊娠 •建议喂养初乳，TKI治疗期间避免哺乳 •满足停药标准的患者，可停用TKI后、在密切监测下进行计划妊娠	TKI治疗前可考虑精子冻存备孕期间无需停用TKI
TKI治疗过程中意外妊娠	•确定胎儿孕周及TKI暴露时间，告知患者流产和畸形风险 •若患者希望继续妊娠，应立即停用TKI： 　①孕早期：白细胞分离术，直至孕中晚期 　②孕中晚期：白细胞分离术和/或干扰素	
妊娠合并CML	•BP：尽快终止妊娠，开始TKI为基础的治疗 •AP：个体化决策 •CP：避免TKI和化疗药物 ①孕早期：白细胞分离术，直至孕中晚期 ②孕中晚期：白细胞分离术和/或干扰素	

注：CP，慢性期；AP，加速期；BP，急变期

目前尚缺乏男性CML患者在其配偶妊娠期间能否继续服用奥雷巴替尼和普纳替尼的经验。目前仅有极少TKI可能影响精子质量的报道，有条件的患者可考

虑治疗前精子冻存。由于流产率增高和畸形的可能，女性在妊娠期间应停止 TKI 治疗，因此，未获 MMR 的女性患者应避免计划妊娠。TKI 治疗过程中意外妊娠，需充分权衡药物对胎儿的潜在风险和停药对母亲疾病的不利影响。若选择保留胎儿，应立即停止 TKI 治疗。如果血象稳定，妊娠期间可能无需接受 TKI 治疗，但需密切监测。当白细胞>100×10⁹/L，可予白细胞分离术和/或干扰素治疗。当血小板>500×10⁹/L 或不能有效控制时，可予阿司匹林或低分子肝素抗凝/抗栓治疗。满足停药标准的女性患者可停药后妊娠，也可在服用 TKI 的同时计划妊娠，但需在孕 5 周内停药。后续治疗取决于是否丧失 MMR 和妊娠状态。若丧失 MMR 时处于妊娠状态，密切监测疾病状态，若疾病稳定，无需立即开始 TKI 再治疗；若丧失 MMR 时尚未妊娠，需立即重启 TKI 治疗。对于有强烈妊娠意愿但未达 MMR 的女性患者，可考虑以干扰素替代 TKI 治疗。TKI 可经乳汁分泌，故女性患者应避免哺乳，但考虑到初乳对于婴儿免疫系统发育的有益作用，对于疾病状态稳定的患者，可以考虑产后至少 2～10 天哺乳。若持续处于 MMR，可延长哺乳时间至重启 TKI 治疗。建议有经验的慢粒专家和产科专家合作，共同指导 CML 患者妊娠期间的治疗。

（北京大学人民医院　江倩）

第二节　慢性髓细胞白血病的中医治疗

慢性粒细胞白细胞具有起病缓，病程长的特点，临床以低热、贫血、消瘦、乏力、衄血、肝脾肿大、淋巴结肿大为表现。中医学中没有慢性粒细胞白血病的病名，根据慢粒患者疲乏无力，少气懒言，头晕心悸，腰膝酸软，腹满食少，面色不荣，多数伴有脾肿大或出血等症状，大致可归入"虚劳"、"癥瘕"、"积聚"、"瘰疬"、"内伤发热""血证"等病证范畴。古代医家对虚劳的病机概括为脾肾两虚。《诸病源候论》中曰："虚劳之人，精髓萎竭，血气虚弱，不能充盈肌肤，故此羸瘦也"。并载有"其病不动者，直名为癥"。《素问·玉机真脏论》中有云："脉细、皮寒、气少、泄利前后、饮食不入，此为五虚"；《素问·宣明五气》中说："五劳所伤，久视伤血，久卧伤气，久坐伤肉，久立伤骨，久行伤筋"。包括先天不足、饮食不节、房劳过度、疾病暴发、外邪侵袭等病因。虚损中的阴虚症，骨痛如折、怔忡、盗汗、咯血、吐衄、经闭、骨蒸等等。阴虚症之怯寒少气，自汗喘气，食减无味，呕胀飧泄等，皆与白血病的症状相似。《丹溪心法》中云："积在左为血块，气不能作块成盛，块乃有形之物也，痰与食积死血而成也"。

一、病因病机

1.情志不调，气滞血瘀

由于七情内伤，导致肝气郁结，气郁日久，气机不畅，脉络壅滞，瘀血内停，久积成块。

2.饮食不节，内生痰瘀

饮食失调，过食肥甘厚味，伤及脾胃，脾虚失运，输布津微无权，湿浊内生，凝聚成积，痰气相搏，血流不畅，瘀块内生。

3.起居失常，邪毒侵袭

起居无常，寒温不调，感受外邪，邪毒入侵、中伤脏腑，使其功能不利，气血失和，邪毒内聚，客阻经络，久则经络闭涩，结块成形。邪毒内郁，郁久化热，热熬津血，久而成结。邪毒与气血相搏结，滞留不散，交合而成块。邪毒郁之，化热生火，扰及营血，灼伤阳络，迫血妄行。

综上所述，本病的发生乃先天禀赋不足或后天失养引起脏腑亏虚，或由于外感六淫，内伤七情等引起气血功能紊乱，脏腑功能失调，致使毒邪乘虚而入所引起。毒邪一旦入侵，伤血及髓，致使气血亏虚、邪与营血相搏结，使气血流通失畅.脉络瘀阻.久而成积。故本病为气血痰瘀邪毒相互搏结而成。其枢机在于邪毒、痰瘀、正虚三病理环节相互衍生和转化；稳定期多为邪毒内伏，郁而待发为基本病机；加速期多为血瘀正衰，气阴两虚为基本病机；急变期为毒血博结，阴阳失调，或阴竭阳微为基本病机。本病正气不足为其发病基础，气血痰瘀邪毒相互搏结而引发本病。

二、辨证论治

（一）辩证要点

1.辨病期

慢粒往往经过慢性期、加速期与急变期的动态发展演化过程，根据演化过程中的不同临床表现，本病可见以下中医特点：（1）毒邪聚集，气血暗伤，相当于慢粒慢性期早期。此期属邪毒侵袭，潜伏于骨髓，暗伤正气，处于正邪相争阶段。为邪盛正实期，此期邪气盛，而正气不虚，患者一般情况较好，治宜速攻，临床症状轻微或不典型，症见：气短乏力，倦怠自汗，食欲不振，脘腹胀满，胁下积块小而软，舌质淡紫，脉象细弦。（2）毒瘟内结，气阴两伤，相当于慢粒慢性期，此期特点为邪气较甚，正邪相争中正气稍耗伤，但程度较轻，以邪毒聚集、气阴两虚为主。临床可见面色紫暗，周身乏力，心悸气短，头目眩晕，午后低热，咽干舌燥，食欲不振，脘腹胀满，胁下积块稍硬，舌淡少苔，脉象细弱。（3）阴精亏虚，毒瘀互阻·此期相当于慢粒加速期。为毒邪壅盛期，此期正气渐衰，而邪气更甚，患者病情较重，邪毒渐盛，加速正气的亏耗，推进病情向终末期转化，治宜攻补兼施。临床见面色紫暗，气短乏力，头晕加重，形体消瘦，口舌干燥，潮热盗汗，五心烦热，多梦遗精，胁下积块逐渐增大，脘腹胀满，舌红苔黄，脉细而数。（4）阴阳两虚，毒瘀不散：此期相当于慢粒急变期，急变期：为毒盛正衰期，此期正气大虚，而邪气实甚，病情严重，当以补虚为主，兼以祛邪以邪毒亢盛、正气亏虚，阴阳失调为主。临床见高热不退或持续壮热，肌肉大消，多部位衄血便血，积块快速增大，硬痛不移，骨节疼痛，多部位出血，便血，神昏谵语，舌暗淡无苔，脉象虚极。

2.辨虚实，求标本

慢粒为虚实夹杂性疾病，往往因正虚复感外邪而发热，因血热妄行而出血，因瘀血阻络而出现肢体疼痛等等虚实夹杂、标本兼病的情况，需仔细辨别。

（二）治疗原则

扶正祛邪、标本兼顾是中医治疗本病的基本原则，就是补其不足、损其有余，即扶正祛邪。扶正包括补气养血，调补阴阳；祛邪包括清热解毒，化瘀散结。一般来说，早期病人正盛邪实，应以祛邪为主，佐以扶正，晚期气血耗伤，邪实正虚，应攻补兼施。

要注意善后调治，清解蕴毒，对于处于稳定期及经治疗缓解期的患者，应扶正不忘驱毒，清除体内伏邪，防止病情进展或复发。

（三）分证论治

慢性粒细胞性白血病中医主要根据临床证候、舌脉变化等进行辨证分型，由于慢性粒细胞性白血病的临床表现虚实夹杂，错综不一，目前中医分型尚无统一标准.但总的辨证分型原则不外乎辨明脏腑，气血，阴阳，痰瘀，寒热，根据本病病因病机，结合其临床特点，将慢性粒细胞性白血病分为三个证型：气滞血瘀型、正虚瘀结型、热毒炽盛型。

1.气滞血瘀型

证候特点：脘腹胀满，肋下有块，软而不坚，固定不移，舌淡紫苔薄，脉弦。

病机分析：本证多见于慢粒的早期，处于慢性期阶段，辨证要点在于胁肋胀满，有块，但软而不坚，脉弦。表明病在气分及血分，正气未伤，病性属实。病机为肝气郁结，气滞血瘀，脉络不和；积证初起，积犹未久，块物软而不坚，气滞则血行不畅，块物固定不移，气机阻滞则脘腹胀满；脉弦为肝病之脉。

治法：行气逐瘀。

方药：膈下逐瘀汤（《医林改错》）合青黛雄黄散（《奇效良方》）加减，方用桃仁、红花、当归、莪术、三棱、五灵脂、延胡索、丹皮、赤芍、乌药、枳壳、甘草、青黛、雄黄。

临床运用：脘腹胀满较甚加厚朴、木香；加丹皮以防活血过量引起出血；纳差佐以砂仁，后下；五心烦热加白薇、地骨皮、青蒿。

2.正虚瘀结型

证候特点：积块坚硬，神疲怠倦，不思饮食，消瘦脱形，面色萎黄或黧黑。自汗盗汗，肌肤甲错，妇女闭经，头晕心慌，唇甲少华，舌质淡或紫暗，脉弦细或沉细。

病机分析：本证属慢粒中期，但还未进入急变期。辨证要点不仅积块增大而硬，而且出现气虚表现。邪实之中夹有正虚、为虚实夹杂之证。病机为正气虚衰，脉络瘀阻；正虚瘀结，脉络瘀阻故积块坚硬，疼痛加剧；脾胃运化无权，气血生化不足，故不思饮食，形体消瘦，神疲怠倦；血虚不能上荣于面则面色萎黄，唇甲无华；瘀血阻络，肌肤失养则肌肤甲错，气虚卫外不固，阴液外泄，见多汗出。舌淡紫暗、脉细为气血两亏夹瘀之象。

治法：益气养血，活血化瘀。

方药：八珍汤（《六科准绳》）合青黛雄黄散（《有效良方》）加减，方用党参、黄芪、白术、茯苓、当归、首乌、红花、桃仁、延胡索、青黛、雄黄。

临床运用：阴血不足加生地、麦冬、枸杞子；自汗多加用五味子，煅牡蛎；胃脘胀纳少加焦三仙，厚朴；盗汗加糯稻根，浮小麦；心悸眠差加酸枣仁，夜交藤。

3.热毒炽盛型

证候特点：肋下肿块继增硬痛，倦怠乏力，形体消瘦，面色晦暗，骨节剧痛，壮热持续，汗出不解，口渴喜冷饮，衄血紫斑，或便血、尿血，或烦躁不安、谵语神昏，舌红，苔黄燥，脉细数。

病机分析：本证为慢粒晚期，即急变期，辨证要点为壮热不退，肋下积块继增而硬痛，形体消瘦，衄血不止，甚至神志不清，表明热毒炽盛，毒入营血，正气衰败，病性属正衰邪实之证；病机为邪热壅盛，内传营血；由于热毒炽盛，营阴受伤，热扰心神，以致烦躁不安，甚则热入心包，神志迷蒙，故神昏谵语；邪热内灼营阴，阴液已伤，虽口燥而不甚渴；热盛迫血妄行则衄血不止；病久不愈，气血两伤，气虚血瘀，结块增甚则肿大硬痛不移，骨节剧痛；气血不能上荣故面色晦暗．骨筋形体失其气血荣养则倦怠无力，形体消瘦；舌红苔黄燥，脉细数为热邪深入营分，伤阴劫津之象。

治法：清热解毒，凉血散瘀。

方药：清热地黄汤（《备急千金要方》）或清营汤（《温病条辨》）合青黛雄黄散（《奇效良方》）加减，方用水牛角（代替犀角），生地，丹皮，赤芍，金银花，黄芩，黄连，青黛，雄黄，白花蛇舌草，龙葵。

临床运用：壮热不退加生石膏（先煎）、知母、生甘草；便血加白芨粉、三七粉调和服用；尿血加大蓟、小蓟；齿龈渗血加藕节，白茅根；烦躁不安，神昏谵语加服安宫牛黄丸。

（遵义医科大学附属300医院　李秀军）

第三节　慢性髓细胞白血病的中西整合治疗

慢性粒细胞白血病（Chronic myeloid leukemia, CML）是 BCR-ABL 基因酪氨酸激酶磷酸化引起费城染色体阳性的白血病。酪氨酸激酶抑制剂（Tyrosine kinase inhibitors, TKI）以 BCR-ABL 为靶点，实现了靶向治疗 CL，极大改善了 CML 患者的生存。尽管 CML 患者在 TKI 治疗下可达到血液学、细胞及分子遗传学缓解，但仍存在 TKI 类药物导致 CML 患者发生严重不良反应的问题。相对于伊马替尼一线治疗，二代 TKI 一线治疗可使患者更快获得更好的细胞遗传学及分子学反应，并减少疾病进展的风险，但二代 TKI 相关的心血管不良反应引起较多的关注。

据报道，伊马替尼（400mg，qd）、达沙替尼（100mg，qd）、尼罗替尼（300mg，bid）及氟马替尼（600mg，qd）导致3级以上中性粒细胞减少的发生率分别为17%、29%、12%和17%，3级以上血小板减少的发生率分别为9%、22%、10%和24%，3级以上贫血的发生率分别为4%、13%、4%和5%。

1.酪氨酸激酶抑制剂（TKI）

调查发现，服用TKI的患者中，水肿、乏力、皮肤瘙痒、胃肠道反应、肌肉酸痛、皮疹为常见影响患者日常生活的药物不良反应。

中医认为，TKI靶向药物主要通过升发阳气，辛散邪气，从而调整一身之阴阳平衡。当靶向药物温热之性太过，产生热毒之邪，加之机体正气不足，热毒之邪易挟风挟湿，挟湿邪郁于肌表，伤及脏腑，均出现机体阴阳失衡，脏腑功能失调的相应症状，可归属于"靶向药毒"。

（1）血液学不良反应

TKI类药物引起的血液学不良反应主要为骨髓抑制，包括中性粒细胞减少、血小板减少、贫血。患者表现为乏力、头晕、面色无华，或伴有出血，或伴有发热等症。

中医认为，"靶向药毒"的温热毒邪，伤及骨髓，耗损肾精，血液不生；治疗宜补肾填精，促进血液生成。属于肾阴虚证者，滋阴补肾，可选择左归丸加减；伴有出血者，可加卷柏、仙鹤草、旱莲草、茜草等止血药物；伴有感染发热者，可加银花、连翘、青蒿、银柴胡等清热解毒药物。

（2）心血管毒性

尼洛替尼或博苏替尼引起缺血性心脏病、缺血性脑血管事件或周围动脉闭塞性疾病等血管事件相对多见，尤其是具有潜在脑血管疾病的危险因素或脑血管疾病的 CML 患者风险更高。有报道，波纳替尼发生严重的动脉闭塞事件（心脑及外周血管）和静脉血栓栓塞事件的发生率分别为31%、6%，机制可能为尼洛替尼和博苏替尼对血管内皮细胞具有多种作用，从而引起动脉血管痉挛或迅速狭窄。静脉血栓栓塞事件多发生在帕纳替尼，达沙替尼能引起罕见肺动脉高压，波纳替尼心力衰竭发生率为8%，系统性高血压发病率为9%，其中2%很严重或危及生命。

中医认为，"靶向药毒"的温热毒邪，蕴于血脉，血行不畅，血脉瘀阻。有研究显示，复方丹参注射液能扩张血管，增加血流速度，改善微循环。若心脑血管闭塞，可与予复方丹参注射液30ml，每日1次静脉滴注。若下肢动脉闭塞，可用针刺联合穴位注射复方丹参注射液：将丹参注射液注入患者双侧足三里穴、阳陵泉穴、丰隆穴、承山穴中，每穴注入0.5ml。针刺患者双侧足三里穴、阳陵泉穴、丰隆穴、承山穴30分钟。

（3）肺毒性

大多数胸腔积液为轻度或中度，呈剂量相关性，达沙替尼造成胸腔积液可能是免疫介导或淋巴功能障碍或血管通透性改变所致。在一项5年随访中，达沙替尼治疗CML-CP患者，有28%出现药物相关性胸腔积液，3级或4级胸腔积液占3%。常见的胸腔积液症状包括呼吸困难、持续干咳和胸闷。

中医认为，根据"胸腔积液"呼吸困难、持续干咳和胸闷等临床表现，将其归于"悬饮"、"积饮"范畴。辨证属于本虚标实、虚实夹杂之证，与机体肺、脾、肾器官紧密相连，该病发于肺部，伤及脾肾。肺主要调节机体水道，脾主要运化体内水湿，肾主要是气化，三者互相配合共同维持机体的平衡。若"靶向药毒"的温热毒邪损伤肺脾肾，肺失宣降，气机不利，气滞痰凝、脉络壅塞；脾失运化，水液输送失常；肾失温煦，蒸化功能失常，关门不利。三焦水道壅阻，水液积聚成饮，停滞胸胁，成为"悬饮"、"积饮"。

温阳化饮类中药被广泛应用于胸腔积液的临床治疗中。复方中药：若属于外寒里饮证，可选择小青龙汤，该方中有细辛、麻黄、干姜、桂枝等中药属于温辛药，具有温肺化饮的功效，属于温阳化饮法。若为脾肾阳虚、水湿泛滥，可使用真武汤，该方中含生姜、附子等可温助脾肾之阳，运化水湿，缓解病痛。最经典的药方当属苓桂术甘汤，苓桂术甘汤方中桂枝辛散温通，白术健脾利水，茯苓渗湿利水，炙甘草补脾和胃、益气复脉，与桂枝合用发挥益火补土的功效，与白术、茯苓合用发挥培土制水的功效，苓桂术甘汤方中四味中药相互协作，发挥温补脾气、助脾阳，促进阳气舒畅，恢复气化，消除痰饮，进而使三焦气机通畅，恢复津液输布运化的生理功能。常用中药：一项基于数据挖掘的中药内服方治疗胸腔积液用药规律分析显示，使用频率≥40%的中药共有7味，分别为茯苓、葶苈子、白术、黄芪、大枣、甘草、桂枝。茯苓的应用频率最高，占71.67%。常用药物组合包含3味中药，即茯苓、葶苈子、白术，分别属利水消肿药、止咳平喘药、补气药。

中药外敷疗法是在中医整体观念的指导下，通过特定部位药物吸收的直接作用和穴位刺激激发经气的间接作用来达到治疗的目的。研究显示，临床贴敷用药多选用中药复方，以膏剂和糊剂为主制作药物，通过麝香、姜汁等帮助药物有效成分渗入。穴位常选择病变脏腑的腧穴、募穴，病变局部的阿是穴及病变近部腧穴。另外，对症选穴也是常用手段，包括有特殊治疗作用的腧穴及临床经验取穴。外敷药物以芥子、延胡索、甘遂、细辛等最为常用，对咳嗽等病疗效较好。胸腔积液导致的咳嗽是影响患者生活质量的重大因素之一，中药外敷疗法有助于提高患者的生活质量。

（4）液体潴留

伊马替尼引起的液体潴留最常见，在一项试验中，服用伊马替尼的患者，其外周水肿发生率为55.5%，呈剂量相关性，表现为体重增加、眼睑浮肿、下肢浮肿。

中医认为，根据体重增加、眼睑浮肿、下肢浮肿等临床表现，将其归于"水肿"范畴。脾主运化水湿，肾主蒸化津液。"靶向药毒"的温热毒邪损伤脾肾，水湿不化，聚于皮肤，成为水肿。一项运用数据可视化分析中医药经方治疗水肿疾病的用药规律，结果显示，使用频率≥40%的中药有甘草，使用频率40%～50%的中药有茯苓、白术、桂枝、生姜，使用频率25%～40%的中药有泽泻、大枣、附子、麻黄，核心药物为甘草、白术、茯苓、桂枝、附子、白芍、泽泻，药物群茯苓、泽泻、桂枝、白术、猪苓为五苓散组方药物，揭示在治疗该病时利湿最为关键，治疗以利水化湿、通调水道、恢复气机为主。

（中国中医科学院西苑医院　胡晓梅）

—— 第十四章 ————

慢性淋巴细胞白血病

第一节　慢性淋巴细胞白血病的西医治疗

一、概述

慢性淋巴细胞白血病／小淋巴细胞淋巴瘤（Chronic Lymphocytic Leukemia／Small Lymphocytic Lymphoma，CLL／SLL）是主要发生在中老年人群的一种具有特定免疫表型特征的成熟 B 淋巴细胞克隆增殖性肿瘤，以淋巴细胞在外周血、骨髓、脾脏和淋巴结聚集为特征。CLL／SLL 在欧美国家约占非霍奇金淋巴瘤（NHL）的 7%～10%，是最常见的成人白血病；亚洲包括我国的发病率较低，约占 NHL 的 1%～3%，中位发病年龄 65 岁，男女比例 1.5～2∶1。

二、诊断要点

临床上常表现为无症状性外周血淋巴细胞增多或白细胞增多、淋巴结肿大、肝脾肿大、骨髓衰竭、复发感染等，常合并免疫性溶血性贫血或自身免疫性血小板减少。少数患者会发生 Richter 转化，或继发第二肿瘤。

（1）外周血克隆性 B 淋巴细胞计数≥5×10⁹／L，且≥3 个月。2016 年版 WHO 有关造血就淋巴组织肿瘤分类中提出外周血单克隆 B 淋巴细胞<5×10⁹／L，如无髓外病变，即使出现血细胞少或疾病相关症状，也不能诊断 CLL。但 2018 年更新的国际 CLL 工作组标准仍将此情况诊断为 CLL。国内绝大多数专家也认为这种情况在排除其他原因导致的血细胞减少后，其临床意义及治疗同 CLL，因此应诊断为 CLL。

（2）血涂片中特征性的表现为小的、形态成熟的淋巴细胞显著增多，其细胞质少、核致密、核仁不明显、染色质部分聚集，并易见涂抹细胞。外周血淋巴细胞中不典型淋巴细胞或幼稚淋巴细胞<55％。

（3）典型的流式细胞术免疫表型：CD19⁺、CD5⁺、CD23⁺、CD200⁺、CD10⁻、FMC7⁻、CD43⁺；表面免疫球蛋白（sIg）、CD20 及 CD79b 弱表达（dim）。流式细胞术确认 B 细胞的克隆性，即 B 细胞表面限制性表达 κ 或 λ 轻链（κ：λ>3：1 或<0.3：1）或者>25％的 B 细胞 sIg 不表达。

（二）SLL

SLL 与 CLL 本质上是同一种疾病，因主要累及部位不同而造成的不同表现形式。CLL以骨髓和外周血受累为主，SLL则主要累及淋巴结和骨髓。SLL确诊必须依赖病理组织学及免疫组化检查，淋巴组织具有CLL的组织形态与免疫表型特征，诊断标准：

（1）淋巴结和（或）脾、肝肿大；

（2）无骨髓浸润所致的血细胞减少；

（3）外周血B淋巴细胞<$5×10^9$/L。

（三）单克隆性

淋巴细胞增多症（WBL）；MHL是指健康个体外用血存在低水平的单克隆B淋巴细胞。

诊断标准：

（1）B淋巴细胞克隆性异常；

（2）B淋巴细胞<$5×10^9$/L；

（3）无肝、脾、淋巴结肿大（所有淋巴结<1.5cm）；

（4）无贫血及血小板减少；

（5）无慢性淋巴增殖性疾病（CLPD）的其他临床症状。

MBL根据免疫表型分为CLL表型、不典型CLL表型和非CLL表型。对于后两者需全面检查，以排除白血病期非霍奇金淋巴瘤。对于CLL表型MBL，需根据外周血克隆性B淋巴细胞计数分为"低计数"MBL（克隆性B淋巴细胞<$0.5×10^9$/L）和"高计数"MBL（克隆性B淋巴细胞≥$0.5×10^9$/L），"低计数"MBL无需常

规临床随访，而"高计数"MBL的免疫表型、遗传学与分子生物学特征与Rai 0期CLL接近，需定期随访。

三、分期及预后

CLL患者的中位生存期约为10年，但不同患者的预后呈高度异质性。性别、年龄、体能状态、伴随疾病、外周血淋巴细胞计数及倍增时间，以及乳酸脱氢酶（LDH）、β_2-微球蛋白（β_2-MG）、胸苷激酶1（TK1）等临床和实验室指标是重要的传统预后因素。临床上评估预后最常采用Binet分期和Rai两种临床分期系统（表14-1）。

表14-1　CLL临床分期系统

分期	定义
Binet分期	
A期	MBC≥5×10⁹/L，HGB≥100g/L，PLT≥100×10⁹/L，<3个淋巴区域受累
B期	MBC≥5×10⁹/L，HGB≥100g/L，PLT≥100×10⁹/L，≥3个淋巴区域受累
C期	MBC≥5×10⁹/L，HGB<100g/L和（或）PLT<100×10⁹/L
Rai分期	
0期	仅MBC≥5×10⁹/L
Ⅰ期	MBC≥5×10⁹/L+淋巴结肿大
Ⅱ期	MBC≥5×10⁹/L+肝和（或）脾肿大±淋巴结肿大
Ⅲ期	MBC≥5×10⁹/L+HGB<110g/L±淋巴结/肝/脾肿大
Ⅳ期	MBC≥5×10⁹/L+PLT<100×10⁹/L±淋巴结/肝/脾肿大

注：淋巴区域：包括颈、腋下、腹股沟（单侧或双侧均计为1个区域）、肝和脾。MBC：单克隆B淋巴细胞计数。免疫性血细胞减少不作为分期的标准。

这两种临床分期系统存在以下缺陷：①处于同一分期的患者，其疾病发展过程存在异质性；②不能预测早期患者疾病是否进展以及进展的速度。目前预后意义比较明确的生物学标志有：免疫球蛋白重链可变区（IGHV）基因突变状态及片段使用，染色体异常［推荐CpG寡核苷酸刺激的染色体核型分析，FISH检测 del（13q）、+12、del（11q）（ATM基因缺失）、del（17p）（TP53基因缺失）等］，基因突变［推荐二代基因测序检测 TP53、NOTCH1（含非编码区）、SF3B1、BIRC3 等基因］，CD38及CD49d表达等。IGHV基因无突变状态的CLL患者预后较差；使用VH3—21片段的患者，无论IGHV的突变状态，其预后均较差。具有染色体复杂核型异常、del（17p）和（或）TP53基因突变的患者预后最差，TP53基因或其他基因的亚克隆突变的预后价值有待进一步探讨，del（11q）是另一个预后不良标志。推荐应用CLL国际预后指数（CLL-IPI）进行综合预后评估（表14-2）。上述预后因素主要由接受化疗或化学免疫治疗患者获得，新药或新的治疗策略可能克服或部分克服上述不良预后。

表 14-2　CLL 国际预后指数（CLL-IPI）参数

参数	不良预后因素	积分	CLL-IPI 积分	危险分层	5年生存率（%）
TP53 异常	缺失或突变	4	0-1	低危	93.2
IGHV 基因突变状态	无突变	2	2-3	中危	79.4
β$_2$-微球蛋白	>3.5mg/L	2	4-6	高危	63.6
临床分期	Rai I-IV 期或 Binet B-C 期	1	7-10	极高危	23.3
年龄	>65 岁	1			

注：IGHV：免疫球蛋白重链可变区

四、鉴别诊断

根据典型的外周血淋巴细胞形态及免疫表型特征，大多数 CLL 患者容易诊断，但尚需与其他疾病，特别是其他 B-CLPD 鉴别。CLL 免疫表型积分系统：CD5$^+$、CD23$^+$、FMC7$^-$、sIg^{dim}、CD22／CD79b$^{dim/-}$各积 1 分；CLL 的积分为 4~5 分，其他 B-CLPD 为 0~2 分。积分≤3 的患者需要结合淋巴结、脾脏、骨髓组织学及遗传学、分子生物学等进行鉴别诊断（特别是套细胞淋巴瘤）。各主要 B-CLPD 疾病行诊断与鉴别诊断如图 14-1。

B-CLPD 鉴别诊断

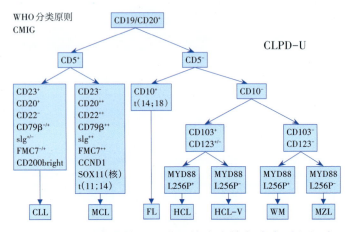

图 14-1　B 细胞慢性淋巴增殖性疾病的免疫表型和细胞/
分子遗传学鉴别诊断流程图

注：CLL：慢性淋巴细胞白血病；MCL：套细胞淋巴瘤；FL：
滤泡淋巴瘤；HCL：毛细胞白血病；HCL-V：毛细胞白血病-
变异型；WM：华氏巨球蛋白血症；MZL：边缘区淋巴瘤；＊：
免疫组化

五、治疗方法

（一）治疗指征

不是所有 CLL 都需要治疗，具备以下至少 1 项时
开始治疗。

（1）进行性骨髓衰竭的证据：表现为血红蛋白和
（或）血小板进行性减少。

（2）巨脾（如左肋缘下>6cm）或进行性或有症状
的脾脏肿大。

（3）巨块型淋巴结肿大（如最长直径>10cm）或进行性或有症状的淋巴结肿大。

（4）进行性淋巴细胞增多，如2个月内增多50%，或淋巴细胞倍增时间（LDT）<6个月。当初始淋巴细胞<30×10⁹/L，不能单凭LDT作为治疗指征。

（5）淋巴细胞数>200×10⁹/L，或存在白细胞淤滞症状。

（6）自身免疫性溶血性贫血（AIHA）和（或）血小板减少（ITP）对皮质类固醇或其他标准治疗反应不佳。

（7）至少存在下列一种疾病相关症状：

①在以前6个月内无明显原因的体重下降≥10%。

②严重疲乏（如ECOG体能状态≥2；不能进行常规活动）。

③无感染证据，体温>38.0℃，持续2周以上。

④无感染证据，夜间盗汗1个月以上。

（8）临床试验：符合所参加临床试验的入组条件。

不符合上述治疗指征的患者，每2～6个月随访，随访内容包括临床症状，肝、脾、淋巴结肿大和血常规等。

（二）治疗前评估

治疗前必须对患者进行全面评估。评估内容包括：①病史和体格检查，特别是淋巴结（包括咽淋巴环和肝脾大小）；②体能状态：ECOG 和（或）疾病累积评分表（CIRS）评分；③B 症状；④血常规检测；⑤血清生化，包括肝肾功能、电解质、LDH、β_2-MG 等；⑥骨髓活检±涂片；⑦常规染色体核型分析（CpG 刺激）；⑧HBV 检测；⑨FISH 检测 del（13q）、+12、del（11q）、del（17p），检测 TP53、IGHV、NOTCH1、SF3B1、BIRC3、MYD88 等基因突变，以帮助判断预后和指导治疗。

特殊情况下进行检测：免疫球蛋白定量；网织红细胞计数和直接抗人球蛋白试验（怀疑有溶血时必做）；超声心动图检查（拟采用蒽环类或蒽醌类药物治疗时）；育龄女性妊娠筛查；颈、胸、腹、盆腔增强 CT 检查；PET/CT 检查（怀疑 Richter 转化时）等。

（三）一线治疗选择

根据 TP53 缺失和（或）突变、年龄及身体状态进行分层治疗。患者的体能状态和实际年龄均为重要的参考因素；治疗前评估患者的 CIRS 评分和身体适应性极其重要。体能状态良好（包括体力活动尚可、肌酐清除率≥70ml / min 及 CIRS 评分≤6 分）的患者建议选择一线含 BTK 抑制剂联合 CD20 单抗治疗或 BCL-2 抑制剂维奈克拉联合奥妥珠单抗等免疫化疗方案；其他患者则使用 BTK 抑制剂单药治疗或支持治疗等。因 CLL 目前仍为不可治愈的疾病，鼓励患者参加临床试验。

1.无del（17p）／TP53基因突变CLL患者的治疗方案

优先推荐：泽布替尼；阿可替尼；维奈克拉+奥妥珠单抗；其他推荐：IGHV基因无突变的患者可以考虑伊布替尼，使用前需要评估心脏功能。①伊布替尼；②维奈克拉；③伊布替尼+维奈克拉。

2.伴del（17p）／TP53基因突变CLL患者的治疗方案

优先推荐：①临床试验；②泽布替尼；③阿可替尼±奥妥珠单抗；④维奈克拉±奥妥珠单抗。其他推荐：①伊布替尼；②伊布替尼+维奈克拉。

（四）复发、难治患者的治疗选择

定义：复发指患者达到完全缓解（CR）或部分缓解（PR），≥6个月后疾病进展（PD）；难治指治疗失败（未获PR）或最后一次化疗后<6个月PD。复发、难治患者的治疗指征、治疗前检查同一线治疗，在选择治疗方案时除了考虑患者的年龄、体能状态及遗传学等预后因素外，应同时综合考虑患者既往治疗方案的疗效（包括持续缓解时间）及耐受性等因素。

1.对于无17p–/TP53突变的患者

优先推荐：①泽布替尼；②阿可替尼；③维奈克拉+利妥昔单抗。其他推荐：①伊布替尼；②维奈克拉；③伊布替尼+维奈克拉。

2.伴有del（17p）／TP53基因突变患者

优先推荐：①泽布替尼；②阿可替尼；③维奈克拉+利妥昔单抗；④维奈克拉。其他推荐：①伊布替尼；②伊布替尼+维奈克拉。

（五）维持治疗

1.一线治疗后维持

结合微小残留病（MRD）评估和分子遗传学特征进行维持治疗，对于血液中MRD≥10或MRD<102伴IGHV基因无突变状态或del（17p）／TP53基因突变的患者，可考虑使用BTKi维持治疗直至疾病进展或不耐受后进入临床试验或移植或其他治疗。

2.二线治疗后维持

取得CR或PR后，使用BTKi进行维持治疗直至疾病进展或不耐受后进入临床试验或移植或其他治疗。

（六）新药治疗与新疗法

国内外针对CLL的治疗药物开发获得快速发展，BTK抑制剂除伊布替尼外，还有泽布替尼、奥布替尼；还包括奥妥珠单抗（Obinutuzumab）、奥法木单抗（Ofatumumab）、艾代拉利司（Idelalisib），BCL-2抑制剂（Venetoclax）等。此外，CAR-T细胞免疫疗法在临床试验中显示出一定的疗效。

（七）造血干细胞移植

Auto-HSCT有可能改善患者的无进展生存（PFS），

但并不延长总生存期（OS），不推荐采用。Allo-HSCT目前仍是 CLL 的唯一治愈手段，但由于 CLL 主要为老年患者，仅少数适合移植，近年来随着小分子靶向药物的使用，Allo-HSCT 的地位和使用时机有所变化。适应证：①一线治疗难治或持续缓解<2~3年的复发患者或伴 del（17p）/TP53 基因突变 CLL 患者；②Richter 转化患者。

（八）组织学转化或进展

对于临床上疑有转化的患者，应尽可能进行淋巴结切除活检明确诊断，当无法切除活检时，可行粗针穿刺，结合免疫组化、流式细胞术等辅助检查明确诊断。PET/CT 检查可用于指导活检部位（摄取最高部位）。

组织学转化在组织病理学上分为弥漫大 B 细胞淋巴瘤（DLBCL）与经典型霍奇金淋巴瘤（cHL）。对于前者，有条件的单位可进行 CLL 和转化后组织的 IGHV 基因测序以明确两者是否为同一克隆起源。

组织学进展包括：①加速期 CLL：增殖中心扩张或融合（>20 倍高倍视野的宽度）且 Ki-67>40% 或每个增殖中心>2.4 个有丝分裂象；②CLL 伴幼稚淋巴细胞增多（CLL／PL）：外周血的幼稚淋巴细胞比例增加（>10%~55%）。

治疗前除进行常规 CLL 治疗前评估外，还需要进行 PET/CT 检查或增强 CT 检查。

1.Richter综合征

对于 Richter 综合征患者，需根据转化的组织学类型以及是否为克隆相关决定治疗方案。

（1）克隆无关的 DLBCL：参照 DLBCL 进行治疗。

（2）克隆相关的 DLBCL 或不明克隆起源：可选用 R-CHOP、R-DA-EPOCH、R-HyperCVAD（A 方案）等方案，如取得缓解，尽可能进行 Allo-HSCT，否则参照难治复发 DLBCL 治疗方案。

（3）cHL：参考 cHL 治疗方案。

2.CLL／PL 或加速期 CLL

CLL/PL 或加速期 CLL 不同于 Richter 综合征，但预后较差，迄今为止最佳的治疗方案尚不明确。临床实践中，参照 CLL 治疗方案。

（九）支持治疗

1.感染预防

对于反复感染且 IgG<5g／L 的 CLL 患者，需进行静脉注射丙种球蛋白（IVIG）使 IgG≥5g／L。

2.HBV 再激活

参照《中国淋巴瘤合并 HBV 感染患者管理专家共识》进行预防和治疗。

3.免疫性血细胞减少

（1）激素是一线治疗。激素无效的患者可选择行

IVIG、RTX、环孢素A及脾切除等治疗。

（2）对于氟达拉滨相关的自身免疫性溶血，应停止使用并避免再次使用。

4.肿瘤溶解综合征（TLS）

对于TLS发生风险较高的患者，应密切监测相关血液指标（钾、尿酸、钙、磷及LDH等），同时进行充足的水化碱化。

六、疗效标准

在CLL患者的治疗中应定期进行疗效评估，诱导治疗通常以6个疗程为宜，建议治疗3～4个疗程时进行中期疗效评估，疗效标准见表14-3。CR：达到表14-3所有标准，无疾病相关症状；不完全CR（CRi）：除骨髓造血未恢复正常外，其他符合CR标准；PR：至少达到2个A组标准＋1个B组标准；疾病稳定（SD）：疾病无进展同时不能达到PR；PD：达到任何1个A组或B组标准；复发：患者达到CR或PR，≥6个月后PD；难治：治疗失败（未获CR或PR）或最后1次化疗后<6个月PD；伴有淋巴细胞增高的PR（PR-L）：B细胞受体（BCR）信号通路的小分子抑制剂如BTK抑制剂伊布替尼和PI3Kδ抑制剂艾代拉利司治疗后出现短暂淋巴细胞增高，淋巴结、脾脏缩小，淋巴细胞增高在最初几周出现，并会持续数月，此时单纯的淋

巴细胞增高不作为疾病进展；MRD 阴性：多色流式细胞术检测残存白血病细胞<$1×10^{-4}$。

表 14-3　CLL/SLL 的疗效标准

参数	CR	PR	PR-L	PD
A组：评价肿瘤负荷				
淋巴结肿大	无>1.5cm	缩小≥50%	缩小≥50%	增大≥50%
肝脏肿大	无	缩小≥50%	缩小≥50%	增大≥50%
脾脏肿大	无	缩小≥50%	缩小≥50%	增大≥50%
骨髓	增生正常，淋巴细胞比例<30%，无B细胞性淋巴小结；骨髓增生低下则为CR伴骨髓造血不完全恢复	骨髓浸润较基线降低≥50%，或出现B细胞性淋巴小结	骨髓浸润较基线降低≥50%，或出现B细胞性淋巴小结	
ALC	<$4×10^9$/L	较基线降低≥50%	淋巴细胞升高或较基线下降≥50%	较基线升高≥50%
B组：评价骨髓造血功能				
PLT（不使用生长因子）	>100×10/L	>100×10/L或较基线升高≥50	>100×10%/L或较基线升高≥50%	CLL本病所致下降≥50%
HGB（无输血，不使用生长因子）	>110g/L	>110g/L或较基线升高≥50%	>110g/L或较基线升高≥50%	CLL本病所致下降>20g/L
ANC（不使用生长因子）	>$1.5×10^9$/L	>$1.5×10^9$/L或较基线升高≥50%	>$1.5×10^9$/L或较基线升高>50%	

注：ALC：外周血淋巴细胞绝对值；ANC：外周血中性粒细胞绝对值；CR：完全缓解；PR：部分缓解；PR-1：伴有淋巴细胞增高的PR；PD：疾病进展。

七、随访

完成诱导治疗（一般6个疗程）达CR或PR的患者，应该定期进行随访，包括每3个月血细胞计数及肝、脾、淋巴结触诊检查等。应该特别注意免疫性血细胞减少症（AIHA、ITP）、继发恶性肿瘤（包括骨髓增生异常综合征、急性髓系白血病及实体瘤等）的出现。

（福建省肿瘤医院　王杰松）

第二节　慢性淋巴细胞白血病的西医治疗选择

一、概述

慢性淋巴细胞白血病（chronic lymphocytic leukemia，CLL）主要发生于老年人群，以成熟CD5$^+$B淋巴细胞在外周血、骨髓、脾脏和淋巴结克隆增殖为特征。CLL是欧美国家最常见的成人白血病，在我国发病率相对较低，但近年来有上升趋势。

CLL的诊断要求外周血克隆性B淋巴细胞≥5×10^9/L，至少持续3个月；细胞形态以成熟小淋巴细胞为主；细胞具有典型的免疫表型，即CD5$^+$、CD19$^+$、CD20^{dim}、CD23$^+$，肿瘤细胞过表达BCL-2，患者常具有细胞和体液免疫缺陷的特征。

CLL常用的临床分期系统是Rai分期和Binet分期，其分期的依据是体格检查和基本化验检查项目，因此具有一定的局限性。后来推荐应用CLL国际预后指数（CLL-IPI）评分系统，根据TP53缺失或突变、IGHV无突变、β_2-MG>3.5mg/L、>65岁等不良预后因素，将CLL分为低危、中危、高危和极高危4层，重新划分了CLL的危险程度。

二、CLL的治疗

（一）治疗的一般考虑

作为一种惰性的淋巴增殖性疾病，CLL在确诊的初期、无症状时多采取"观察等待"的治疗策略，患者每2~6个月随访1次，随访内容包括临床症状及体征，肝、脾、淋巴结肿大情况和血常规等。只有出现以下情况时才启动治疗，这包括：（1）进行性骨髓衰竭的证据：表现为血红蛋白和（或）血小板进行性减少。（2）巨脾（如左肋缘下>6cm）或有症状的脾肿大。（3）巨块型淋巴结肿大（如最长直径>10cm）或有症状的淋巴结肿大。（4）进行性淋巴细胞增多，如2个月内淋巴细胞增多>50%，或淋巴细胞倍增时间（LDT）<6个月。如初始淋巴细胞<30×10⁹/L，不能单凭LDT作为治疗指征。（5）CLL/SLL导致的有症状的

脏器功能异常（如：皮肤、肾、肺、脊柱等）。（6）自身免疫性溶血性贫血（AIHA）和（或）免疫性血小板减少症（ITP）对皮质类固醇反应不佳。（7）至少存在下列一种疾病相关症状：①在前6个月内无明显原因的体重下降≥10%。②严重疲乏（如ECOG体能状态评分≥2分；不能进行常规活动）。③无感染证据，体温>38.0℃，≥2周。④无感染证据，夜间盗汗>1个月。

对大多数患者来说，治疗的目的是缓解症状、延长生存。伴有TP53异常的患者对传统的细胞毒药物耐药，常需要考虑靶向治疗。

1.放疗

放疗在CLL的治疗中仍旧有一定的价值，可以使肿大的淋巴结或肿块快速缩小，有效的控制局部有症状的淋巴结肿大。脾区放疗可用于有症状的脾肿大患者，但其疗效有限且短暂。

2.化疗

（1）烷化剂

主要包括苯丁酸氮芥、环磷酰胺、苯达莫司汀。

苯丁酸氮芥曾经在相当长的一段时间里用于CLL的治疗，作为口服制剂，耐受性良好。对于有合并症或禁忌证而无法接受新的靶向治疗的老年患者，可以考虑应用苯丁酸氮芥，并联合抗CD20抗体。与苯丁酸氮芥相比，苯达莫司汀在总有效率和PFS方面具有优势。

（2）核苷酸类似物

代表药物为氟达拉滨。氟达拉滨、环磷酰胺和利妥昔单抗（FCR）可用于年轻、IGHV 突变 CLL 患者，作为一种有限疗程的治疗方案，具有潜在治愈的可能，但需要警惕血液学毒性，患者可能会容易获得机会性感染，第二肿瘤的风险也有所增加。

三、抗体治疗

抗体类药物可以提高 CLL 患者的生存率，包括以下几种：

（一）CD20 靶向抗体

CD20 在 B 细胞非霍奇金淋巴瘤上普遍表达，在 CLL 细胞上弱表达。利妥昔单抗是一种嵌合的靶向 CD20 鼠源单克隆抗体，已广泛用于治疗 CD20$^+$淋巴恶性肿瘤患者。利妥昔单抗通常耐受性很好，但在 CLL 中应用时要警惕输注反应，这通常发生在首次输注时。既往有乙型肝炎感染史的患者在接受利妥昔单抗或类似药物治疗时，要警惕病毒的再激活，需进行 HBV-DNA 的监测。

（二）奥法木单抗

奥法木单抗是一种全人源化的 1 型 IgG1、CD20 靶向单克隆抗体，与利妥昔单抗相比，它能更有效地结合 CD20 的不同表位。2009 年被批准用于复发/难治 CLL。2014 年被批准与本丁酸氮芥联合用于不能耐受氟达拉滨患者的一线治疗。

（三）奥妥珠单抗（obinutuzumab）

奥妥珠单抗是一种 CD20 靶向抗体，于 2014 年被批准与苯丁酸氮芥联合用于 CLL 患者的初始治疗。奥妥珠单抗是完全人源化的 II 型 IgG1 抗体，选择性地结合 CD20 的细胞外结构域，并减少内化。

有研究证明，奥妥珠单抗与苯丁酸氮芥的组合改善了 CLL 患者 OR、CR、PFS 和 OS。与利妥昔单抗和苯丁酸氮芥相比，联合用药还显著改善了骨髓（19.5% vs. 2.6%）和血液（37.7% vs. 3.3%）中最小残留疾病（MRD）阴性状态的发生率。奥妥珠单抗通常耐受性良好，但输注反应发生率高，主要见于首次输注。

细胞毒药物联合抗体类药物组成的免疫化疗在 CLL 治疗中仍具有一定的价值。在 FCR 免疫化疗方案一线治疗 CLL 的研究中，中位随访 19 年的更新数据显示，FCR 仍然可能是年轻 IGHV 突变 CLL 患者的合理选择，特别是在一线靶向治疗有限的国家。2023 年美国国立综合癌症网络指南（NCCN）将在无 del（17p）/TP53 突变的 CLL 患者在特定情形下（年龄<65 岁、无显著合并症、伴 IGHV 突变且不容易获得新型药物的患者），可选择 FCR 方案。

四、信号通路酶抑制剂

B细胞受体（BCR）信号通路异常在CLL的发病中极为重要，针对BCR信号通路的靶向阻断已成为CLL治疗的新方向，这主要包括BTK抑制剂和PI3K抑制剂。

BTK抑制剂是一种通过结合和抑制酪氨酸激酶磷酸化激活的方式阻断BCR信号通路，从而实现CLL靶向治疗的一种药物，其典型代表为已获批的第一代的伊布替尼、第二代的阿卡替尼、泽布替尼、奥布替尼等。第二代BTK抑制剂阿卡替尼及泽布替尼与传统BTK抑制剂相比，提高了BTK靶点的选择性，具有良好的耐受性和更好的治疗潜力，降低临床不良反应的发生率。目前，针对无del（17p）和TP53突变患者的一线治疗选择中，2023年NCCN指南将泽布替尼从ⅡA类推荐提升至Ⅰ类推荐。

PI3K抑制剂可用于复发/难治CLL。然而，由于其副作用较多，不良事件发生率高和停药率高，限制了PI3K抑制剂的临床发展。

BCL-2表达异常是CLL的重要发病机制。BCL-2抑制剂维奈克拉单药有效性和临床价值已经得到证实和肯定，其多药联合的探索正在不断深入中。2023 NCCN指南中，已将维奈克拉-奥妥珠单抗提升为无

TP53基因突变及del（17p）、年龄<65岁的患者的一线治疗。2022年国内CLL指南中提到对于伴del（17p）/TP53基因突变患者：优先推荐维奈克拉+利妥昔单抗/奥妥珠单抗。

五、其他方法

当其他选择无效或不耐受时，可以缓解CLL的治疗方法包括高剂量糖皮质激素加或不加利妥昔单抗，但要警惕患者感染风险的增加。来那度胺也已在CLL中进行了研究，部分患者可以获得持久缓解。

六、异基因造血干细胞移植

异基因造血干细胞移植可以实现CLL的治愈，5年PFS率为40%。对于BTK抑制剂和/或维耐克拉治疗后的CLL进展患者，如不能进行CAR-T治疗，应考虑异基因移植。2022年国内CLL指南推荐异基因造血干细胞移植用于复发/难治患者和CLL克隆相关Richter转化患者。

七、CAR-T免疫疗法

CAR-T免疫疗法已经成为多种B细胞淋巴恶性肿瘤的标准治疗，CAR-T疗法改变了CLL的治疗模式，在复发/难治CLL临床试验中显示出一定的疗效。研究报道，将伊布替尼与CAR-T联用可增加其杀伤能力，使复发/难治CLL的完全缓解率显著上升。

八、白细胞去除术

CLL患者很少会出现继发于高白细胞增多的高黏度相关体征和症状。然而，白细胞去除术可用于偶尔因白细胞增多而出现症状的患者。而这种方法应该与常规治疗结合进行，以减少CLL的细胞。白细胞过去曾被用于治疗难治性疾病的患者，但效果一般且短暂。BCR通路药物可能会导致一些患者出现持续的白细胞增多症，但它几乎不会导致高白血病的症状，因此无需进行白细胞去除术。

总之，目前关于CLL的治疗有多种方法，BTK抑制剂、BCL-2抑制剂为主要代表的小分子靶向药物目前在临床一线治疗中扮演了重要的角色，CAR-T等细胞免疫疗法的疗效也有目共睹，将化疗、免疫、靶向、造血干细胞移植等多种治疗方法的组合搭配和联合治疗也为不同特征CLL患者治疗提供了多种选择性。目前CLL的治疗模式正在发生转变。

（河北医科大学第四医院　刘海生）

第三节　慢性淋巴细胞白血病的中医治疗

虽然CLL的治疗已经从"免疫化疗时代（CIT）"

进入到了小分子药物为基础的"无化疗时代"。但在选择治疗方案的时候，临床医生需要综合考虑疾病危险分层、患者基础条件、合并症、治疗目标、治疗疗效和患者的耐受情况，患者均可从中医药治疗中获益。临床实践表明，中医药的全称参与对改善患者的生存期和生活质量具有重要意义。

一、病因病机

CLL患者常表现为全身疲倦、乏力，浅表淋巴结肿大，腹部肿块等，当属于传统中医"虚劳""瘰疬""痰核""恶核""石疽""失荣""积聚""血癌"等范畴。其病因病机多为正气亏虚，邪毒乘虚客于经络，侵犯肺脾肾，气血津液代谢失常，致气滞血瘀、痰湿积聚、痰瘀互结、癌毒内生，发为本病。病情进展，伤津耗气，精血损耗，髓枯精竭。因此，脏腑失调是其内因，外邪则是致病条件。病位在骨髓，涉及肝、脾、肾，病性本虚标实，本虚以气阴两虚为主，标实为邪毒、痰湿、瘀血。在疾病的发生、发展及转变过程中，虚、毒、痰、瘀四个病理环节相互衍生和转化，正邪力量对比在各个阶段偏重不同。初期（即观察期）多为邪毒内伏，郁而待发；进展期多为痰瘀毒蕴，气阴两虚；晚期多为毒血搏结，阴阳失调。

二、中医治疗

（一）观察期

（1）治疗原则

疾病初期（Rai 0- Ⅱ期或 Binet A 期），邪毒外侵或痰毒内生，正气尚存，耐受攻伐，祛邪为主，扶正为辅。

（2）辨证分型

①寒痰凝结证

症见：形气尚盛，颈项耳下肿核，渐见增大，不痛不痒，坚硬如石，不伴发热，舌质红，苔白润，脉沉细或滑。

治法：温阳散结，软坚化痰

方药：阳和汤和消瘰丸加减

熟地黄 15g，肉桂 3g，苦参 9g，绞股蓝 30g，灵芝 9g，黄精 12g，黄芪 12g，甘草 3g。

②热毒痰结证

症见：颈项耳下肿核，肿势明显，胸胁作痛，面赤唇红，发热烦躁，口干舌燥，甚至皮肤红肿溃烂，舌红，苔黄腻，脉滑数。

治法：清热解毒，化痰散结

方药：犀角黄汤和西黄丸加减

水牛角 10g，牡丹皮 10g，半枝莲 15g，白花蛇舌草 15g，土茯苓 20g，山慈菇 6g，龙葵 15g，冬凌草 15g。

③痰湿内蕴证

症见：多见颈项、腹股沟淋巴结肿大，或分散或结聚成块、质硬、无痛，头面部或双下肢水肿，舌淡边有齿痕、苔白，脉濡。

治法：祛湿，化痰散结

方药：导痰汤加减

橘红 10g，茯苓 15g，枳实（麸炒）10g，南星 6g，法半夏 9g，浙贝母 10g，苍术 10g。

④气滞痰凝证

症见：胸闷不舒、胁胀，全身多处淋巴结肿大或皮下硬结，局部疼痛有定处，小便短赤、舌质暗红，或舌有瘀点、薄黄苔、脉沉细或细弦。

治法：行气解郁，化痰散结

方药：逍遥丸合二陈汤加减

柴胡 10g，茯苓 15g，山药 15g，莲子 10g，白术 10g，枸杞子 10g，当归 10g，白芍 15g，甘草 6g，半夏 9g，陈皮 10g，枳壳 10g，香附 10g，瓜蒌 10g，夏枯草 10g，黄药子 6g。

⑤痰瘀毒结

症见：颈项部或体表肿核硬核累累，推之不移，隐隐作痛，肋下癥积，固定不移，痛有定处，胸闷气促，舌质紫暗，舌下络脉迂曲，脉涩或滑。

治法：解毒化瘀，软坚散结

方药：化积丸加减

三棱6g，莪术6g，香附10g，苏木6g，五灵脂6g，黄芪15g，瓦楞子10g，茯苓15g，阿魏1.5g，海浮石10g，槟榔6g，鳖甲10g。

（二）进展期

（1）治疗原则

疾病中晚期（Rai Ⅲ-Ⅳ期或Binet B-C期），邪气渐深，正气渐弱，邪毒深入，耗气伤血，治疗以祛邪扶正并重，或扶正为主，兼以祛邪。

（2）辨证分型

①气虚毒恋

症见：颈项、耳下，或腋下有多个肿核，不痛不痒，皮色不变，头晕耳鸣，纳差脘闷，大便不畅，小便清长，舌质红或淡，苔薄，脉细涩。

治法：健脾益气，解毒散结

方药：补中益气汤合消瘰丸加减

黄芪15g，白术15g，党参15g，当归10g，陈皮10g，柴胡10g，升麻10g，玄参10g，牡蛎15g，法半夏9g，炙甘草6g。

②肝肾阴虚

症见：全身多处淋巴结肿大，或伴腹内结块，可见形体消瘦，潮热盗汗，腰酸腿软，头晕眼花，舌质红，薄苔或少苔，脉细数。

治法：滋补肝肾，软坚散结

方药：知柏地黄汤加减

青蒿 10g，鳖甲 10g，熟地黄 15g，山茱萸 10g，山药 15g，牡丹皮 10g，知母 10g，黄柏 10g，枸杞 10g，白花蛇舌草 15g，煅牡蛎 15g，龙骨 15g，玄参 10g。

③气血亏虚

症见：多处淋巴结肿大，面苍唇淡，疲乏无力，纳少胃呆，面肢虚肿，心悸气短，脉细弱无力、舌淡胖齿迹、薄白苔。

治法：益气生血，佐以解毒

方药：香贝养营汤加减

黄芪 30g，当归 6g，党参 15g，紫河车 3g，白术 15g，枸杞子 10g，熟地黄 15g，浙贝母 10g，白花蛇舌草 15g，半枝莲 15g，香附 10g，白芍 15g，甘草 6g，生姜 5g，大枣 10g。

（南京中医药大学附属医院　代兴斌　孙雪梅）

第四节　慢性淋巴细胞白血病的中西整合治疗

一、诊断整合

随着中西医融合的深入，从分子生物学水平探索慢性淋巴细胞白血病的病因病机、辨证分型的客观标志物成为新趋势。采用流式细胞术检测慢性B淋巴细胞白血病患者ZAP-70、CD38的表达与中医辨证分型的关系发现，气阴两虚型患者ZAP-70、CD38的表达率明显高于淤血痰结型，ZAP-70、CD38的表达为指导CLL中医辨证诊治提供了客观标准。通过CD38、ZAP-70与CLL中医分型的探讨，从更深层次上认识了中医证型的意义，而基因检测能提供更加准确的诊断依据，为指导CLL中医辨证治疗提供了客观标准，为进一步治愈CLL奠定了实验基础。

二、治疗整合

如前两节所述，西医在慢性淋巴细胞白血病的早期诊断、判断预后、靶向治疗等方面有优势，但早期缺乏有效治疗，只能等待观察，同时免疫化疗、靶向治疗具有难以避免的副作用。而中医采取健脾益气、行气化痰、软坚散结、清热解毒等治法，对疾病进行早干预、早治疗，有效地填补了西医治疗的空白。同时中医强调补虚为主，辨证施治，善于缓消瘀毒，增强免疫力并预防并发症的发生，可有效支持化疗顺利进行，同时为化疗后维持治疗拓展了新的思路。因此，只有中西医整合早发现、早治疗、优势互补、辨证分型，才能制定出更有效的个体化治疗方案。大样本临床数据表明，中西医整合治疗慢性淋巴细胞细胞白血病能降低患者的死亡风险比，且接受中医药治疗的总剂量越大、时间越长，患者获益越多。

在传统化疗或免疫化疗时代，主要采用中医药联合化学药物、免疫治疗提高慢性淋巴细胞白血病的总有效率，可以减轻化疗药物的副作用和毒性反应，显著改善外周血象指标，提高患者的生存质量，增强患者免疫力并预防并发症的发生，可有效支持化疗顺利进行。中医药治疗主要包括经验方（如四君消瘰抗白方、益气养阴补血活血方）、中成药（如消瘰丸）及辨证论治（如健脾益气、补气养血、益气养阴、软坚散结、活血化瘀、清热凉血）。

慢性淋巴细胞细胞白血病已经进入靶向治疗时代，疾病可以得到更好的有效控制，患者生存期明显延长，但在相关不良反应难以避免，如头痛、高血压、腹泻、感染、骨髓抑制、出血等不良反应。而中医药的参与能够防治诸如此类毒副反应的发生，中西医整合优势互补，十分有利于患者的持续治疗及长期生存。

（南京中医药大学附属医院　代兴斌　孙雪梅）

— 第十五章 —

微小残留白血病

第一节 微小残留白血病的西医治疗

白血病的复发与微小残留病（minimal residual disease，MRD）密切相关。MRD 是白血病复发的根源，MRD 升高可提前预示白血病的全面复发。近年来随着 MRD 检测技术的进步和对白血病发病机制的深入研究，白血病的 MRD 治疗有了较大的进展，尤其是针对癌基因激酶的抑制剂、表观遗传学异常的制剂、免疫调节点抑制剂、嵌合抗原受体 T 细胞治疗（CAR-T）等新手段的不断出现，使白血病 MRD 的预后有了明显的提高。

一、急性淋巴细胞白血病微小残留病的西医治疗

急性淋巴细胞白血病（ALL）诱导和巩固治疗后以及异基因造血干细胞移植（Allo-HSCT）前后 MRD 阳性与高白血病累积复发率、低生存率密切相关。近年来，细胞免疫疗法、单克隆抗体、免疫检查点抑制

剂等免疫治疗手段的不断涌现为 ALL 的 MRD 精准治疗提供了新思路。贝林妥欧单抗是全球首个靶向 CD19 和 CD3 的双特异抗体，在一项单臂、开放标签的研究中，在可评估的 113 例患者中，有 88 例患者在第 1 周期贝林妥欧单抗治疗后获完全 MRD 反应，因此 NCCN 指南推荐诱导治疗后 MRD 阳性的 ALL 患者，其中包括费城染色体阳性和阴性患者，均应接受贝林妥欧单抗巩固治疗。还有奥英妥珠单抗和达雷木单抗也被应用于 ALL 患者 MRD 的免疫治疗，奥英妥珠单抗是含有 CD22 单抗的复合制剂。在一项Ⅲ期临床试验中，奥英妥珠单抗组 MRD 的转阴性率为 78.4%。达雷木单抗是一种人源化抗 CD38 单抗，在复发时接受化疗后 MRD 仍为阳性的患者中，接受达雷木单抗诱导化疗后可使部分患者 MRD 转阴，提示达雷木单抗可用于 CD38 阳性 ALL 患者 MRD 的清除。除单抗类药物外，CAR-T 细胞疗法也是 MRD 免疫治疗的热点之一，在一项接受 CAR-T 细胞疗法治疗难治/复发性 ALL 患者的多中心研究结果提示，移植前采用 CAR-T 细胞疗法使 MRD 转阴后可显著改善患者预后。移植物抗白血病效应是供者淋巴细胞输注（DLI）清除白血病 MRD 的重要机制，国内黄晓军团队建立的改良 DLI 体系，即用粒细胞集落刺激因子动员的外周血采集物来代替稳态淋巴细胞采集物，同时结合短程免疫抑制剂治疗，入组 ALL 患者的无白血病生存率达到40%，移植后MRD指导的DLI可显著降低复发率。

二、急性髓细胞白血病微小残留病的西医治疗

急性髓细胞白血病（AML）的初始治疗以诊断时的细胞遗传学及分子生物学信息是以预后分层为指导治疗的重要依据，决定了在AML诱导获得完全缓解（CR）后采用不同的巩固方式。大量临床研究证实，造血干细胞移植对于预后中等或不良的患者，尤其是治疗后MRD阳性患者的后续巩固治疗可提高生存获益。在儿童AML的研究中发现对于诱导后MRD大于1%的高危患者，进行Allo-HSCT具有显著的生存获益。初诊达到CR的RUNX1-RUNX1T1阳性的AML患者Allo-HSCT可以改善这部分患者的无病生存。基于表观遗传学异常与MRD的相关性，一项阿扎胞苷在NPM基因阳性且MRD大于1%并处于形态学缓解状态患者中阿扎胞苷治疗后的研究发现，阿扎胞苷治疗后有58%的患者仍处于缓解状态，其中61%的患者MRD转阴，39%的患者MRD未转阴但仍为形态学缓解状态，提示阿扎胞苷可能对NPM阳性的AML患者有效。妥珠单抗是CD33单抗，主要用于表达CD33的AML治疗，在MRD残留的儿童AML患者的对比分析中发现，

无论与化疗联合或者单独应用都较不应用妥珠单抗的患者具有较高的生存优势。小分子靶向药物，如索拉非尼是一代的FLT3-ITF抑制剂治疗移植后MRD阳性的年轻AML患者，可获得一定疗效，刘启发团队的多中心、前瞻性、随机对照研究证实无论是移植后MRD阴性或阳性的伴FLT3突变的AML患者，给予索拉非尼均可使这些患者预后显著改善。此外IDH1/2抑制剂在该基因突变的患者亦可作为治疗选择。此外含Glasdegib和Venetoclax的MRD干预方案在无特定基因突变的患者中可以作为MRD的治疗选择。AML患者具有特殊的免疫状态，为免疫调节治疗提供了可能性，一些研究显示干扰素-α可用于AML的维持治疗，并且能够诱发较强的免疫调节效应和移植物抗白血病效应。黄晓军团队应用干扰素-α治疗Allo-HSCT后3个月MRD转阳的患者，部分患者在治疗后的1、2、3和>3个月达到MRD转阴。魏旭东团队应用干扰素联合白细胞介素-2和沙利度胺的"干白沙"方案治疗化疗后MRD持续阳性或由阴性转为阳性的AML患者，总有效率可达72.2%。随着MRD检测技术的不断更新进步，在AML的治疗中免疫调节药物、去甲基化药物以及靶向药物的联合应用可能成为更为有效MRD清除的手段。

三、慢性淋巴细胞白血病微小残留病的西医治疗

慢性淋巴细胞白血病（CLL）预后的高度异质性和累及多部位的特点使得针对其 MRD 的监测比其他白血病更复杂。免疫化疗时代，CLL 的 MRD 阴性或可成为 FC/FCR 诱导治疗的治疗终点，MD Anderson 癌症中心的一项使用 FCR 一线治疗的 CLL 患者的数据表明，IGHV 突变并在一线 FCR 治疗后达到 MRD 阴性的患者，12.8 年无进展生存率高达 79.8%。对经一线方案诱导治疗后未达到 MRD 阴性的患者加用阿仑单抗或利妥昔单抗作为巩固或维持治疗，可使部分患者进一步获得 MRD 阴性，但在新药时代，BCL-2 抑制剂与利妥昔单抗、BTK 抑制剂、PI3K 抑制剂、CAR-T 免疫疗法联合使用的复合疗法是 MRD 常用的解决方法，其临床效果也得到证实。以 BTK 抑制剂和 BCL-2 抑制剂为基础的联合方案有限治疗可获得较高 MRD 阴性率，一项 II 期单臂临床试验纳入 80 例初治 CLL 患者，采用伊布替尼和维奈克拉联用，完成 24 周期治疗的例患者中 CR/CRi 率及 MRD 阴性率均为 100%，其中 12 周期后伴 del（17p）的患者 MRD 转阴率为 83%。Allo-HSCT 通过移植物抗白血病反应，在免疫抑制剂撤除后可继续清除 MRD，因此移植后 CLL 复发的可能性极低，在一项研

究中，对52名Allo-HSCT后CLL患者进行移植后MRD监测，27名患者在12个月时为MRD阴性的患者中仅2名出现复发。CAR-T细胞针对特定抗原的单克隆免疫活性，可以防止GVHD反应的发生，一项针对经过多线治疗后复发的CLL患者进行抗CD19的CART治疗，57%患者治疗有效，29%达到CR，所有获得CR的患者均保持MRD阴性，尽管CAR-T治疗在CLL的临床实践中的数据尚少，但其诱导的深度、持续的MRD缓解状态使其成为CLL备受期待的MRD挽救方案之一。

四、慢性髓细胞白血病微小残留病的西医治疗

MRD检测在慢性髓细胞白血病（CML）的治疗评估中的具有非常重要的意义。国内外指南均明确CML患者接受酪氨酸激酶抑制剂（TKI）治疗中依据特定时间点的MRD水平，即BCL/ABLmRNA的拷贝数水平的监测来评估疗效，并根据BCL/ABLmRNA的定量级来指导和推荐随后的治疗，选择是继续原方案治疗不变、还是更换第二代TKI再或是进行异基因造血干细胞移植。尤其是在治疗早期，治疗前3个月及6个月时，分子学/遗传学反应能够预测长期的分子学反应、事件发生、疾病进展及生存。现阶段针对CML的MRD的治疗主要集中在不同种类的TKI，尽管第二代TKI相

较伊马替尼更易获得MMR、CCyR，但并未明显改善无疾病进展生存（PFS）和总生存（OS），且目前所有二代TKI均对T315I突变的CML患者均无较好疗效。普纳替尼是第3代TKI，目前已被FDA批准用于难治性CML患者、费城染色体阳性ALL患者或存在T315I突变的患者，临床试验5年随访结果显示，5年MMR率为40%，MR4.5率为24%。奥雷巴替尼是我国首个批准的三代TKI，获批用于一二代TKI耐药，尤其是T351I突变的CML患者，在HQP1351CC201临床研究中，CCyR率为68.3%，MMR率为56.1%。三代TKI可为TKI耐药及伴T315I突变的患者带来更多希望，也可以为CML治疗带来更深层次的分子学反应及MRD的维持。

五、小结

综上所述，白血病MRD的治疗和干预策略是实现白血病患者长期生存的重要途径，虽然该领域仍有许多问题尚待解决，但随着目前方兴未艾的抗体类药物、小分子抑制剂、CAR-T等治疗技术的不断问世和逐渐成熟，将使得这些干预措施在白血病的MRD治疗上越来越有临床应用价值。

（福建中医药大学第三人民医院　付海英）

（福建中医药大学附属人民医院　徐成波）

第二节　微小残留白血病的中医治疗

微小残留白血病（Minimal residual Leukemia，MRL）由荷兰学者 Hagenbeek 首先提出，这是白血病复发的根源，也是影响急性白血病（Actue Leukemia，AL）患者长期存活的主要因素。中医药通过辨证论治、整体调节，可以减少甚至可能消除白血病细胞，在治疗MRL以及预防复发方面有着明显优势。

一、MRL 的中医病因病机

中医学古籍中无"白血病"及"微小残留病"的描述，在中医角度，微小残留白血病核心为"正虚邪恋"。正虚者，不外乎先天不足、后天失养、年老体衰、邪毒伤正、药物攻伐伤正等原因所致；邪恋者，一方面为邪毒深入骨髓，正气无力驱邪外出，另一方面因气血阴阳及脏腑功能受损，常易反复感染外邪，故临床表现常见乏力、头晕、腰膝酸软、自汗，舌红嫩或淡胖，脉细数等气血不足、气阴两虚证候，或兼见发热、恶寒、气喘、咳嗽等热毒内盛之象。

《黄帝内经》："冬伤于寒，春必温病"，开创了伏邪致病的先河；血癌经治，正盛邪衰，毒邪未尽，深伏骨髓，或内蕴于脑、睾丸，应时而动。骨髓为至阴之分，睾丸为厥阴肝经所绕，脑为髓海，皆与少阴肾密切相关。少阴为伏毒巢穴，日久病邪滋生蔓延，成为血癌缠绵难愈的根源，又称为"宿根"。白血病完全缓解后，机体处于"余邪未尽""衰其大半之时"，正气渐复，邪气已微，深伏阴分，暂不发病；宿根伏于体内，一旦正气不足，或感新邪引动宿邪，白血病即可复发。

廖斌认为"正气虚弱，邪伏少阴"是微小残留白血病的基本病理。黄礼明认为，MRL的病机主要是气阴两虚，使温热邪毒伏留于其体内，导致其阴阳两虚、脏腑功能失调，进而导致其机体处于"正虚邪恋"的状态。黄世林认为MRL有伏邪的特征，白血病经过治疗，正盛邪衰，病情虽然缓解，然邪毒尚未完全清除，而是再度深伏于骨髓，或内蕴于脑、睾丸伺机而发。麻柔等认为疾病是人体正邪相争的过程，正气的强弱决定疾病的发生、发展、变化和转归，提出微小残留白血病患者以正虚为主，证属正虚邪恋。史哲新认为MRD患者病机为"气阴耗损、余邪未尽"，治疗应以益气养阴扶正为主，并配合解毒祛邪，并且治疗初期与后期治疗侧重稍有不同。

二、中医治疗原则与治法

运用中医药治疗MRL，防止白血病的复发，体现了中医未病先防，已病防变的"治未病"思想。《素问·五常政大论》曰："必养其和待其来复。"《医宗金鉴·治诸积大法》提出"形虚病盛先扶正，形证俱实去病疾，大积大聚衰其半，须知养正积自除"的治疗原则。因此扶正祛邪是中医治疗 MRL 的基本治则。扶正常用以益气养阴，益气养血，温阳等为主，祛邪常用以清解温毒，活血化痰解毒等为主。

三、中医辨证治疗

根据 MRL 的病因病机，结合临床症状表现，对 MRD 的辨证论证，不同的医家都有其各自的思考和探讨。

黄礼明教授认为，根据临床证候将微小残留白血病主要分为以下证型：气阴两虚型、脾虚湿盛型、脾肾亏虚型、阴虚火旺型及痰瘀互结型，其中气阴两虚型较为多见，治疗方面提倡以扶正培本，养阴透邪为原则，常用青蒿鳖甲汤加减辨治。麻柔教授认为 MRL 的病机在阴寒凝滞基础上兼有血虚阳衰的病机，辨证分型为脾虚湿滞证、气阴两虚证、阴虚火旺证、气血不足证四型。治疗以"治以甘热，佐以苦辛"为原则，对 MRD 阴性患者以当归四逆汤温阳散寒解毒，对 MRL 阳性患者，在当归四逆汤加党参化裁治疗的基础上，酌用青黄散（青黛、雄黄）治疗，以青黄散祛邪解毒。王茂生、岑冰等认为，急性白血病完全缓解后邪毒（微小残留）仍伏藏阴分，暗耗阴精，将AML-MRL分为气虚、阴虚、气阴两虚等证型。伏而不发、痼结难知是伏毒的致病特点，故以养阴扶正，入阴搜邪，领邪外出之法治疗MRL，提倡青蒿鳖甲汤是为养阴透毒法之代表方剂。刘红和刘朝晖认为初期患者以气阴两虚证为主，兼有阴虚内热型或气血不足型。曾丽蓉等亦认为气阴两虚证为主要证型，结合临床又细分有脾肾亏虚证，气虚血瘀证，痰瘀互结证等兼有证型。吴建伟用流行病学的方法分析了微小残留病的证型分布规律，结果呈现为气阴两虚证型最多见，其次为气虚湿蕴证、气阴两虚夹瘀证、气阴两虚湿瘀互结证、气阴两虚夹瘀证。张珊珊等通过检测微小残留白血病患者的细胞免疫功能，发现免疫功能紊乱在气血不足证型患者中最为严重，其次为阴虚火旺证型，最后是气阴两虚证型。

四、中医治疗MRL的机制研究

中医认为MRL状态时的免疫功能缺陷符合"邪去正衰"和"正虚邪恋"的特点，目前运用中西医结合方法治疗微小残留病变的研究中，主要以免疫功能变化为切入点进行探讨。

张玉婷等研究益气养阴方参芪白血饮（太子参、黄芪、白术、黄精、补骨脂、柴胡、黄芩）联合化疗治疗气阴两虚型缓解期急性白血病患者血清可溶性白细胞介素-2受体（sIL-2R）、肿瘤坏死因子-α（TNF-α）的表达水平，结果显示：运用参芪白血饮治疗后AL患者外周血sIL-2R、TNF-α、Ts细胞水平明显较对照组低，NK细胞、T细胞、Th细胞数量则明显增加。sIL-2R以及TNF-α由白血病细胞分泌，由此推测，参芪白血饮具有改善免疫功能、杀伤MRD细胞的作用。

彭名行等通过体外细胞实验发现，扶正祛毒汤可促进AML完全缓解患者CD34$^+$细胞源树突细胞（dendritic cells，DC）的成熟，增加树突细胞中共刺激分子B7-1、B7-2的表达，从而提高DC抗原提呈能力，使T细胞激活、启动肿瘤免疫程序。

加味青蒿鳖甲汤（黄芪、黄精、青蒿、鳖甲、半枝莲、白花蛇舌草等）能增加血清IL-2的含量和降低sIL-2R、TNFα、sTNFαR的水平，随着DC的不断成熟，其含量变化更加明显，由此推测加味青蒿鳖甲汤促进CD34$^+$细胞向DC转化，进而增强DC的肿瘤杀伤作用。此外，加味青蒿鳖甲汤能提高MRD患者T4和NK细胞的百分比、降低T8百分比，改善患者的免疫功能。该方还能增加MRD患者G0／G1期细胞比率，降低G2／M期细胞比率，使S+G2M期细胞比率少，从而抑制MRD患者的骨髓细胞的增殖。

加味六神丸（六神丸加益气养阴中药）诱导K562/ADM细胞凋亡而抑制其增殖，可能与抑制BCL-2表达有关。加味六神丸上调TopoⅡ的基因水平表达和蛋白水平表达，阻断DNA Topo的DNA断裂再连接反应，导致DNA链断裂，进而影响蛋白合成，逆转白血病MDR，能使耐药细胞获得对抗癌药物的再敏感，提示加味六神丸可能通过上调TopoⅡ的表达而逆转白血病细胞多药耐药。

许勇钢等通过前后对照试验发现益气补肾颗粒（黄精、首乌、天冬）能显著提高MRL阳性患者CD4+CD8highT淋巴细胞、NK细胞的数量，杀伤或抑制体内残存白血病细胞，延长患者无病生存期。

微残清颗粒（益气养阴解毒方，黄芪30g，当归15g，全蝎9g，青黛9g，雄黄0.3g，人参10g，茯苓15g，白术15g，甘草10g）由当归补血汤、四君子汤及青黄散化裁而来，其能改善R/R AML患者的血象和骨髓象，降低MRL和WT1水平，延长缓解时间，提高骨髓缓解率和总生存率，对R/R AML患者有良好的临床疗效。进一步的研究表明，微残清颗粒可以降低MDR1编码P-gp蛋白的表达，并诱导R/RAML患者骨髓白血病细胞进入细胞周期，从而提高化疗的敏感性。

综上，中医认为，微小残留白血病存在余毒未清状态，"余毒"与 MRL 阴性或阳性未必存在必然相关性。中医治疗主要从"正邪"入手，以扶正祛邪为治疗原则，具有廉、验、副作用小的优势，能调节免疫紊乱状态、辅助增强肿瘤杀伤作用，改善患者生活质量，延长生存期，而且不受 MRL 阴性限制，或可作为 AML 患者缓解后长期维持治疗方案。但目前中医药治疗 MRL 的相关研究证据强度不足，存在以下几点问题：①MRL 检测手段、标本来源、采集储存方式不同可能导致对 MRD 结果判断不同，在各项研究中未予明确，因此现有研究中对于 MRD 患者的分组的准确性、误差控制有待考究；②中医药治疗 MRL 的作用机制有待更深层次的研究；③目前缺乏前瞻性、大样本的研究证实中医药治疗 MRL 的有效性、安全性及经济效益；④尚无研究说明如何根据 MRL 对患者进行预后分层，指导中医药治疗；⑤近年来已有多个新药物投入临床试验，因此，在特定时间点的历史 MRL 阈值的预后价值将需要在新疗法的背景下进行前瞻性的重新验证。

（广东省江门市五县中医院　吴建伟）

（浙江省中医院血液科　吴迪炯）

第三节　微小残留白血病的中西整合治疗

微小残留白血病（Minimal residual Leukemia，MRL）与白血病复发密切相关，目前针对其检测标准越发精细，治疗药物日新月异，进展迅猛。如下代测序（NGS）、数字PCR在内的各类检测手段面世，使得MRL检测更灵敏；如各类抗体类药物、小分子抑制剂、癌基因激酶抑制剂、表观遗传学异常抑制剂、免疫调节点抑制剂、嵌合抗原受体T细胞治疗（CAR-T）等新药物、新手段不断出现，临床应用逐渐使白血病MRL的预后有了明显的改善。另一方面，中医药治疗MRL有广泛的临床基础及丰富的临床经验，是经过临床验证有效的治疗手段之一。有效地进行中西医整合治疗，取长补短，有望获得增效减毒的效果，不但有望获得进一步缓解，使MRD持续转阴，乃至治愈白血病，且对于改善、减轻、缓解患者的相关临床症状，提高生活、生存质量，延长生存时间是急需解决的问题。

一、中西整合治疗思路

中医与西医是不同理论体系的科学，针对MRL，建议根据不同疾病的不同MRL状态形成中西医整合治疗方案，强调诊治疾病的整体观，即不仅包括疾病评估，还需有生命质量的评估，进行综合考虑。可分为：MRD+的慢性髓系白血病（CML）与慢性淋巴细胞白血病（CLL）；MRD-的慢性髓系白血病与慢性淋巴细胞白血病；MRD+的急性髓系白血病（AML）与急性淋巴细胞白血病（ALL）；MRD-的急性髓系白血病与急性淋巴细胞白血病；移植后 AML 与 ALL 等 MRL 的中西医整合治疗。

二、中医的基本辨证治疗

（一）气阴两虚，余毒未清

证候特点：少许乏力，时有低热，盗汗，口干、耳鸣，食欲不振，舌淡少苔，脉细数。

治法：益气养阴，清解余毒

方药：生脉散《医学启源》和资生汤《医学衷中参西录》加减。人参、麦冬、五味子、山药、白术、玄参、牛蒡子、鸡内金、炙甘草。

（二）脾肾亏虚，余毒未清

证候特点：倦怠乏力，形寒肢冷，自汗，便溏，口干，舌淡，苔薄，脉沉细。

治法：健脾补肾，清解余毒

方药：四君子汤《太平惠民和剂局方》合肾气丸《伤寒杂病论》加减。人参、白术、茯苓、附子、肉桂、地黄、山茱肉、山药、泽泻、牡丹皮等。

三、不同疾病的不同状态 MRL 的中西医整合治疗

白血病是造血细胞恶性增殖性疾病的统称，即血细胞癌症；临床可分为急性白血病与慢性白血病两大类。慢性白血病相对疾病进展缓慢，完全缓解后仍需维持治疗，难以治愈；急性白血病进展迅速，经前期联合治疗后达完全缓解后，根据其移植与否、移植方式及 MRD 情况中西医整合治疗。

（一）MRD+的 CML 与 CLL

1.MRD 由阴转阳或检测定量逐渐上升

MRD 的检测出现由阴转阳或定量明显上升的情况，应在 1 个月内予以复查核实以排除实验室误差，两次结果均一致方可认为此类。建议：①评估原发病病情；②针对其发病机制，选择新型无交叉耐药的分子靶向药物进行治疗如新一代 TKIs 或 BTKi+/−BCL-2i+/−CD20 单抗等，每 3 个月进行病情评估，注意其药物不良反应。③中医药给予辨证治疗为主配合辨病治疗。辨证以减轻新型靶向药物不良反应，可配合外用中药穴位贴敷（如：吴茱萸、姜半夏、生姜打粉，外敷神阙、内关等）；配合辨病予以益气养阴解毒。如此以期增效减毒，使 MRD 水平下降甚至转阴，减轻患

者不良反应，提升患者治疗疾病信心，积极配合中西医整合治疗，获得更好的疗效。

2.MRD定量逐渐下降或持续的低位徘徊

（1）维持西医的治疗，定期监测（一般每3～6个月监测一次），关注其不良反应并及时处理，可考虑减药或停药观察。有研究表明：CML疗效评估达MR4.5以上18个月，总共口服TKIs药物60个月，可考虑在严密监测BCR/ABL定量的情况下进行减药或停药。持续12个月MRD阴性率：减药组（共62例）达88.32%，停药组（共63例）达59.98%，另外，所有MRD转阳者再次重启TKIs治疗后再次达到MMR。

（2）中医药益气养阴解毒为主配合对症加减治疗，在辨证论治的基础上，加用白花蛇舌草、半枝莲、白英、重楼、黄药子、山慈菇、莪术等具有解毒清热抗癌的中药，把口服中药汤剂换成丸剂，提高患者医从性，如此更利于维持治疗。

（二）MRD−的CML与CLL

（1）维持西医的治疗，定期监测（一般每3～6个月监测一次），关注其不良反应并及时处理，在严密监测情况下可考虑减药或停药观察。

（2）中医药以益气养阴解毒治疗为主，以人参/西洋参/党参、麦冬、五味子、天冬、女贞子、黄芪、白术、防风、薏苡仁等，配合对症处理。如心悸不安，加茯神、远志、石菖蒲以宁心化痰；自汗盗汗，加龙骨、牡蛎、浮小麦、糯稻根以收敛止汗；腰背酸痛，加桑寄生、杜仲、牛膝以壮腰健骨；纳呆便溏，加鸡内金、焦三仙、白术以健脾消食理气等。

（三）MRD+的AML与ALL

1.年轻（<60岁）、体能状态较好者，可考虑行造血干细胞移植。根据中国指南，MRD+的AL患者，有移植条件者可考虑移植治疗。（1）自体移植：适用于前期化疗有效的低中危患者。（2）异体移植：适用于MRD+的有移植条件的患者。中西医整合移植：①自体移植化疗动员及预处理期：中医给予健脾和胃、消食降逆配合辨症处理，以柴平散为主加减口服中药；配合中医外治法，如以吴茱萸、半夏、生姜贴敷神厥穴、中脘、内关、足三里等，或皮内针或穴位埋线等辨证使用可减轻胃肠道反应；加用玄冬口炎液、"梁氏四味止血糊"（白芨、藕节炭、蒲黄、阿胶等）防治消化道黏膜应激性损伤。②根据"脾胃后天之本、气血生化之源；肾为先天之本，主骨生髓；精血同源"等理论，采用辨病以健脾益肾、填精生髓为主，方选加味参芪仙补汤（基本方：黄芪30g、党参20g、仙灵脾15g、补骨脂20g、巴戟天15g、菟丝子15g、枸杞子15g、白术15g、仙鹤草30g、丹参10g等）配合辨证，以期提升干细胞优质动员效果，减轻医疗负担及

患者不良反应。③移植后强调中医药全程治疗，以扶正祛邪为原则，白血病予以益气养阴为主，配合解毒抗癌（白血病主要为热毒），辨病辨证相结合，以期达到"阴平阳秘"，防复发。异体移植需权衡移植GVHD与GVL。根据"阴阳理论"，中医治疗应以"和"为法，以"阴阳平衡"为度，方选"小柴胡汤"加减应用配以辨证论治。针对感染、VOD、慢性GVHD等总体以调肝（疏、养、柔、清、凉肝等）扶脾（健、运、温脾等），解毒和血为主，配合辨证论治。

2.非移植患者，定期监测MRD状态（前2年，每1~3个月1次；2年后3~6个月1次），可选用小剂量化疗、新型靶向药物、抗体类药物或免疫治疗等方式维持治疗。中医治疗以扶正祛邪为原则，予以益气养阴为主，配合解毒抗癌，辨病辨证相结合进行治疗。

（四）MRD-的AML与ALL

1.移植后患者

定期监测MRD水平及身体状态，防治感染、提升免疫功能，防止复发。

（1）自体移植术后：①移植后强调中医药全程治疗，以扶正祛邪为原则，白血病予以益气养阴为主，配合解毒抗癌（白血病主要为热毒），辨病辨证相结合，以期达到"阴平阳秘"，防复发。②AML高危患者可考虑使用阿扎胞苷等去甲基化药物维持。③ALL患者继续小剂量MTX+6-MP维持。（2）异体移植术后：中医药调治同上；高危急性白血病患者可考虑靶向药物、去甲基化药物等维持。

2.非移植患者

（1）强调中医药的全程调治，以扶正祛邪为原则，辨病给予益气养阴解毒为主，配合辨证论治；（2）西医基本同前，注意提升免疫功能（可考虑人免疫球蛋白、胸腺肽等使用），防治感染；（3）定期监测MRD水平及身体重要脏器功能、并发症情况，给予综合治疗。

综上所述，MRL的中西医整合治疗需强调整体观，需把白血病与患者整体状态有机结合，根据不同的疾病、预后情况、疾病状态结合患者身体、经济、医从性等综合考虑，在严密监测MRD的基础上进行有计划的治疗，中医药全程调治，以扶正祛邪为则，扶正补虚以益气养阴为主，祛邪以解毒、祛瘀为基础，全程不忘解毒抗癌，达到"阴平阳秘"的状态。

（广东省江门市五县中医院　吴建伟）

（浙江省中医院血液科　吴迪炯）

—— 第十六章 ——

白血病化疗相关不良反应

第一节　白血病化疗恶性呕吐

恶心呕吐是白血病化疗的常见不良反应，属于中医"呕吐"、"反胃"等范畴。这一不良反应显著影响患者的生活质量，降低患者治疗的依从性，从而影响疗效。另外，严重的恶心呕吐还可能导致脱水、电解质紊乱、焦虑等严重后果。因此，有效的临床治疗，具有非常重要的现实意义。

一、白血病化疗恶心呕吐的病因

（一）白血病化疗相关恶心呕吐的发生率和严重程度受多种因素影响

包括：使用的治疗药物，药物的使用剂量，给药方式和患者的个体差异（如年龄、性别、既往治疗情况、饮酒史、合并用药情况、体能状态等）。

（二）中医病因病机

1.病因

呕吐的病因常相互影响，兼杂致病，如化疗药物作为药毒可以伤脾，气滞可致食停，脾虚可以成饮等。

2.病机

呕吐的病机无外乎虚实两大类，实者由外邪、饮食、痰饮、气郁等邪气犯胃，致胃失和降，胃气上逆而发；虚者由气虚、阳虚、阴虚等正气不足，使胃失温养、濡润，胃失和降，胃气上逆所致。一般来说，初病多实，日久损伤脾胃，中气不足，可由实转虚；脾胃素虚，复为饮食所伤，或成痰生饮，则因虚致实，出现虚实并见的复杂病机。但无论邪气犯胃，或脾胃虚弱，发生呕吐的基本病机都在于胃失和降，胃气上逆。

3.病位

呕吐的病位在胃，与肝脾有密切的关系。

二、白血病化疗恶心呕吐的评估

（一）化疗相关恶心呕吐的分类

由于白血病化疗导致的恶心呕吐根据其发生时间和治疗效果可以分为急性、延迟性、预期性、暴发性和难治性。此外，化疗药物的联合使用和多疗程化疗均有可能增加恶心呕吐的发生风险。

（二）化疗药物的致吐性分级

化疗药物诱导的呕吐反应的发生率主要与所使用

化疗药物的致吐性相关。临床普遍采用的是4分级法，该分级将化疗药物按照未进行预防处理时发生急性呕吐的风险比率分为高度、中度、低度和轻微4个致吐风险等级，分别对应的急性呕吐发生率为>90%、30%~90%、10%~30%和<10%。此外，化疗药物的联合使用和多疗程化疗均有可能增加恶心呕吐的发生风险。

（三）中医辨证

中医证型主要分为脾胃虚弱、胃阴不足、脾胃虚寒、痰饮内停、肝气犯胃。主要证型如下：

1.脾胃虚弱

症见：饮食稍有不慎则发生呕吐，时作时止，胃纳不佳，食入难化，脘腹痞闷，口淡不渴，面白少华，倦怠乏力，大便溏薄。舌质淡，苔薄白。脉濡弱。

2.胃阴不足

症见：呕吐反复发作，但呕量不多，或仅唾吐涎沫，时作干呕，口燥咽干，胃中嘈杂，似饥而不欲食。舌红少津，脉细数。

3.脾胃虚寒

症见：食后脘腹胀满，朝食暮吐，暮食朝吐，吐出宿谷不化及清水，以吐尽为快，伴见神疲乏力，四肢不温，面色少华，舌淡，苔白，脉细弱无力。

4.痰饮内停

症见：呕吐多为清水痰涎，胸脘痞闷，不思饮食，头眩心悸，或呕而肠鸣有声。苔白腻。脉滑。

5.肝气犯胃

症见：呕吐吞酸，嗳气频作，胸胁胀满，烦闷不舒，每因情志不遂而呕吐吞酸更甚。舌边红，苔薄腻。脉弦。

三、白血病化疗恶心呕吐治疗策略

（一）预防为主，注重全程与个体化管理

止吐治疗应先于化疗，根据拟行化疗方案的致吐风险、患者自身的高危因素、既往发生恶心呕吐的严重程度，制订个体化的防治方案。在末剂量给药治疗后，接受高度和中度致吐风险药物治疗的患者，恶心呕吐发生风险仍然将持续 2～3d，因此在整个风险期，均需对呕吐予以防护。同时，止吐方案的制订还应充分考虑同时使用的其他治疗导致恶心呕吐的风险（如患者合并使用阿片类镇痛药等）。在设计止吐方案时要考虑到实际问题，如处理时的背景（住院患者或门诊患者）、首选给药途径（肠外、口服或透皮）、5-HT3受体拮抗剂作用持续时间和给药间隔时间、患者对每日给予止吐药物（如糖皮质激素）的耐受性、依从性、顺应性问题和个体的风险因素

（二）止吐药物的选择

根据抗肿瘤药物治疗的致吐风险、既往使用止吐药物的反应、恶心呕吐的性质、患者个体因素以及是单药还是联合应用进行药物的选择。目前临床上常用的止吐药物根据其作用机制大致分为5-HT3受体拮抗剂（昂丹司琼、格拉司琼、雷莫司琼、多拉司琼、阿扎司琼、帕洛诺司琼）、NK-1受体拮抗剂（阿瑞匹坦、罗拉匹坦、奈妥匹坦、福沙匹坦）、糖皮质激素（地塞米松、泼尼松、甲泼尼龙）、非典型抗精神病药物（奥氮平、米氮平）、苯二氮䓬类药物（劳拉西泮、阿普唑仑）、吩噻嗪类药物（氯丙嗪、苯海拉明）、其他类型的止吐药物等（甲氧氯普胺氟哌啶醇东莨菪碱复方奈妥匹坦/帕洛诺司琼胶囊）。

在预防和治疗呕吐的同时，还应注意止吐药物不良反应的预处理。虽然化疗引起的恶心和呕吐可明显影响患者的生活质量，并导致预后不良，但过度采取预防性止吐措施，可能使患者暴露于止吐药物的潜在不良反应并增加经济负担。主要不良反应包括：便秘，头痛，腹胀腹痛，锥体外系症状，心血管系统症状，过度镇静，代谢综合征等。

（三）生活方式管理

良好的生活方式也能缓解恶心、呕吐，例如少食多餐，选择易消化、合胃口的食物，控制食量，避免食用辛辣刺激性食物，不吃冰冷或过热食物等。

（四）精神心理干预

家属应营造温馨环境，分散患者注意力，使患者心情放松；也可以采用瑜伽、渐进性肌肉放松、催眠疗法、生物反馈疗法和系统性脱敏治疗等行为疗法。

（五）中医治疗

1.辨证论治

（1）脾胃虚弱

治法：益气健脾，和胃降逆。

推荐方剂：香砂六君子汤、参苓白术散、七味白术散等。

药物：木香、砂仁、党参、白术、茯苓、炙甘草、薏苡仁、山药、扁豆、陈皮。

（2）胃阴不足

治法：滋养胃阴，降逆止呕。

推荐方药：麦门冬汤、益胃汤、竹叶石膏汤等。

药物：麦门冬、半夏、人参、甘草、粳米、大枣、沙参、生地黄、玉竹。

（3）脾胃虚寒

治法：温补脾胃。

推荐方剂：附子理中丸、小建中汤。

药物：附子、人参、干姜、炙甘草、白术、大枣、桂枝、芍药。

（4）痰饮内停

治法：温化痰饮，和胃降逆。

推荐方剂：小半夏汤合苓桂术甘汤、二陈汤、甘遂半夏汤等。

药物：半夏、茯苓、桂枝、白术、炙甘草、陈皮。

（5）肝气犯胃

治法：疏肝理气，和胃止呕。

推荐方剂：四逆散合半夏厚朴汤、越鞠丸、柴胡疏肝散等。

药物：柴胡、甘草、枳壳、白芍、半夏、厚朴、茯苓、生姜、苏叶、香附、陈皮、神曲。

2.针灸

中医针灸对恶心呕吐也有一定的作用，但是白血病患者感染和出血风险明显增加，特别是在疾病没有缓解及化疗后骨髓抑制期间，故一般不作为推荐。

3.饮食和运动指导

根据患者的需求和病情需要调整饮食结构，进食以少量多餐、饮水以少量多次为宜。禁食刺激性食物和难以消化的食物。应以高热量、高蛋白、低脂、富含维生素、易消化的流质或半流质饮食为主。结合患者体能评分、疾病状况和运动依从性等综合评估，鼓励患者化疗期间进行适度的有氧运动（慢跑、散步、快走等），有助于增加食欲，缓解恶心呕吐等不适症状。运动原则是循序渐进、量力而行。

（苏州市中医院　吴冰）

第二节　白血病化疗后贫血

一、概述

化疗相关贫血（chemotherapy-related anemia，CRA）是白血病患者治疗过程中常见的不良反应，随着新药的不断问世，白血病化疗方案也随之改进、靶向药物的应用使急性白血病的治疗缓解率明显提高。有些患者在疾病早期时并未表现出贫血症状，但随着病程逐渐进展和化疗导致的骨髓抑制，几乎均会出现贫血。其发生率与白血病分型、治疗方案的选择及化疗周期等均有关，当患者出现 CRA 会导致化疗周期的延长、化疗药剂量减低、需要反复输注红细胞等，严重影响了患者的生活质量、化疗效果，甚至会缩短生存周期。为此，尽快恢复骨髓功能，增强机体免疫功能是目前研究的重点。随着中医学的不断发展，许多具有抗恶性肿瘤功效的中药不断被发现，中西医结合治疗不但可协同杀灭恶性肿瘤细胞，减少化疗药耐药性，缓解不良反应，还可促进骨髓功能恢复，提高治疗效果。现将治疗方案总结如下，以期为广大临床医生提供诊疗依据，从而帮助白血病患者改善化疗相关贫血，提高生存质量。

二、病因

白血病化疗相关性贫血的发生与多种因素相关，如患者年龄、白血病的类型、治疗方案药物的选择、治疗周期及有无合并症等。主要分为本病因素、放化疗因素及其他因素，具体如下：

1.本病因素

恶性肿瘤本身能通过多种途径导致或加重贫血。白血病患者常常因贫血导致胃肠功能紊乱导致铁、叶酸、维生素 B_{12} 缺乏而影响血红蛋白的合成、因血小板减少合并出血导致失血性贫血，或本病及感染因素诱发溶血等造成红细胞破坏过多贫血。

肿瘤细胞在骨髓内增殖可以影响或破坏骨髓造血微环境而发生造血不良。肿瘤患者体内干扰素-γ、白介素-1和组织坏死因子等因子被激活不仅能够抑制内源性促红细胞生成素（erythropoietin，EPO）生成，还会影响铁调素水平与铁代谢过程造成铁失利用等均可导致贫血发生。

2.放、化疗因素

化疗期间脏器功能下降常会使营养物质吸收障碍而导致贫血。放、化疗会导致不同程度的骨髓抑制。其中，化疗药物相关肾脏损害可导致内源性EPO生成减少，药物消化道不良反应会影响营养素的摄入等，均可引起贫血的发生。免疫靶向治疗恶性肿瘤也存在引发贫血的风险，有文献显示，抗程序性死亡受体-1（programmed cell death protein-1，PD-1）抗体，如纳武利尤单抗（nivolumab）等用药后患者发生自身免疫性溶血性贫血。化疗过程中细胞毒性药物的骨髓抑制效应可能会在重复治疗周期的过程中蓄积，导致贫血的发生率和严重程度随着化疗周期增多而增高和加重。细胞毒性药物能促进红细胞凋亡，同时会造成肾小管细胞损伤导致内源性促红细胞生成素（erythropoietin，EPO）减少而导致贫血。相关研究显示化疗药物可通过阻断红系前体细胞的合成直接影响骨髓造血。此外，靶向治疗药物也会引起血液不良反应。

三、治疗

CRA会导致患者出现多脏器缺血缺氧性改变和免疫力降低，加剧疾病进展影响预后，严重影响患者的生存质量。主要治疗主要包括输血、促红细胞生成素（EPO）治疗、铁剂补充及中药治疗等。

（一）西医治疗

1.促红细胞生成治疗（ⅠA类证据，Ⅰ级推荐）

EPO为一种在肾脏内生成的细胞因子，具有促进骨髓红系祖细胞增殖、分化和成熟的作用，EPO与骨髓红系祖细胞表面特异性EPO受体（erythropoietin receptor，EPOR）结合形成二聚体，通过相关信号传导途径调节红系血细胞增殖与分化。其在临床上的广泛应用已被证实能改善贫血症状和降低肿瘤化疗患者对输注浓缩红细胞的需要。促红细胞生成素类药治疗为目前治疗CRA的重要方法。文献表明，应用EPO能降低患者输血需求，改善生存质量。对于合并慢性肾性贫血的患者，可以考虑罗沙司他等药物。

2.补充造血原料

当患者铁蛋白≤30μg/L，且转铁蛋白饱和度<20%时须补铁治疗。CRA患者持续使用EPO也会引起功能性缺铁（铁蛋白≤500μg/L，并且转铁蛋白饱和度<50%）而影响EPO后续治疗效果。因此，铁剂或与EPO联合应用具有明显协同优势。对于口服铁剂不耐受者，推荐静脉补充铁剂。对于叶酸、维生素B_{12}缺乏者，根据病情予以补充，口服叶酸可同时补充维生素C。

3.成分输血

输注红细胞的整体目标为治疗或预防血液携氧能力的不足，可以迅速升血红蛋白，以改善机体组织的供氧情况。有效减轻贫血症状。一般建议用于重度、极重度贫血或有急性大失血的肿瘤患者。原则上建议Hb<60g/L，伴明显临床症状，且EPO治疗无效或无机会接受EPO治疗情况下予以输血。合并心脏病、慢性肺疾病、脑血管病的贫血患者输血指征可适当放宽。

因输血存在输血反应、感染病毒和/细菌、血栓风险以及铁过载等，应严格掌握输血适应证。

（二）中医治疗

1. 中成药

在临床中，中成药的使用亦能够提高患者血红蛋白浓度，但要严格按照中医辨证论治原则药品适应证使用。

（1）益中生血胶囊

功能主治：健脾和胃、益气生血。用于脾胃虚弱、气血两虚所致的面色萎黄、头晕、纳差、心悸气短、食后腹胀等，缺铁性贫血见上述证候者。口服，每次2～4粒，每日3次。侯丽等研究显示益中生血胶囊对CRA有治疗作用。

（2）益气维血颗粒（胶囊、片）

功能主治：补血益气。用于血虚证、气血两虚证，症见面色萎黄、苍白、头晕目眩、神疲乏力、少气懒言、自汗、唇舌色淡、脉细弱等，小细胞低色素性贫血见上述证候者。口服，成人每次1袋，每日3次。单宇鹏等提示益气维血胶囊联合EPO对CRA有明确疗效。

（3）生血宁片

以从蚕沙中提取和制备的铁叶绿酸钠为主要原料，而铁叶绿酸钠与血红素结构相似，能够通过小肠绒毛黏膜细胞的血红素受体专属通道，从而被肠道直接吸收。已有相关研究证实生血宁片能促进EPO刺激骨髓造血，调节铁代谢、改善化疗对骨髓的抑制作用。生血宁片不仅有效治疗白血病患者的贫血，并在一定程度上降低高铁蛋白和炎症因子，具备积极的临床应用价值。

（4）生血宝合剂

功能主治：养肝肾，益气血。适应证：由肝肾不足、气血两虚所致神疲乏力、腰膝疲软、头晕耳鸣、心悸、气短、失眠、咽干、纳差食少；放化疗所致的白细胞减少，CRA见上述证候者。口服，每次15mL，每日3次。陈小妹等将72例化疗后中重度贫血实体瘤患者随机分为对照组及观察组（生血宝合剂）各36例。8周后评估生血宝合剂联合rhu-EPO治疗肿瘤化疗相关性贫血的临床疗效及安全性，观察组临床疗效及治疗前后RBC、Hb变化、生活质量均优于对照组，且无明显不良反应。

2. 中药汤剂

参照《中药新药临床研究指导原则》（2002版）的"中医证候临床研究指导原则"。辨证选择口服中药汤剂。

（1）脾弱血虚证

证候：面色萎黄、少华、体倦乏力、纳呆食少、脘腹胀满、大便溏薄、舌淡或有齿痕，苔薄白或白腻、脉细弱。

治则：健脾和胃、补益气血。

推荐方药：香砂六君子汤（《古今名医方论》）。

（2）心脾两虚证

证候：面色萎黄，头目眩晕，失眠多梦，心悸气短，体倦乏力，食欲不振，食后腹胀，大便不调。舌质淡，舌苔薄白，脉细弱。

治则：健脾养心，益气补血。

方药：归脾汤（《正体类要》）加减。

（3）脾肾阳虚证

证候特点：面色淡黄或苍白，体倦乏力，腰膝酸冷，精神不振，寒畏，舌淡，苔薄白，脉沉细。

治则：温补脾肾，补气养血。

推荐方药：右归丸（《景岳全书》）合当归建中汤（《千金翼方》）。

（4）肝肾阴虚证

证候特点：面色萎黄少泽，体倦乏力，腰膝疲软，头晕耳鸣，心悸气短，失眠，咽干。舌红少苔，脉细数。

治则：滋补肝肾、益气养血。

方药：知柏地黄汤（《医宗金鉴》）合当归补血汤（《内外伤辨惑论》）加减

（5）血瘀血虚证

证候：面色黧黑，唇甲色暗，或身有包块，月经色黑伴血块，毛发枯黄无泽，舌质紫暗有瘀斑、瘀点，脉细涩。

治则：祛瘀生新。

推荐方药：桃红四物汤（《医垒元戎》，录自《玉机微义》）合当归补血汤（《内外伤辨惑论》）加减。

3. 对症支持治疗

合并严重贫血，予以输注红细胞；合并感染者，选用适当抗菌药物；血小板明显减少或伴有出血者，予以血小板输注；化疗后粒细胞缺乏者，可酌情选用粒细胞集落刺激因子。

四、护理

（1）饮食护理：宜清洁软质饮食。

（2）生活护理：避风寒，慎起居，适劳逸。必要时保护性隔离。

（3）情志护理：保持心情舒畅，避免烦躁、焦虑等不良情绪。

（4）专科护理：保持口腔、肛周、皮肤清洁。

（5）免疫力低下，中性粒细胞<$0.5×10^9$/L，可住层流床。

（中国中医科学院西苑医院　吕妍）

第三节　白血病化疗后白细胞减少

白细胞减少是指外周血液中白细胞数持续低于$4×10^9/L$，中性粒细胞缺乏是指中性粒细胞绝对值低于$0.5×10^9/L$。白血病化疗后大多数患者会出现不同程度的骨髓抑制，引起全血细胞减少，包括白细胞减少甚至中性粒细胞缺乏。临床主要表现以头晕、乏力、发热为主，常伴有低热心悸，纳呆食少，畏寒肢冷等症状，如粒细胞缺乏引起败血症，则表现为寒战高热，严重时引起感染性休克可出现四肢厥冷、冷汗淋漓、意识模糊、呼之不应等症状。本病属中医"虚劳"、"虚损"、"髓劳"、"温病"范畴。

一、病因病机

本病病机总属本虚标实，本病发病为药毒所伤，本质是脾肾两虚，标实是瘀血、痰湿、毒邪。现代医家提出，化疗药物属中医毒邪范畴，直中脏腑、毒害骨髓，损伤气血阴阳、脾胃肝肾。脾胃损伤则脾胃升降失常，可见恶心呕吐、食少纳呆、形体消瘦；肝肾损伤则髓海空虚，出现骨髓抑制，全血细胞减少，白细胞减少，头发脱落。

二、临床诊断

（一）辨病诊断

1.临床表现

以头晕、乏力、发热为主，常伴有低热心悸、食欲减退、失眠多梦，四肢酸软、畏寒腰酸等症状，如粒细胞缺乏引起败血症，则表现为寒战高热、口干口渴、全身肌肉酸困疼痛，严重时引起感染性休克可出现四肢厥冷、冷汗淋漓、意识模糊、呼之不应等"亡阳""脱证"的症状。白细胞减少的主要危害是患者容易感染，包括呼吸道、消化道、泌尿系等多部位的感染，尤其是粒细胞长期缺乏的患者，其感染的发生率极高。

2.血象

白细胞或中性粒细胞低于正常值下限。粒细胞缺乏时粒细胞极度降低或缺如，淋巴细胞相对增多。

3.骨髓象

骨髓增生程度减低或极度减低，粒系，红系缺如，巨核细胞未见，淋巴细胞比例相对增高。

（二）辨证诊断

根据证候可分为以邪实为主和以正虚为主两种类型，治疗时各有侧重，如以邪实为主，则以祛邪为主，治以清热解毒等法；如以正虚为主，则以扶正为主，治以补气养血、甘温除热、滋阴退热等法。补法是本病的基本原则，虚则补之，治疗过程中当重视扶助正气，顾护脾胃当贯穿始终。患者如出现发热，可从温病之卫气营血的传变规律进行辨证论治，补法是基本原则，或攻补兼施，或先攻后补。

1.辨证要点

本病以心脾肾虚损为本，故可见乏力、头晕、心悸、少气懒言、腰酸肢冷、五心烦热、纳呆腹胀，舌淡、脉沉细。亦可见外感温热之实证，高热不退，口干欲饮、面赤咽痛，舌质红绛，脉滑数。

2.临床证候

（1）心脾两虚型

治法：健脾益气，养心安神。

方药：归脾汤加减。具体方药：黄芪、党参、当归、白术、茯苓、广木香、远志、炒枣仁、龙眼肉、补骨脂、女贞子、甘草、虎杖等。

（2）肝肾阴虚型

治法：滋养肝肾

方药：六味地黄丸加减。具体方药：地黄、山茱萸、山药、丹皮、泽泻、茯苓等。

（3）脾肾阳虚型

治法：温补脾肾，益气养血

方药：黄芪建中汤合右归丸加减。具体方药：黄芪、桂枝、白芍、炙甘草、补骨脂、菟丝子、肉桂、山茱萸、鹿角胶、枸杞子、熟地、大枣等。

（4）气阴两虚型

治法：益气养阴

方药：生脉饮合当归补血汤加减。具体方药：太子参、麦冬、五味子、黄芪、当归、鸡血藤、丹参、黄精、龟板胶、炙甘草等。

（5）脾胃气虚型

治法：甘温除热

方药：补中益气汤加减。具体方药：人参、白术、升麻、柴胡、甘草、当归、黄芪、陈皮等。

（5）温热邪毒型

治法：清热解毒

方药：病在卫分应以辛凉解表，辅以清热解毒，银翘散加减；病入气分，当以辛凉重剂，白虎汤、热，凉血散瘀，清宫汤加减。病在营血分，选用清营汤、犀角地黄汤加减。

三、中成药及其他疗法

1.中成药应用

滋髓生血胶囊4～6粒/次，3次/日，口服；

芪胶升白胶囊4粒/次，3次/日，口服；

地榆升白片2～4粒/次，3次/日，口服；

益血生胶囊4粒/次，3次/日，口服；

归脾丸8粒/次，3次/日，口服。

2.外治疗法

（1）扶正散：益气养血、调补脾肾、促进造血。选用补骨脂、黄芪、怀牛膝、沉香、冰片等用蜂蜜、醋调敷关元、神阙、涌泉等穴。

（2）针灸：艾柱灸、艾箱灸、隔姜灸、督灸、雷火灸、隔物灸等。穴位：主取足三里、关元、肾俞、脾俞，次取合谷、气海、三阴交、阳陵泉、血海。

四、诊治要点

（一）提高临床疗效的要素

1.对本病的辨证

可采用八纲辨证、脏腑辨证、卫气营血辨证相结合，根据证候灵活调整治疗。气血同源，阳阳互根，五脏相关，在病理情况下，往往互相影响，由一虚而渐至多虚，由一脏而累及它脏，使证候趋于复杂，临证必须有机联系，方能灵活应用。

2.中西合璧，标本兼治

中西医结合治疗本病具有起效快、疗效好等特点，尤其改善化疗后胃肠道反应、自汗盗汗、乏力气短等方面疗效显著。临床中当注重中西合璧，取长补短。

3.重视食补

饮食调护是中医调护中很重要的组成部分。应高度重视发挥饮食的补益作用，进食有营养、易消化、干净、温热的食物，以保证气血的化生。阳虚患者忌食寒凉，宜温补类食物；阴虚患者忌食燥热，宜清淡滋润类食物。

（二）辨病治疗

1.一般性治疗原则

白细胞减少的发生风险与化疗药物的骨髓毒性、剂量强度、患者自身因素及联合用药有关，高龄、基础疾病多、营养状况差等会影响白细胞减少的程度。轻度白细胞减少患者无需特别的干预措施；中度减少者感染率增加，应减少出入公共场所，并注意保持皮肤、呼吸道、消化道卫生，去除慢性感染病灶。粒细胞缺乏者，应采取无菌隔离措施，如层流床、层流间，防止交叉感染。有感染者应行病原学（血、尿、痰培养等）及影像学检查，以明确感染类型和部位。在致病菌尚未明确之前，应经验性应用广谱抗生素治疗，待病原和药敏结果出来后及时用调整药。合并真菌及病毒感染可加用抗真菌、抗病毒药物。

2.升高中性粒细胞的治疗

预防性使用粒细胞集落刺激因子（G-CSF）可以降低白血病患者粒细胞减少性发热的发生率，降低随后的感染率，并提高患者按期进行标准剂量化疗的概率。可选用短效或长效 G-CSF 对化疗所致的白细胞减少进行一级、二级预防及治疗。

（河南省中医院血液科　王雪莹）

第四节　白血病化疗后血小板减少

一、概述

化疗所致血小板减少症（CIT）是指化疗药物对骨髓，尤其是骨髓中巨核细胞产生抑制作用，导致外周血血小板减少的一种常见并发症。是临床常见的化疗药物剂量限制性不良反应。联合化疗是急性白血病的基本治疗方法，具有较强骨髓抑制毒性的蒽环类药物和阿糖胞苷一直是急性白血病诱导和巩固治疗的重要组成部分。通过足量化疗，清除骨髓中的白血病细胞和微小残留病灶，以达到疾病缓解目的。在急性白血病化疗时，由于骨髓受到白血病细胞严重侵犯，直接破坏造血干祖细胞和造血微环境，抑制正常的骨髓造血功能，患者常出现全血细胞减少，引起贫血、感染和出血的临床症状。急性白血病患者的骨髓抑制通常较实体肿瘤更加严重。

中医学将此病归属为"虚劳"范畴，因化疗药物为毒邪，侵犯人体后耗气伤阴，损伤气血，脾肾阳虚，肝肾阴虚，化生无源，脾为后天之本，气血生化之源，肾主骨生髓，藏精，而精为血之所成也，肝藏血，肝肾同源，脾虚、肾亏、肝损、精耗、髓竭，本源受损，血生乏源。中药辅助化疗不仅可保护机体脊髓功能和促进造血，而且可以辅助化疗药物杀灭肿瘤细胞，减轻化疗过程中的毒性反应。

二、常用的治疗方法

CIT 的一般干预措施包括针对血小板减少症的原因进行治疗，如停用引起血小板减少的化疗药物；提升血小板数量；推迟下一周期化疗，减少化疗周期数，降低化疗剂量，或者改变化疗方案。白血病的治疗策略强调足量、足疗程的联合化疗方案，使肿瘤在短期内得到缓解，化疗剂量不足或延缓会影响治疗效果和患者生存，因此，提升白血病患者化疗后血小板水平，减少出血风险是临床上治疗 CIT 的首选方式。

（一）西医治疗

1.血小板输注

血小板输注是针对血小板减少症患者最快速和有效的治疗方法之一，能够在短期内提升外周血血小板水平，预防或治疗出血。

2.促血小板生成药物

促血小板生成药物主要包括：重组人白细胞介素

11（rhIL-11）重组人血小板生成素（rhTPO）及血小板生成素受体激动剂。目前只有rhIL-11和rhTPO被中国食品药品监督管理总局批准用于治疗肿瘤CIT。

（1）重组人血小板生成素（rhTPO）

重组人血小板生成素是调节巨核细胞增殖、成熟和血小板生成的内源性细胞因子，其通过与造血干细胞、巨核系祖细胞表面的特异性受体C-MPL结合而发挥生理学作用。重组人血小板生成素的作用机制是在巨核细胞增殖、成熟和分化至血小板的每一个环节全程调控。rhTpo用药方法：白血病化疗时，预计可能引起血小板减少及诱发出血需要提升血小板水平时，应在血小板低于$75×10^9$/L时应用，剂量为每天300U/kg，1次/d，皮下注射，连续应用14天。用药过程中密切监测血常规，当Plt>$100×10^9$/L时，或较用药前升高$50×10^9$/L时，应及时停药。一般推荐血小板低于$75×10^9$/L时即可开始使用促血小板生成药物，或在化疗后24小时开始应用。

（2）重组人白细胞介素11（rhIL-11）

重组人白细胞介素可以直接刺激造血干/祖细胞和巨核系祖细胞的增殖诱导巨核细胞分化成熟，从而提升血小板水平，具有促进造血、抗炎、抑制自身免疫以及保护黏膜上皮等作用。目前推荐的rhIL-11的用药方法：$25 \sim 50\mu g$/kg，1次/d，皮下注射，连续应用

7～14天，至 Plt>100×10^9/L 时，或较用药前升高 50×10^9/L 时停药。在下一个周期化疗开始前两天和化疗中不得应用，可于化疗后 24～48 小时开始应用。

3.其他治疗

（1）研究发现咖啡酸片可治疗各种原因所致白细胞减少症及血小板减少症。升高血小板的主要机制是通过促进巨核细胞成熟，并促进血小板释放。咖啡酸片还具有提高提高凝血因子活性的功能。咖啡酸亦能减轻白血病患者化疗后血小板降低程度，加速其恢复，减少血小板输注量，无不良反应，安全性较好。

（2）近年来有学者提出采用自体血小板输注来解决这一问题，自体血小板输注是指以 1h、24h CCI 为标准，在化疗后输注自体血小板。有研究显示输注自体血小板后患者的出血症状得到明显改善，治疗后血小板计数提高，无明显不良反应。

（二）预防

二级预防是指针对既往化疗后发生过严重血小板减少或有出血高风险的患者，为防止化疗后再次发生严重血小板减少或出血而采取的预防性措施。二级预防的目的是保证白血病患者的化疗方案能够按计划足量完成。对于接受高出血风险化疗方案的白血病患者，如果在既往化疗后发生 3～4 级的 CIT，本周期化疗结束后血小板下降，只要血小板低于正常值，不论血小板的高低，推荐于化疗后24小时内开始使用rhT-po或rhIL-11。用法同前。

（三）中医辨证分型和治疗

1.气阴两虚证

（1）证候：倦怠乏力，口渴喜饮，自汗，盗汗，咽喉肿痛。面色少华，手足烦热，舌质绛红，少苔有裂纹，脉细数。

（2）治法：益气养阴，补气生血。

（3）方药：参芪仙补汤：人参、黄芪、仙鹤草、补骨脂、女贞子、墨旱莲、知母、黄柏、龙骨、牡蛎、黄精、枸杞、麦冬、生地黄等。

2.肝肾阴虚证

（1）证候：眩晕，耳鸣，目赤，潮热盗汗，咽喉肿痛，阴蚀。五心烦热，烦躁易怒，手足麻木，溲赤，便秘，舌红少苔或无苔，脉细数。

（2）治法：补肾益精。

（3）方药：①引火汤：熟地黄、巴戟天、麦冬、五味子、茯苓等。

②左归补髓生血汤：熟地黄、龟板胶、菟丝子、枸杞、墨旱莲、女贞子。

3.脾肾阳虚证

（1）证候：头晕目眩，面色少华，神疲乏力，纳呆食少，腹胀，便溏，腰膝酸软，夜尿频数。畏寒肢冷，动则气促，下肢浮肿，口淡不渴，小便频数清长，舌质淡，舌边胖有齿痕，脉沉细或无力。

（2）治法：温补脾肾，益气养血。

（3）方药：右归丸加减：黄芪、菟丝子、当归、炒白术、山药、熟地黄、山茱萸、茯苓、枳壳、砂仁、巴戟天、鸡血藤、金银花、连翘、牡丹皮、炙甘草等。

4.气血亏虚证

（1）证候：神疲乏力，心悸气短，头晕目眩，面色淡或萎黄，畏寒肢冷，纳呆食少，舌质淡，脉沉细无力。

（2）治法：健脾益肾、益气养血。

（3）方药：①八珍汤加减：党参、白术、茯苓、黄芪、当归、川芎、芍药、甘草、鸡血藤、何首乌、补骨脂、熟地黄等。

②扶正解毒汤加减：黄芪、党参、当归、太子参、熟地黄、白术、山药、黄精、枸杞、白花蛇舌草、紫草、甘草等。

（四）其他方法

1.参鹿升白颗粒

由人参、鹿茸、黄芪、补骨脂等组成。

2.复方皂矾丸

由西洋参、海马、皂矾、大枣、核桃仁、肉桂为主药组成。

3.益血生胶囊

由阿胶、牛髓、紫河车、制何首乌、龟甲胶、鹿茸、党参、熟地黄、炒白术、鹿角胶、鹿血、炒麦芽、白芍、当归、茯苓、大枣、炒山楂、黄芪、炒鸡内金、知母、大黄、花生衣组成。

4.参麦注射液

以麦冬皂苷、人参皂苷、麦冬黄酮、人参多糖和麦冬多糖等为主要成分。

5.参芪十一味颗粒

由人参、黄芪、当归、地黄、泽泻、决明子、细辛、鹿角、菟丝子、枸杞子、天麻等组成。

（辽宁中医药大学附属医院　刘欣）

第五节　白血病化疗后感染

白血病的治疗主要以化疗为主，所谓的化疗主要是通过细胞毒药物，在杀灭肿瘤细胞的同时也能对人体正常细胞具有破坏作用，导致人体免疫功能下降，机体容易受到各中病原菌的侵袭，化疗后的感染主要包括肺部感染、肛周感染、口腔黏膜感染等，其中以肺部感染最常见，严重时可引起呼吸衰竭甚至死亡。目前，对于化疗后的感染，西医治疗上主要以抗细菌、抗真菌和抗病毒为主；中医药治疗以辨证论治进行治疗，以阴阳为纲，分表里寒热。目前可选用的抗生素也较前有了更多的选择性，亦有部分患者在化疗后因感染无法控制，其中包括化疗后骨髓抑制，粒细胞缺乏导致的混合感染引起的耐药较为严重。近几年，中西医结合治疗的方案获取得了很好的疗效。白血病合并肺部感因为病情较重，如不及早治疗，预后较差，本章节主要阐述中西医结合治疗该病的方案。

一、流行病学

白血病合并肺部感染是白血病化疗后主要的并发症之一，不仅降低了化疗的疗效，同时危害着患者的生命。国内研究发现，白血病初次化疗期间感染发生率高达84%，肺部感染占21.6%。化疗后粒缺出现感染率约50%～80%。国外早期报道，白血病肺部感染的发生率为45%，与国内其他报道的肺部感染发生率48%相近。

二、病原学

白血病肺部感染的病原菌包括细菌、真菌和病毒，目前主要以革兰氏阴性杆菌为主，检出率最高，其他病原菌还包括大肠埃希菌、肺炎克雷伯菌、铜绿假单胞菌、金黄色葡萄球菌、白色假丝酵母菌、光滑假丝酵母菌、结核杆菌、毛霉菌、曲霉菌、流感病毒、新型冠状病毒等均可在免疫功能低下后引发感染。

三、感染部位

白血病感染部位主要以血液、呼吸道、泌尿道、肛周感染和口腔感染为主；多个研究报道都显示肺部感染是白血病最主要的感染部位。

四、中医命名

白血病在中医古籍中并无相关记载，古代中医学以"望、闻、问、切"对疾病或症状进行辨证论治，而白血病的诊断需要根据现代医学的诊疗方法，但是对于白血病常见的症状，中医古籍是有明确记录的，白血病主要以发热、出血和乏力为主要表现，根据这些表现，历代医家将白血病归为"虚劳"、"发热"、"血症"等。直到近几年，经过国内中医血液病专家通过论证，将该病命名为"急髓劳"。

白血病发生感染时应根据感染部位、症状来命名，如果发生肺部感染，则应该归为"发热"、"咳嗽"、"衄血"或"肺炎喘嗽"；若发生了口腔溃疡，则归为"口疮"；若发生肛周感染，则归为"肛痈"。

五、中医病因病机

白血病病因病机，按照中医病因分类可分为内因、外因。内因包括先天禀赋不足、体质遗传病因、脏腑失调、情志内伤等，外因包括风、寒、暑、湿、燥、火、疫等，另外结合现代医学病理，将受到化学毒性、物理放射和药物毒性导致的白血病归为毒邪侵髓。《素问·咳论篇》中言："皮毛者，肺之合也。皮毛先受邪气，邪气已从其合也。"肺主身之皮毛，当遭受外邪侵袭时，可见恶寒、发热。张景岳将咳嗽分为外感与内伤，在感染初期，咳嗽合并恶寒发热、鼻塞流涕等外感症状，随着疾病的进展，往往无恶寒、怕风等外感症状，只出现单纯的发热、咳嗽无力，《证治汇补·痰证》中言："脾为生痰之源，肺为贮痰之器。"明确了痰的形成主要与肺脾两脏相关。《伤寒论·辨太阳病脉证并治上》："病有发热恶寒者发于阳也，无热恶寒者发于阴也。"发热常因外感六淫或时疫疫邪毒，正邪相争，故可见高热、面赤、舌红、脉浮数等；《伤寒论》"不恶寒，但热者，实也。"明确指出表证与里证的鉴别与是否有"但热不寒"。正气、阳气充足时，以热证为主；随着疾病进展，则出现正气亏虚、阳气虚衰，则阴寒之邪乘虚侵袭机体，故可见持续低热、面色晦暗无华、舌淡嫩、脉沉细弱。

《素问经注解·卷一》有言："生生之气，阳气也。"《医原》"肺阳下归于肾，得肾之合纳，而阳气乃收藏不越。"指出肾阳为肺阳之根，肺阳受损，应以补肾为主。虚劳是外邪侵犯、毒邪内生的主要病机，虚可以包括正气亏虚，也可以认为是五脏虚衰；正气不足，邪气可干；脏腑劳损，毒邪内生。《景岳全书》："凡虚损之由……先伤其气，七伤必及于精，或先伤其精，精伤必及于气。"《医宗必读》："夫人之虚，不属于气，即属于学，五脏六腑，莫能外焉。"

结合白血病病机，并发的感染主要由"虚"、"毒"导致，"虚"为发病之根，"毒"发病之因。白血病感染所致的血流感染、肛周感染、肺部感染或口腔感染，可归为各类邪毒犯表，或脏腑虚损，功能失调，毒邪内生，迁延难愈，毒瘀互结，侵犯骨髓；入上则口舌生疮、溃疡，入肺则咳嗽咳痰、咳血，气短、喘憋，入下则肛周红肿疼痛、脓肿流脓、破溃等。肛周感染中医主要归为"热、瘀、毒、虚、痰、湿"，亦有虚实之别，热邪、痰瘀互结，则可见肛周的红肿疼痛，瘙痒，流脓等；《素问·评热病论》中云："邪之所凑，其气必虚。"化疗后损伤正气，虚火内生，命门火衰，肛门为足太阳膀胱经所主，湿热内生、相火内灼，熏蒸肉腐成脓而发。

六、临床表现

白血病相关的肺部感染主要临床表现为发热，寒战，出汗或无汗，咳嗽咳痰，甚至咳血，鼻塞流涕，胸闷、胸痛，重症肺炎可出现呼吸衰竭，呼吸急促，需要呼吸机辅助呼吸。白血病化疗后常见的口腔感染主要临床表现为口腔溃疡，口臭，口舌生疮，口角溃烂，脱皮，口角糜烂。白血病化疗后常见的肛周感染主要临床表现为肛周表皮红肿热痛、破溃、瘙痒，肛周脓肿或流脓，肛裂，肛瘘。

七、临床治疗

（一）西医治疗

西医治疗主要根据影像学资料，粒细胞数，病原菌检测结果来制定相应的抗感染治疗策略，根据国内外相关专家共识和指南来合理使用抗菌药物，不可忽视的是临床医师经验性抗菌药物的选择，对临床也有重大的意义。肺部感染时常用的抗生素主要包括：β内酰胺酶抑制剂复合剂、头孢类、喹诺酮类、碳青霉烯类，糖肽类、磺胺类抗生素治疗；当出现真菌感染时，以三唑类、多烯类、磺胺类抗真菌药物为主；当出现病毒性肺炎时，则以核苷类为主。

（二）中医治疗

1.伤寒表证

症候特征：怕冷、怕风，发热，自汗出或无汗，打喷嚏，流鼻涕，干呕，头身疼痛。舌淡红苔薄白，脉浮缓或浮紧。

治疗原则：发汗解表。

方药选择：①化疗后多汗症，自汗出者，选则桂枝汤《伤寒论》加减；桂枝，芍药，炙甘草，大枣，生姜。②无汗出者，选择麻黄汤《伤寒论》；麻黄，桂枝，炙甘草，杏仁。③出现烦躁，胸腔积液，急性呼吸窘迫综合征、脓毒症、低氧血症、四肢浮肿、高热烦躁、胸腔积液，选择小青龙汤《伤寒论》；麻黄，桂枝，炙甘草，杏仁，石膏，生姜，大枣。

2.伤寒少阳证

症候特征：发热汗出、往来寒热、不欲饮食、心烦胸闷、口干口苦、胸胁疼痛、小便不利。胸部CT：胸膜炎或胸膜下炎症。舌红、边有齿痕、苔白，脉弦细。

治疗原则：和解少阳，生津敛阴。

方药选择：柴胡桂枝干姜汤《伤寒论》；柴胡，桂枝，干姜，天花粉，黄芩，生牡蛎，炙甘草。

3.肺脾两虚证

症候特征：持续发热或低热，咳嗽痰少或黏腻难咳，神疲乏力，纳差，腹胀，恶心，呕吐，便溏，化疗后或抗生素使用导致胃肠道反应，肺部渗出性炎症，慢性阻塞性肺气肿，肺间质纤维化等，舌淡红，苔厚腻，脉沉细无力。

治疗原则：补脾益肺。

方药选择：六君子汤《医学正传》合附子理中汤《三因极—病证方论》合二陈汤《宋·太平惠民和剂局方》加减。白扁豆、白术、茯苓、桔梗、莲子、砂仁、山药、薏苡仁、附子、人参、炮姜、炙甘草等。

4.肺肾阳虚证

症候特征：发热，肢冷嗜卧，乏力，咳喘胸闷或胸痛、久咳或痰多，或痰涎清稀，声低气怯，四肢浮肿，肺炎恢复期，低氧血症等。舌淡胖、边有齿痕或青紫，苔白腻；脉沉细、无力。

治疗原则：温肾助阳。

方药选择：甘草干姜《伤寒论》合温肺汤《太平惠民和剂局方》加减。炙甘草、白芍、五味子、干姜、肉桂、半夏、陈皮、杏仁、细辛等。

5.阴阳两虚证

症候特征：咳喘或咯血、胸闷气短、心悸、神疲乏力、面色㿠白、或大便秘结、病程迁延。舌淡或红、苔白腻、或剥苔、或黑苔；脉弱或芤。

治疗原则：滋阴补阳。

方药选择：河车大造丸《诸证辨疑》合炙甘草汤《伤寒论》加减。人参、黄芪、白术、当归、枣仁、远志、白芍、山药、茯苓、枸杞子、熟地、河车、鹿角、龟板、麦冬、生地、火麻仁、炙甘草，生姜，桂枝，生地黄，阿胶，麦门冬，大枣等。

（云南省第一人民医院　李芋锦）

（北京市昌平区南口医院　宋敏敏）

第六节　白血病化疗后腹泻

一、概述

腹泻是白血病化疗后的常见副作用之一。腹泻除了可以导致电解质紊乱，还能降低白血病患者的生活质量，甚至是影响其治疗计划。化疗引起腹泻的病因和发病机制复杂，尚未完全明确。目前，研究表明化疗引起的腹泻与患者的免疫功能降低及化疗药物对消化道黏膜的直接毒性损害有关。化疗药物能导致胃肠道上皮细胞损伤和细胞凋亡，而减弱的免疫系统则无法有效控制肠道感染和炎症，从而加剧腹泻症状。此外，某些药物如高剂量甲氨蝶呤（HD-MTX）可能导致胃肠道黏膜炎症，影响微生态平衡，使患者更易于发生腹泻。

二、诊疗

（一）西医诊疗

1.西医诊断

（1）临床表现　化疗相关性腹泻患者常随化疗发生的、不伴有严重腹痛或不适的稀便或水样便为特征。在体格检查时，一般不伴腹部压痛、反跳痛或可触及的腹部肿块，但可伴肠鸣音活跃。

（2）辅助检查　①实验室检查：血常规、感染指标等，除外感染性、内分泌疾病及其他器质性病变所致的腹泻。②粪便常规：样本呈糊状、水样或烂便，镜检无白细胞、红细胞、潜血阴性，结果未显示任何异常。③粪便培养：无任何致病菌生长，培养结果为阴性。④肠镜：排除肠道肿瘤、腺瘤、息肉、溃疡、炎症性肠病、结核及出血等肠道器质性病变。⑤腹部影像学：包括超声、CT、MRI等检查，从而排除肝脏、胆囊、胰腺及腹腔病变。

（3）诊断标准　相关检查排除器质性病变，符合以下条件时可以考虑诊断为化疗相关性腹泻：确诊为白血病，且在化疗期间或化疗后，出现与化疗相关腹泻。

2.西医治疗

目前，西医治疗主要以控制临床症状对症支持治疗为主。首先，需要根据患者脱水程度给予适当的补液，一般轻中度脱水口服补液即可，重度脱水或不耐受口服补液患者可以选择静脉补液。常用治泻药物有肠道微生态制剂、蒙脱石散、肠动力调节剂、肠道黏膜保护剂等。

（二）中医诊疗

（1）中医范畴

白血病化疗相关性腹泻在中医学中归类为"泄泻"和"下利"，中医认为化疗药物极易损伤脾胃，导致脾胃虚弱，运化失司，水谷不化，湿邪从内生，流注大肠，肠道分清泌浊的功能失常从而引发腹泻。故本病以脾胃虚弱为本，湿热或寒湿下注为标；病位在脾胃，涉及肝肾。传统的中医治疗方法，以内治法为主，但艾灸、针刺、穴位贴敷等中医外治法，也被证实对改善化疗所致腹泻具有积极效果。

（2）常规辨证论治

1）脾胃气虚证　证见：大便时溏，反复迁延，食少，食后脘闷不舒，稍食油腻或劳累后大便次数增多，神疲乏力，面色萎黄，舌质淡，苔白，脉细弱。

治法：益气健脾，渗湿止泻。

主方：参苓白术散加减。

药物：党参12g、茯苓12g、白术12g、苍术12g、炒白扁豆15g、炒薏苡仁30g、木香6g、砂仁（后下）

10g、炙甘草6g。

中成药：①香砂六君子丸；②人参健脾片；③潞党参口服液等。

2）湿热内蕴证 证见：腹泻肠鸣，泻下不多，里急后重，泻下不爽，口干口苦，不欲饮水，纳呆，肢体沉重，肛门坠胀、灼热，舌质红，苔黄腻；脉滑数。

治法：清热利湿，行气止泻。

主方：葛根芩连汤合豆蔻香连丸加减。

药物：葛根12g、黄芩9g、黄连6g、肉豆蔻15g、木香9g、炙甘草6g。

中成药：①香连片（丸）；②葛根芩连片（口服液、丸）等。

3）肝郁脾虚证 证见：腹满便溏，胁痛痞闷，肠鸣矢气，全身乏力，气短懒言，面色萎黄，寐差，心烦纳呆，舌淡红或舌边红，苔薄白或薄黄，脉弦或缓弱。

治法：疏肝解郁，健脾祛湿。

主方：逍遥散合痛泻要方加减

药物：当归9g、柴胡9g、白术12g、白芍15g、茯苓12g、薄荷（后下）6g、炙甘草6g、陈皮9g、防风9g、生姜6g。

中成药：逍遥丸等。

4）脾肾阳虚证　证见：久泻不止，完谷不化，便质澄澈清冷，形寒肢冷或见腹部喜温喜按，精神萎靡，面白无华，或有脱肛，小便色清，舌淡苔白，脉细弱或指纹色淡。

治法：温肾健脾，固涩止泻。

方药：附子理中丸加减。

药物：炮附子（先煎）12g、白术12g、干姜9g、党参12g、炙甘草9g。

中成药：①附子理中丸；②四神丸；③固本益肠片等。

需要指出的是，对于上述各个证型，如果出现腹泻顽固，滑脱不禁者均可加乌梅9～12g、赤石脂9～12g、禹余粮9～12g、石榴皮6～9g等收敛固涩类药物，以求迅速见效。

（3）其他治法

1）艾灸　艾灸对关元、神阙、足三里、天枢等穴实温和灸，艾条距皮肤5cm为宜，以局部皮肤潮红为度，30min/次，1次/d，连续10d。

2）针刺　主穴取关元、中脘、足三里、天枢等穴，并根据患者的辨证分型进行取穴。

3）穴位贴敷　脾胃虚证，以健脾止泻为法，方选止泻散加减，药物包括丁香、五味子、花椒、砂仁、焦白术、炒苍术等。将药研磨成细粉，用姜汁调成膏状，取 3~5g 药膏制成药饼，敷于肚脐，6h/次，2 次/d，2 周为 1 个疗程，一共治疗 2 个疗程。

三、预防调摄

需要指出的是，西医和中医都十分重视饮食管理。化疗相关性腹泻的发生除与饮食因素、情志因素、体质因素等有关。

（1）应加强健康宣教，重视饮食调理，主张进食清淡、易消化、营养价值高的食品，建立合理的饮食习惯，饮食忌生冷、酸辣刺激、肥甘厚腻或不洁食品，避免过度饮食、大量饮酒、饮用含咖啡因饮品等，伴呕吐严重者或肠内营养不耐受者可禁食，可采用静脉营养，症状好转后可逐渐恢复正常。

（2）重视调畅情志，保持平和的心态，避免较大的情绪波动，必要时可进行心理咨询。

（3）增强体质，适当加强体育锻炼，并注意平衡劳逸以避免过度疲劳。可进行太极拳、八段锦、五禽戏等运动锻炼。

四、转归

化疗相关性腹泻的预后与患者的年龄、病因、病程、病势、治疗是否及时、饮食调摄以及情志调摄是否得当相关。本病虽然一般预后良好，但单一治疗方法往往不足以应对所有患者的需要。故对于严重腹泻，或单纯西医常规治疗疗效不佳时，应优先考虑快速有效的中西医结合治疗手段，以达到更好地减轻症状，并提高患者的生活质量。总之，中西医整合的治疗方法对化疗相关性腹泻的预防和治疗带来新的前景。

（清华大学附属北京清华长庚医院　杨二鹏）

第三篇　白血病的中西整合治疗

第四篇

白血病的中西整合调护

——— 第十七章 ———

白血病的预防与康复

第一节　白血病的预防

　　白血病是一种起源于造血干细胞的恶性克隆性疾病。受累细胞（白血病细胞）出现增殖失控、分化障碍、凋亡受阻，大量蓄积于骨髓和其他造血组织，从而抑制骨髓正常造血功能并浸润淋巴结、肝、脾等组织器官。根据白血病细胞的分化程度和自然病程，一般分为急性和慢性两大类。急性白血病细胞的分化停滞于早期阶段，多为原始细胞和早期幼稚细胞，病情发展迅速。慢性白血病细胞的分化停滞于晚期阶段，多为较成熟细胞或成熟细胞，病情相对缓慢。

　　白血病，作为一种常见的血液系统恶性肿瘤，对人们的健康构成了严重威胁。尽管医学技术在不断进步，但预防白血病的重要性不容忽视。本文将详细阐述如何通过调整生活方式、饮食习惯以及避免环境风险因素来降低患白血病的风险。

一、保持健康的生活方式

（一）增强体育锻炼

中医讲"正气存内，邪不可干"，意思是说人体正气（即免疫力）充足了，病邪就不容易侵犯人体。而增强正气的最有效的方法就是多运动。适度的运动可以增强身体的免疫功能，减少患白血病的风险。建议每周进行至少150分钟的中等强度有氧运动，如快走、骑车或游泳。

（二）控制体重

肥胖已被证实与白血病风险增加有关。保持健康的体重，通过合理的饮食和运动，可以有效降低患白血病的风险。

（三）戒烟限酒

吸烟和过量饮酒都会增加患白血病的风险。戒烟和限制酒精摄入是预防白血病的重要措施。

（四）不滥用药物

使用氯霉素、细胞毒类抗癌药、免疫抑制剂等药物时要小心谨慎，必须有医生指导，切勿长期使用或滥用。此外，尽量少用或不用染发剂。美国研究人员发现使用染发剂（尤其是大量使用）的女性，患白血病的危险是普通人的3.8倍。经常接触染发剂的理发师、美容师、整容师也有潜在危害。

二、合理的饮食习惯

（一）多吃蔬果

蔬菜和水果富含抗氧化剂和维生素，有助于增强免疫系统功能，预防白血病。建议每天食用五种不同颜色的蔬果。

（二）控制红肉摄入

过量食用红肉可能增加患白血病的风险。适量食用红肉，并选择健康的烹饪方式，如烤或煮。

（三）保持水分平衡

充足的水分摄入有助于身体排毒，维持身体正常代谢。建议每天饮用至少八杯水。

三、避免环境风险因素

（一）减少接触辐射

长时间接触高强度辐射会增加患白血病的风险。尽量避免长时间暴露在X射线和CT等放射性检查中，减少使用手机和电脑的时间。

（二）注意家居环境

某些家居化学品，如甲醛和苯，已被证实与白血病风险增加有关，多年接触苯及含苯的有机溶剂可致白血病。选择绿色环保的家居装修材料，减少家居化学品的使用。

（三）保护皮肤免受紫外线照射

紫外线辐射暴露与白血病风险增加有关。尽量避免在日光下长时间暴晒，使用防晒霜和穿长袖衣物等防护措施。

四、心理健康管理

（一）管理压力

长期处于高压状态可能影响免疫系统功能，增加患白血病的风险。通过放松技巧、运动或寻求心理咨询来缓解压力。

（二）保持乐观心态

积极乐观的心态有助于提高免疫系统的功能，降低患白血病的风险。培养乐观的生活态度，学会感恩和欣赏生活中的美好事物。

（三）充足的睡眠

良好的睡眠质量有助于维持免疫系统的正常功能，降低患白血病的风险。建议每晚保持7~9小时的高质量睡眠时间。

五、定期筛查与早期诊断

（一）定期进行体检

通过定期进行血常规检查和其他相关筛查，有助于早期发现白血病的迹象。根据医生建议，确定合适的体检频率和项目。

（二）关注身体信号

留意身体出现的异常症状，如持续发热、贫血、出血等，及时就医检查，以便早期诊断和治疗白血病。

（三）及时就医

一旦发现身体出现异常症状或疑似患有白血病，应尽快就医，接受专业医生的诊断和治疗。遵循医生的建议进行治疗和管理，以获得最佳的治疗效果。

六、总结

预防白血病需要从多个方面进行综合考虑，包括保持健康的生活方式、合理的饮食习惯、避免环境风险因素、心理健康管理和定期筛查与早期诊断等。通过采取这些措施，可以降低患白血病的风险，提高人们的健康水平和生活质量。

然而，值得注意的是，尽管上述措施有助于降低患白血病的风险，但并不能完全消除患病风险。因此，我们应保持对白血病症状的警觉，一旦发现异常情况，应及时就医。同时，对于已经患有白血病的患者，应积极配合医生的治疗方案，保持乐观的心态，以期获得最佳的治疗效果。在白血病的诊断和治疗过程中，患者和家属的积极配合也至关重要。了解白血病的相关知识，遵循医生的建议，保持积极乐观的心态，都对治疗结果产生着深远的影响。

此外，社会各界也应加强对白血病防治的关注和投入。政府应制定相关政策，提高白血病的诊疗水平，降低患者诊疗成本。医疗机构应加强医护人员的培训，提高他们对白血病诊断和治疗的水平。同时，社区和学校等机构也应开展白血病防治知识宣传，提高公众的防病意识。

（浙江大学医学院附属第一医院　孙洁）

第二节　中医治未病在白血病防治中的应用

引言：尽管现代医学不断发展，白血病的诊断和治疗手段日益丰富，但预防仍是降低白血病发病率、提高患者生存质量的关键。中医"治未病"思想源远流长，强调在疾病未发生之前进行预防，通过调整人体内外环境，增强机体自身的抗病能力，从而达到防病于未然的目的。在白血病防治中，中医治未病理念同样具有重要的指导意义。

一、中医治未病理论概述

（一）中医"治未病"概念

中医"治未病"理念可追溯到《黄帝内经》中的

"上工治未病"。"未病"的状态一种是指健康无病的状态，一种是指病潜藏未发的状态。

（二）"治未病"与"治已病"区别

两者都是与疾病做斗争，以恢复或保持健康为目的。但"治未病"偏重于运用柔和的方法进行调摄，解决疾病的萌芽状态；"治已病"是针对已明确的疾病运用较为强烈的方法进行治疗。

（三）"治未病"内涵

中医"治未病"核心体现在"预防为主"，重在"未病先防、既病防变、瘥后防复"。其内涵包括：①未病养生、重在预防；②欲病救萌、防微杜渐；③适时调治、防其发作；④已病早治、防其传变；⑤瘥后调摄、防其复发。

（四）中医"治未病"常用的方法

中医"治未病"的方法很多，如情志、起居、饮食、药物、针灸、推拿、气功、娱乐、熏浴、刮痧、足疗调治等。

二、中医"治未病"在白血病防治中的应用

疾病是"致病因素—疾病—疾病转化"的动态、多变的综合病理反应过程，长期临床实践显示，中医治疗在降低白血病的发病率、提高临床缓解率、控制相关并发症、降低复发率以及恢复机体功能状态均发

挥了作用。在白血病防治一体化过程中，"治未病"思想体现在针对疾病前的致病因素的调控、疾病期的防治并发症及转化，以及缓解后的疾病复发的防控上。

（一）中医治未病在白血病预防中的应用

1.针对易患白血病的体质进行调理

体质的异常是形成内伤性杂病的基本因素。有学者开展易患白血病的体质研究，并通过多种中医手段进行体质的调整，使得适合白血病细胞生存的土壤得以改变，从而预防白血病的发病。

（1）白血病常见体质

依据《黄帝内经》阴阳及五行体质论述，研究显示急性白血病（AL）易患体质为阳性的火型人，火气过盛而水、精相对或绝对不足，导致生长之气过盛而收藏之令不行，细胞只分裂不分化，失去组织细胞发育过程中的正常死亡调节机制而变成恶性细胞。

三阴三阳体质学说认为太阳系统是人体肌表抵御外来邪气功能概括；阳明系统是人体肠胃通降、传导糟粕的功能概括；少阳系统是人体情绪调节、气机疏通的功能概括；太阴系统是脾胃运化水谷、输布精微物质的功能概括；少阴系统是人体阴阳固秘、水火相济的功能概括；厥阴系统是人体情绪控制、潜藏阳气的功能概括。依据此，有研究显示AL人群的体质常见的有少阴、太阴、厥阴体质。其中老年人多见太阴体质，青中年多见少阴、厥阴体质，病性均以虚为主，对应的脏腑主要是心肾、脾胃、肝。

中华中医药学会标准《中医体质分类与判定》将人群分为平和质、气虚质、阳虚质、阴虚质、痰湿质、湿热质、血瘀质、气郁质、特禀质9类。有研究显示初治白血病患者中医体质类型以湿热质、痰湿质、血瘀质、阴虚质、气虚质为主，继发于其他血液病的初治AL，体质类型主要以阳虚质和阴虚质为主。

（2）调整白血病体质常用方法

调整白血病患者的不同体质，可以通过食疗（五谷、菜蔬）、气疗法（如气功、电磁疗法）和精神疗法（包括音乐）等实现。

食疗方面：例如湿热体质患者忌食辛辣、温补食物，推荐如薏苡仁、赤小豆、绿豆、青菜等具有清热利湿作用的食材；痰湿体质患者禁食油腻辛辣厚味及发物，建议减少甜食、冷饮、酒等易留湿邪食物，适当进食萝卜、冬瓜、芹菜、赤小豆等消滞通利之品。具体参见"白血病的饮食调摄"章节。

气功方面：包含动功、静功，是将意念、呼吸与行住坐卧相结合的调治方法。常见动功有易筋经、八段锦等。文献中可见到气功治疗白血病的有效个案。

情志调治：中医可以通过调整人的情志活动（如

505

喜怒忧思悲恐惊七情），来改变人的气血阴阳脏腑的功能状态。例如运用五行生克理论以情制情，喜伤心者，以恐（惊）胜之；思伤脾者，以怒胜之；悲（忧）伤肺者，以喜胜之；恐（惊）伤肾者，以思胜之；怒伤肝者，以悲（忧）胜之。还可以通过琴棋书画移情法、运动移情法来转移不良情绪。

目前对于白血病患者的体质研究处于探索阶段，尚缺乏慢性白血病以及不同分型白血病的相关研究。针对干预体质防控白血病，尚需要进行观察性研究及干预性研究进行证实。

2.控制骨髓增殖性肿瘤的急性白血病转化率

导致急性白血病发生的上游因素有疾病因素，如骨髓增殖性肿瘤，其中骨髓增生异常综合征（MDS）是转化率最高疾病之一。研究显示中医药治疗急性髓细胞性白血病（AML）的前期疾病MDS，有确切疗效，可阻止或延缓疾病向AML转化的作用。MDS中西医结合治疗方案参照骨髓增生异常综合征中西医结合诊疗专家共识（2018年）。

（1）气阴两虚、毒瘀阻滞证：

治法：益气养阴，解毒化瘀。

推荐方药：益气养阴可使用生脉饮合大补元煎加减。太子参、麦门冬、五味子、生地黄、山茱萸、女贞子、枸杞子、白芍、天冬、黄芪、当归等。解毒化瘀可口服使用含雄黄中药制剂，如：青黄散、复方青黄散、六神丸、复方黄黛片、定清片等，或静脉使用砷剂。

（2）脾肾两虚、毒瘀阻滞证：

治法：健脾补肾，解毒化瘀。

推荐方药：六味地黄丸合香砂六君子汤加减。熟地黄、山茱萸、山药、泽泻、牡丹皮、茯苓、木香、砂仁、太子参、炒白术、炙甘草等。阳虚甚者加仙茅、淫羊藿、巴戟天等；脾虚明显者加炒薏苡仁、莲子肉、炒扁豆等。解毒化瘀可口服使用含雄黄中药制剂（具体同气阴两虚、毒瘀阻滞证）。

（3）邪热炽盛、毒瘀阻滞证：

治法：清热驱邪，解毒化瘀。

推荐方药：清热驱邪可使用化斑汤加减，常用药可选择生石膏、知母、人参、玄参、地黄、蒲公英、栀子、白花蛇舌草、半枝莲、苦参、生甘草等。解毒化瘀可口服使用含雄黄中药制剂（具体同气阴两虚、毒瘀阻滞证）。

（4）口服含雄黄的中药制剂治疗MDS的说明：雄黄含有少量三氧化二砷（As_2O_3），属于毒性中药，因此，临床应用含雄黄中药制剂应注意其安全性。①雄黄属于砷剂，入丸散剂，口服雄黄时不与其他砷剂（包括口服与静脉）同时使用。②应在有经验的医生指导下使用，严格按照医生的处方或医嘱服用。③不适用患者人群：18岁以下未成年或大于75岁高龄老人；妊娠或哺乳期妇女；合并严重心肝肾功能异常，或周围神经病变，或慢性消化系统疾病，或严重精神疾患。④口服雄黄起始剂量：从每日0.05～0.1g开始。⑤口服雄黄剂量的调整：由于患者胃肠道吸收的个体性差异，可根据血砷浓度，适当增加雄黄剂量。口服雄黄的最低有效血砷浓度为20μg/L。在监测血砷浓度的情况下，对血砷浓度不足者逐渐增加雄黄剂量，增加的雄黄剂量不超过0.1g/d，雄黄最大剂量不超过0.3g/d。⑥口服雄黄限制剂量与终止使用：血砷浓度≥140μg/L者，每日雄黄剂量减半；血砷浓度≥940μg/L者，终止使用（根据文献报道中患者接受砷剂静脉给药治疗的峰浓度）。⑦口服雄黄复方中配伍不同的药物，可能影响胃肠道对雄黄中砷的吸收，导致血砷浓度的变化。⑧口服雄黄安全性检测要点如下：A.常见的临床不良反应症状：胃脘不适、恶心纳差、腹痛腹泻、四肢麻木、皮肤角化、皮肤瘙痒、面部浮肿。B.血砷浓度；C.脏器功能监测：心、肝、肾功能。贫血、低血钾、低血镁以及低体质状况可能影响机体对雄黄的耐受，甚至加重不良反应的发生。D.临床不良反应分级：参照《中药新药临床研究指导原则（试行）》对不良反应进行分级，具体如下：轻度：受试者可以忍受，不影响继续治疗，也不需要处理，对受试者健康无明显影响；中度：受试者难以忍受，需停药或处理，对受试者健康有一定影响；重度：危及受试者生命，致残或致死，需要立即停药并及时处理。E.应急预案处理如下，中药：甘草30g、绿豆30g，或防己30g，煎汁频服。西药：二巯基丙磺酸钠，每次5mg/kg，肌肉注射，第1日3~4次，第2日2~3次，以后每日1~2次，连用7日。

（二）中医治未病在白血病相关并发症中的应用

中医治未病思想还体现在已病防变。白血病常见的并发症有出血、感染（发热、口腔溃疡、肛周脓肿等）、化疗、靶向、免疫等治疗可出现治疗相关的血细胞减少、脏器功能损伤以及神经损伤、皮疹等并发症。

1.预防出血

白血病出现血小板减少及血凝异常时，出血的风险增加，此时可通过辨证调护预防出血或减少出血倾向。

（1）气不摄血：患者出现疲乏无力、动则汗出等气虚证，出血发生缓慢，程度较轻，时轻时重。

治则：益气摄血。

预防处方：归脾汤（《济生方》），出血时可酌加茜草、仙鹤草等收敛止血药物。

预防食疗：推荐食材包括当归、党参、阿胶、黄芪、牛肉、猪肚、茯苓、花生衣、山药等。

（2）热入营血：患者可有高热，或五心烦热，急躁易怒、颜面及皮肤潮红等症状，不及时调护可导致严重出血，出血时血色鲜红，量多势猛。

治则：清热凉血。

预防处方：犀角地黄汤（《备急千金要方》），阴血血热患者可酌加龟板、鳖甲、女贞子、旱莲草等育阴清热之品。如出血者可酌加白茅根、生藕节、侧柏叶、紫草、大蓟、小蓟等凉血止血药。

预防食疗：推荐食材包括白茅根、芦根、藕、麦冬、生地黄、菊花、西瓜、梨、赤小豆、绿豆、百合等。

（3）瘀血出血：患者皮肤甲错，反复出现皮肤瘀斑，可见肝脾肿大。

治则：活血止血。

预防处方：可用三七等活血止血药物，严重者可加桃红四物汤（《类证治裁》）、血府逐瘀汤（《医林改错》）等加减。

预防食疗：山楂、黑豆、茄子等。

2. 预防感染

白血病患者容易合并全身多系统及多部位的感染，包括反复出现肛周感染、口腔感染等，因此预防尤为重要。如口腔感染预防采用中药药物含漱，肛周感染的预防采用中药坐浴均有一定疗效，此部分内容可参考"白血病化疗后感染"、"白血病的中药护理（外用药物）"章节。

3.预防白血病治疗后相关并发症

白血病西医治疗多采用化疗、靶向治疗、免疫治疗、放射治疗等，治疗相关并发症有恶心呕吐、血细胞减少、感染、腹泻、神经损伤、脏器功能损伤等。关于中医辨证治疗可详见"白血病化疗相关不良反应"章节。在中医"治未病"方面，可以通过饮食、针灸、推拿以及熨敷、穴位贴敷、耳穴压丸治疗等非药物治疗预防或减轻上述并发症。

（1）饮食调治：①气血亏虚宜进食人参、黄芪、冬虫夏草、枸杞子、乌鸡、甲鱼、猕猴桃等。②阴血亏虚可进食西洋参、百合、石斛、麦冬、阿胶、银耳、百合、梨汁、荸荠、桑葚、乌鸡、甲鱼、猪肝等。③脾胃亏虚证：可进食人参、黄芪、山药、薏苡仁、橘皮、柚子、大枣等，调料可选生姜、肉豆蔻等。以上食材还可以做成药膳，进行调补。

（2）针灸：操作时强调辨证施针，注意补泻手法。痰湿中阻证可选内关、足三里、脾俞、胃俞、中脘、三阴交、合谷等健脾和胃化痰；气血亏虚证可选足三里、内关、三阴交、阳陵泉、血海等补养气血；

脏腑亏虚证可选足三里、三阴交、脾俞、肾俞、膈俞、太溪、内关等温补脾肾、益气养血。对于偏寒体质的患者可给予灸法预防上述并发症。

（3）推拿：可循经推拿任督二脉，点穴按摩足太阳膀胱经上对应的相关脏腑的腧穴及足底、手部反射区按摩等。

（4）穴位贴敷：应用中药制剂制作成贴剂，贴敷于神阙、关元、气海、大椎、足三里等穴位预防及改善化疗患者脾胃受损。

（三）中医治未病在白血病疾病复发预防中的应用

白血病可以通过化疗等治疗获得缓解，但复发耐药仍是现代医学的难题。中医认为复发耐药的机理在于：①邪气深伏，正虚邪恋（微小残留病）：白血病之毒邪经治疗后而未完全清除，邪气深伏于骨髓。邪轻不能与正气抗衡，故不立即发病，经过量的积蓄邪气渐盛，达到能与正气相抗衡时即发病，或者正气不足时无以抗邪导致疾病复发。②体质问题：有适合白血病生长的土壤。没有改造白血病细胞的生长土壤，残留白血病细胞仍有足够的生存、增殖条件，即便原有白血病细胞已经完全消除，新的白血病细胞克隆仍可在此土壤中形成。

因此在疾病复发之前通过改善体质或扶正固本、

托毒外出等治疗，以达到预防疾病复发的目的。

1.扶正固本、托毒外出

（1）气阴两虚、余毒伏留：症见头晕、心悸、乏力、纳呆、腰膝酸软、自汗盗汗，舌淡暗或红，脉细弱。

治则：益气养阴、补气调血、托毒外出。

预防处方：养阴益气解毒方（生黄芪、当归、太子参、女贞子、旱莲草、麦冬、五味子、全蝎、金银花、蒲公英、川芎、浙贝母）。

（2）阳虚寒凝，邪气深伏：可有乏力，畏寒，脉沉。

治则：温经散寒、散结消癥、祛邪解毒。

预防处方：当归四逆散（当归、桂枝、芍药、细辛、通草、甘草、大枣）联合青黄散。

2.改善体质

具体方法同前。

综上所述，中医"治未病"在白血病防治全链条过程中均发挥了作用。相较于"治已病"，运用较为柔和的防治方法，防患于未然。此外，中医"治未病"还需因时（昼夜变化、月相变化、节气变化、运气变化）、因地（地域不同）、因人（包括年龄、性别、职业、体质等）制宜，才能做到"天人相应"，使机体恢复"阴平阳秘"。

（首都医科大学附属北京市中医院　侯雅军）

第三节　白血病的中西整合康复

一、白血病的中西整合康复相关概念及意义

进入21世纪后，我国的疾病模式由过去的传染病模式发展为慢病模式，这一客观情况要求长期存在的"重治疗、轻预防、轻康复"医疗模式要向治疗与预防和康复并重的方向转变，如上海中山医院原院长杨秉辉便提出今后的医学发展方向将从"治愈型医学"转向"照顾型医学"，即要加强对预防、康复的重视。虽然医学的发展使无数的生命受惠，攻克了很多疾病，减少了很多死亡，使人的生命得到了显著的延长，但不得不承认的是，仍有很多疾病是现代医学无法完全治愈解决的。对此类疾病的治疗目标应该是减轻痛苦、提高生活质量、延长生存期，并包括对病人心理的、社会层面的医学照顾。

白血病具有病情危重，病情发展快，治疗过程复杂，易反复发作的特点。患者因受疾病及治疗等影响，会面临较多问题，如贫血、出血、感染、化疗后或移植后并发症等以及由此产生的负性情绪、社交受限等，严重影响患者的生命质量。随着现代医学的迅速发展，白血病的治疗手段和技术日臻成熟和完善，主要治疗方法有化疗、免疫疗法、靶向疗法、骨髓移

植等。此外，随着新型药品的逐步问世，白血病的缓解率、中位生存率等都有明显的改善，对本病的治疗已达到更高一层次，但是在治疗中、治疗后所产生的一系列不良反应的处理仍有待完善，相关医疗需求未得到较好满足，做好"下半篇文章"仍任重道远，如何更好地构建白血病患者的康复模式成了亟待解决的问题。

所谓白血病的中西医整合康复，即根据白血病的疾病特点，针对本病治疗后产生的一系列的病情、病症进行的系统、全程、体系化、规范化的中西医结合治疗，目的在于治疗血液肿瘤本病病情的同时，通过有效的手段和方法改善患者的生存质量和生存期，帮助白血病患者在与肿瘤抗争、共存、康复的过程中获得更好的生活质量与和谐的身心状态，并且提供必要的人文支持、社会福利保护，使这部分人群最大限度地恢复生活和生产能力，更好地融入社会。

二、白血病中西整合康复特点

白血病康复是一个整合的理论与实践体系，与传统医学"治未病""整体观""标本兼治"的思想一脉相承，贯穿于白血病的预防治疗全过程，是立足中西医结合探索白血病康复发展的新模式，将传统中医康复理念的精髓引入现代康复治疗中，强调中西结合，并且具有"本土情怀和全球化视野"。其特色和优势主要体现在以下方面：

（一）整体康复

整体康复指基于整体观念形成的一种全面、协调、持续的康复理念，旨在实现患者生理、心理、社会和环境的全方面康复。不仅要让病人在器官水平保持良好状态，还要涵盖社会学水平，让病人更好地回归社会、回归工作，保持良好的生活质量。

（二）综合康复

《素问·异法方宜论》云："圣人杂合以治，各得其所宜，故治所以异而病皆愈。"针对白血病病人多因素致病、多病理改变、多层次受累、多功能改变的特点，单一的康复手段恐难以奏效，因此需要采用中西医整合的康复手段，将中医元素有机整合到现代医学康复体系中，实现辨病与辨证相结合，打"靶"与调"态"相结合，从而做到优势互补、协同增效以及"治疗-康复"之间良性的循环。

（三）预防与康复相结合

"未病先防、既病防变、瘥后防复"，中西医手段共同把关，防止疾病的发生、演变以及复发，以促进机体功能的恢复。

（四）持续康复

中医康复方式多种多样，如敷贴、足浴、艾灸、养生功法等都是非常便利的方法，不需要复杂的设备，也没有场地限制，即使是在家庭中也可以进行，如此更有利于患者长期坚持康复。

三、"气-形-神"三位一体康复模式

白血病是起源于造血干、祖细胞的造血系统恶性血液肿瘤，它对于患者的影响是多方面的。一方面在于白血病病情危重，摧毁人体的身体机能——具有增殖和生存优势的白血病细胞在体内无控性增生和积聚，逐渐取代人体的正常造血，并侵袭其他器官和系统，出现贫血、出血、感染和浸润征象，最终导致死亡。另一方面在于治疗的棘手，而且在治疗白血病的同时，各种药物的杀伤作用同样会带来不同程度的毒副作用影响。而病情的反复、治疗费用的耗资、劳动力的丧失等更是让患者承受着巨大的精神压力。因此白血病是对患者身心健康全方位的打击，其康复自然也要运用各种手段调整恢复患者的"气-形-神"，使其重新达到"以平为期"的状态。

白血病在治疗阶段重视病，针对疾病的靶点和环节进行打击，此时主要由西医"冲锋陷阵"。而在康复阶段，则更重视调"态"，通过调整内环境，为机体自身修复能力的发挥扫除障碍，此时主要由中医善后。只有做好康复阶段的恢复，才能更好地为下一次

打"靶"治疗做好准备。

（一）调气

白血病康复的第一个方面为调气，即权衡邪正关系，恢复脏腑功能，重建人体正常气化。

1.扶正

现代中医学将白血病的因机归结为"髓毒"，反映出白血病的病邪之重，病位之深。毒邪发于骨髓，流窜脏腑经络，阻碍人体正常气化，进而引起一系列的病理变化。临床治疗仍以化疗为主，攻伐癌毒，但由于化疗药物的峻猛之性，难免损伤患者正气。《素问·六元正纪大论》有言："大积大聚，其可犯也，衰其大半而止，过者死。"白血病患者在接受治疗的同时，也承受着药物带来的损伤。因此在治疗时应当时刻注意邪正之间的关系，不可过用攻伐以伤人体生生之气，并要兼制药物的毒副作用对人体的损伤。

在白血病患者化疗之后，此时邪气大除，正气虚损更是成了主要矛盾，诸如化疗后的重度疲乏、感染、骨髓抑制等皆是气血虚衰的表现。因此，如何调整阴阳气血，恢复脏腑功能，以解决化疗后所引起的各种不良反应，成为白血病康复阶段的重中之重。在这过程中，最重要的便是恢复人体的气化功能。

（1）注重脾之气化。脾胃为后天之本，饮食物均需要经过胃肠道的消化吸收转变为精微物质，并由脾输布到其余脏腑。而白血病患者受化疗药物的影响，很多都有胃肠道的不良反应，脾胃运化失司，升清降浊失权，气血生化乏源，正气衰败，因此亟当重建中焦健运之功，待脾胃功能恢复之后再根据患者的虚损情况选择合适的方药进行补益。虚有轻重缓急，重者、急者可以炙甘草汤大补、直补，轻者、缓者可以薯蓣丸缓补。此外，小建中汤之补法又为特殊，乃调节周身之气机运转，可用于虚不受补，曲线救国；然小建中汤有饴糖，处方甘味过重，若痰湿重者不能耐受，可以补中益气汤、归脾汤等治疗，但此类方子有升无降，有动无静，用时亦当斟酌，切不可一味升发提气以冀正气来复，如此反而易竭下焦元气。

（2）注重肾之气化。白血病患者化疗后多伴有骨髓抑制的情况，因此单纯的补益气血或可暂时缓解患者虚损的状态，但恐难以取得长久的疗效。一方面，肾为先天之本，是人体阴阳气血之根，对其他脏腑的功能发挥有促进作用，如"肾为胃之关"，温补肾之命火同样有助于脾胃的运化功能。另一方面，肾主骨生髓，肾精充盈之后有助于骨髓造血。轻则可以肾气丸、七宝美髯丹、还少丹加减，甚则当以左归丸、右归丸、补天大造丸、龟鹿二仙胶等血肉有情之品治疗。

（3）注重气机。气化的前提是气机的畅通无阻。

白血病患者康复阶段气血虚衰，推动温煦功能均衰退，加之化疗药物的影响，均会导致病理产物的形成，阻滞脏腑经络，反过来影响气血的生成。因此在补气血的同时要注意通达气血，寓通于补。

（4）多管齐下。中药并非是补益的唯一手段，可以多种康复手段结合达到更好的效果。

"汤者荡也"，化疗后患者体质极其虚弱，有些患者一时难以接受中药汤方，此时可以结合中医外治方法进行干预。艾灸是"通、补、攻"三者结合的疗法——可通经脉、温阳气、化寒凝，适合化疗后邪气大去而正气虚弱的状态，与汤药相辅相成，可缓解化疗后诸多不良反应，是非常重要有效的康复治疗手段。如艾灸通过益气温阳，激发正气，以缓解化疗后的虚劳情况，预防或减少感染；扶助肾中真阳，减轻化疗后骨髓抑制；温补脾阳、温胃止呕，改善消化道不良反应；温经通络，可预防改善化疗后神经损伤等。

穴位敷贴的治疗方向则有了更多的选择性，在药性上可以寒温并用，如交泰丸；在药效上，可以健脾益肾，或是活血化瘀，或是清热解毒等。对于一些偏性明显或作用较为峻猛的药，敷贴能够以较为缓和的方式发挥其作用。而且配合穴位的选择，也会更具针对性。

此外，耳穴、坐浴、足浴等皆是行之有效的康复手段，可根据患者的情况选择合适的方法进行配合。"急则治其标"，当必要时亦可采取对症支持治疗，如患者有严重的贫血、血小板减少等情况时，可以输血治其标急。

2.祛邪

白血病患者治疗后的复发仍是一大难题。虽然白血病患者在经历了化疗之后邪气大除，但仍有邪气的残留，如灶中之火，随时有死灰复燃的趋势。因此，如何在补虚的同时兼顾邪气的清理，同样非常重要，因中医学中，祛残留稽留之邪气即是扶正、复正，也是整体和整合康复中的一个重要组成部分。

（1）宣畅气机。不仅中医补法需要重视气机的畅达，攻法同样要注重气机的疏通，寓通于攻。如湿热两邪性质相反，"徒清热则湿不退，徒祛湿则热愈炽"，因此在清理湿热时尤为重要的便是通利气机，宣畅三焦，如此湿热之邪自然得以分消走泄。白血病具有湿热瘀毒胶结为患的特点，多种邪气混合纠缠结为窠臼，势必要通利气机，打破其痼结的状态，然后逐一攻除。

（2）入络搜邪。白血病之毒邪病位极深，牵连骨髓，深入血分，非寻常药物可及，且化疗、放疗或免疫靶向治疗后，残留之痰瘀毒邪藏伏极深，而普通的清热解毒药只能清解皮毛，无法动摇其根本。临床常用的抗癌药如白花蛇舌草、半枝莲、蚤休、石见穿等固然可以清热解毒，化痰散结，但此类药仍以气分为主，药性虽强但药势散漫无边，有广度却缺乏深度。因此此时单纯和孤立应用于白血病康复治疗中的祛邪治疗并不完全适宜，首先患者的正气程度不一定能耐受，另外药力不专，难以直达病所。对于此类伏邪可以借鉴青蒿鳖甲汤、升麻鳖甲汤的制方思想，"入络搜邪"与"领邪外出"相配伍，共成搜剔透引之功，清理余毒；或仿大黄蛰虫丸逐瘀祛邪、缓中补虚。

（3）避邪。化疗后正气虚损，容易感染，因此应当做好防护工作。病区和患者床铺等日常用品应经常清洁消毒；医护人员接触患者前后都应消毒清洗双手；患者应及时处理潜在感染病灶，餐前餐后漱口，便后坐浴，不进食不洁饮食，保持大便畅通，避免肛门、直肠黏膜损伤而感染；发热患者可进行细菌和真菌培养检测，必要时选用合适的抗菌药物。

（4）定期监测。定期复查血象、骨髓象等以及时掌握疾病的动态，复查心电图、超声心动图、心肌酶谱、肝肾功能等检测药物对心脏、肝脏、肾脏的损害。

（二）复形

白血病康复的第二个方面为复形，即通过药物、饮食充养形质，锻炼恢复形体功能。

1.充养形质

"滋阴者，当先辨其水亏、液亏、汁亏、精亏、血亏及无形之阴气亏，分别治之补之矣。"热症初起之轻者，仅耗无形之阴气，而不能骤伤有形之阴质；若热邪久羁伤及有形之质，始则津液枯竭，末后则骨髓干槁，真精亦耗，藏精既耗，反吸身中经络之血，而血亦耗，此热邪伤阴先后轻重之分也。而白血病之热邪其势更张，自骨髓而发，直接耗伤肝肾精血，动摇根本，甚至进一步可伤及奇经。此时非一般滋阴之品可奏效。若热伤津液者，仍可以甘寒滋润草木之品以滋阴，但是当大热伤及精血、腹中脂膏等根本者，则力有不逮，当改用血肉有形之品以填补亏空。

"孤阴不生，独阳不长"，伤阴日久亦必累及阳气，此时若仅用甘寒滋腻之品以填补阴精，少用无济于事，多用则阳气不足以运化为血液；若用之太骤，大剂甘寒药汁存留胃中，反有伤中阳之弊。若选用血肉有情之品，并将其融入日常饮食当中，如猪腰汤、龟板汤、鸡子黄等，不仅事半功倍，而且更容易消化吸收。

2.锻炼形体

当形质充养后，白血病患者应当保持适当的运动以逐步恢复形体功能，如有氧运动、抗阻训练、负重功能练习、柔韧性练习等。此外亦可选择如八段锦、太极拳等健身功法，通过借助特定的动作体式，作用于身体相应的部位，并充分发挥意识的主动性引导形体运动，从而使全身脏腑经络形骸均得到有效的锻炼，以此带动周身气机的运转，起到疏通气血经络、调整脏腑机能的效果。如通过充分地俯仰、扭转、回旋、屈伸、抻拉等动作使全身各关节、肌肉等软组织得到锻炼，通过呼吸和肢体运动有机结合起来，达到按摩内脏的效果，起到对脏腑组织的锻炼。锻炼身形的同时也是调整身心的过程，从而达到气形神三者协调的状态。

（三）养神

白血病康复的第三个方面为养神，即调畅情志，怡情养神。

"神者，生之制也"，神对于人体生命活动具有重要的调节作用。《黄帝内经》所言"恬淡虚无，真气从之，精神内守，病安从来"便高度概括了神的重要性以及如何养神。

1.恬淡虚无

恶性肿瘤患者多数面临极大的心理压力，有各种负面情绪。有研究显示，肿瘤相关性抑郁的检出率约为35%。而这种抑郁焦虑状态不利于疾病的康复，甚至会抑制机体免疫系统、促进肿瘤浸润转移。因为焦虑抑郁等负面情绪，会直接影响人体的生理。人体物质能量的新陈代谢在于气化过程，而气机畅通是气化的前提。五脏藏五神，正是神情畅怡，脏腑才得以正常行使其生理功能。若情志不畅就会导致气机阻滞，影响脏腑功能，阻碍气化，气血生成受限，甚至催生诸多病理产物。这就要求患者本身要学会不良情绪的排解，同时医护人员在康复过程中，应当给予白血病患者更多的关心与鼓励，并及时进行心理疏导，让患者感受到温暖与关怀，从而保持积极乐观的良好情绪。

2.精神内守

白血病患者经历化疗等治疗后，已是身心俱疲，精神亏耗，不可再使纷扰的情绪或外务暗耗心神，当谨守、静守、蛰守精神，以待阳气来复，故《内经》有言："阳气者，精则养神"，因人体之生机，既在于木之升发、火之炎明，更在于金之肃杀、水之蛰伏，以便积累底蕴，使肝有所疏发。精神内守，就是在于使人体气机顺降、潜藏，以神驭气，以气化形，积精全神。

（江西省中医院　曾英坚）

—— 第十八章 ————

白血病的护理

第一节　白血病的护理措施

一、概述

整体护理是一种新型护理模式，该模式以患者为中心，坚持"以人为本"的护理服务理念，根据患者实际情况制定个体化护理方案，全方位提升护理质量。白血病的发病与遗传、物理化学因素刺激等有关，不良生活习惯、病毒感染、免疫功能异常等也是白血病的诱发因素。在临床护理和护理管理中，将整体护理运用到白血病患者中，以满足患者的生理、心理、社会、文化、精神等多方面的需要，提供适合人的最佳护理。相比较常规护理，整理护理更加全面系统，患者获益更多。

二、整体护理

（一）护理评估

1.病史

病史评估内容包括：①评估患者的起病急缓、首发表现、特点及目前主要症状和体征。②评估病人既往的相关辅助检查、用药和其他治疗情况，特别是血象及骨髓象的检查结果、治疗用药和化疗方案等。③评估患者的职业、生活工作环境、家族史等。④评估目前患者的一般状况：包括日常休息、活动量及活动耐受能力、饮食和睡眠等情况。⑤心理-社会状况：评估时应注意患者对自己所患疾病的了解程度、已掌握的住院经验，心理承受能力，及其所获得的心理支持。家庭成员对疾病的认识、对患者的态度、家庭应对能力，以及家庭经济情况，有无医疗保障等。

2.身体评估

（1）一般状况

观察患者的生命体征，有无发热，评估患者的意识状态，若有头痛、呕吐伴意识改变多为颅内出血或中枢神经系统白血病表现；评估病人的营养状况。

（2）皮肤、黏膜

评估有无贫血、出血、感染及皮肤黏膜浸润的体征。如口唇、甲床是否苍白；皮肤有无出血点、瘀点、紫癜或瘀斑，有无粒细胞肉瘤、蓝灰色斑丘疹、皮下结节、多形红斑、结节性红斑等；有无口腔溃疡、牙龈增生肿胀、咽部充血、扁桃体肿大、肛周脓肿等。

（3）肝、脾、淋巴结

肝、脾触诊应注意肝脾大小、质地、表面是否光滑、有无触压痛。浅表淋巴结大小、部位、数量、有无触压痛等。如急淋患者可有轻、中度肝、脾大，表面光滑，可有轻度触痛，淋巴结轻、中度肿大，无压痛。

（4）其他

胸骨、肋骨、干骨及四肢关节有无压痛。心肺有无异常。睾丸有无疼痛性肿大。

3.实验室及其他检查

外周血中白细胞计数、血红蛋白、红细胞计数、血小板计数是否正常，白细胞分类有无大量幼稚细胞，骨髓象是否增生活跃，原始和幼稚细胞所占的比例等。了解生化检查及肝肾功能的变化。

（二）起居护理

（1）保持病室安静，光线柔和；保持室内适宜的温度（18～22℃）、湿度（50%～60%）；保持空气流通，每日开窗通风，尽量减少探视。

（2）注意防寒保暖，讲究个人卫生，尽量避免去人多拥挤的地方。当中性粒细胞绝对值<$0.5×10^9$/L时实施保护性隔离，置患者于单人病房或无菌层流室。

（3）病情轻或缓解期患者可适当休息，根据患者体力，交替安排活动与休息，患者若无不适，每日室内活动3~4次，以后逐渐增加活动时间或活动次数。血红蛋白和血小板低下患者卧床休息为主，根据自身情况适当活动，避免过劳。病情较重时，应绝对卧床休息。

（4）保证每天睡眠7~9小时。

（三）饮食护理

（1）根据患者的整体情况提供个性化的饮食方案，指导进食高热量、高蛋白、高维生素、适量纤维素、清淡易消化饮食，保证每天饮水量。避免生冷、不洁、肥甘厚腻、产气过多与辛辣刺激之品。

（2）尽可能满足患者的饮食习惯或对食物的要求，做到色香味俱全，以增加食欲。

（3）饮食定时定量，不可过饥过饱，避免化疗前后2小时内进食，避免饭后立即平卧。当出现恶心及呕吐时，应暂缓或停止进食，及时清除呕吐物，保持口腔清洁，停止呕吐后指导患者进行深呼吸或吞咽动作，以减轻恶心症状。必要时，遵医嘱给予止吐药物。

（4）对于严重营养不良或经口进食无法满足目标

能量的患者，遵医嘱予肠内外营养支持。

（四）预防感染和出血

注意保暖，避免受凉；讲究个人卫生，经常检查口腔、咽部有无感染，学会自测体温；勿用牙签剔牙，刷牙用软毛牙刷；勿用手挖鼻孔，空气干燥时可用薄荷油滴鼻腔，避免创伤；定期门诊复查血象，发现出血、发热及骨关节疼痛时及时去医院检查。

（五）用药护理

1.用药指导

向患者及家属耐心解释药物的作用，告知药物可能存在的副作用以及处理措施。指导患者严格遵医嘱服药，不可随意停药、多服或漏服。

2.静脉炎及组织坏死的预防与护理

多数化疗药物对组织刺激大，多次注射常引起静脉炎及周围组织损伤。化疗时应注意：①选择有弹性、粗直的大血管，最好采用中心静脉或深静脉留置导管注射。②输注化疗药物前先用生理盐水冲管，确定输液顺利无渗漏后，再给予化疗药物。输注完毕，再用生理盐水冲管后拔针。③发现药物外渗，立即停止输注，边回抽边退针，局部用生理盐水加地塞米松皮下注射或遵医嘱给予普鲁卡因局部封闭治疗，根据药物性质选择冷敷或热敷。对于已发生静脉炎的局部血管，禁止静脉穿刺，使用多硫酸黏多糖乳膏等药物外敷，患处勿受压。鼓励患者多做肢体活动，促进血液循环。

3.口腔溃疡的护理

（1）漱口液的选择与含漱方法

一般情况下选用生理盐水、复方硼砂含漱液等交替漱口，若疑为厌氧菌感染可选用1%～3%过氧化氢液，真菌感染可用1%～4%的碳酸氢钠溶液制霉菌素溶液或1：2000的氯已定漱口。每次含时间为15～20分钟，每日至少3次，溃疡疼痛严重者可在漱口液内加入2%利多卡因止痛。

（2）促进溃疡愈合药物

碘甘10ml加蒙脱石散剂3g与地塞米松5mg调配成糊状，或选用溃疡贴膜、外用重组人表皮生长因子衍生物、锡类散等。三餐后及睡前用漱口液含漱后，将药涂于溃疡处。为保证药物疗效的正常发挥，涂药后2～3小时方可进食或饮水。

4.其他不良反应的护理

①柔红霉素、多柔比星、高三尖杉酯碱类药物可引起心肌损害及心脏传导阻滞，用药前后应观察患者心率、心律及血压；②长春新碱可引起末梢神经炎、手足麻木感，停药后可逐渐消失；③环磷酰胺可引起脱发及出血性膀胱炎导致血尿，有血尿必须停药；④门冬酰胺酶可引起过敏反应，用药前应皮试；⑤急

性早幼粒细胞白血病应用维 A 酸治疗可引起维 A 酸综合征等。

（六）心理护理

耐心倾听患者的诉说，鼓励患者表达内心的悲伤情感，给予同情、理解和安慰，帮助患者进行自我心理调节，如采用娱乐疗法、放松疗法、转移注意力等，使患者保持积极稳定的情绪状态。向患者及家属说明白血病虽然治疗周期长，但目前治疗方法多样，大部分症状可得到缓解，同时向患者介绍已缓解的病例或组织病友进行沟通与交流，帮助患者树立战胜疾病的信心。

（浙江省中医院　吴筱莲）

第二节　白血病的心理护理

一、概述

白血病作为一种特殊的肿瘤，患者不仅经历着身体上的痛苦，同时也遭受着心理折磨，甚至出现心理障碍，严重影响其生命质量。白血病相关心理障碍是指在疾病诊疗和康复过程中出现的悲观、恐惧、失眠等异常情绪或行为。护士通过各种方式和途径（包括主动运用心理学理论和技能），积极影响白血病患者的心理活动，帮助患者获得最适宜的身心状态。对白血病心理障碍患者进行及时评估和早期干预，能够促进患者的心理健康，使患者更好地参与治疗，改善预后，提高生命质量。

二、白血病心理评估

（1）白血病患者心理障碍类型评估：包括焦虑性障碍、抑郁性障碍和创伤后应激障碍。

（2）白血病患者心理障碍影响因素评估：包括对白血病恶化和复发的恐惧；对移植的热切期待；睡眠障碍等。

三、白血病心理护理

1.明确问题

采用适宜频次、面对面沟通的方式，使用尊重、真诚、共情、理解、接纳等核心倾听技术了解患者现存的心理障碍，从患者的角度理解其内心问题。接触患者时使用积极意义及语言，鼓励患者说出内心的真实感受，及时明确患者现存问题，帮助患者面对现实。

2.保证安全

在心理障碍干预过程中，保证安全是障碍干预的首要目标，把患者对自我和他人的生理、心理危险性降到最低。确保环境安全，定时对环境进行安全检查，如定期检查窗户、刀具、绳索等管理情况，限制窗户开启大小，妥善保管危险物品。尤其面对初诊或终末期存在自杀风险的患者，应保证患者一直处于医务人员及家属的视线内，便于及时观察、评估和紧急处理。与患者沟通过程中，避免使用刺激性的语言，保证患者情绪稳定。

3.制定计划

根据患者实际能力制定切实可行的计划，帮助患者矫正情绪失衡状态，恢复对身体的控制性及自主性。在制定计划过程中，既要帮助患者制定短期目标，以协助其走出当前障碍状态，还要拟定长期行动目标，培养患者积极应对心理障碍的能力。

4.获得承诺

医护人员需要得到患者会明确按照计划行事的知情同意与保证，确保患者会采取确定的、积极的行动。应联合家属协助患者制定计划，并让患者复述行动计划，从而得到患者诚实、直接和适当的承诺，以便医护人员及时调整心理障碍干预方案。

5.提出应对障碍的方式

医护人员应引导患者认识到，有许多变通的应对方式可供选择，如移情调志法、暗示疗法、五音疗法等，促进患者从多种途径思考和寻找变通的方式，积极探索可利用的替代方法，寻求可获得的环境支持，给予患者希望。

6.叙事疗法

叙事疗法能够缓解白血病患者焦虑、抑郁等心理障碍，帮助其树立战胜疾病的信心。白血病护理领域中，医护人员以倾听、回应的姿态进入患者的故事，深入了解其生活状态，启发患者对自身故事多角度思考，引导患者发现故事中自身潜在力量及反映积极自我认同的例外事件，帮助其实现生活、疾病故事意义重构，并发现关键照护要点，继而为患者及家属提供科学有效的护理措施和策略。叙事疗法包括5项核心技术，根据实际情况可循序使用，也可分次完成。

（1）外化：将问题与人分开。问题是问题，问题外化之后，人的内在本质会被重现与认可，转而有能力解决自己的问题。

（2）解构：找到影响患者状态的社会关系、文化支持、经济等因素，研究这些问题及患者生活中遇到的特殊事件，探索问题的来龙去脉。

（3）改写：根据患者的叙事内容，以新的愿景和积极事件建立的新故事来改写当前的消极故事主线，帮助患者重整自我，寻找价值感。

（4）外部见证人：尊重患者意愿，邀请其他相关的人一起经历一个事件或活动的过程，也可邀请患者家属旁观，见证患者叙事。

（5）治疗性文件：根据患者具体情况通过制作生命回忆录、家庭留影相册等治疗文件形式实施关怀。

7.认知行为疗法

认知行为疗法是由 A.T.Beck 在 20 世纪 60 年代发展出的一种有结构、短程、认知取向的心理治疗方法，主要针对抑郁症、焦虑症等心理疾病和不合理认知导致的心理问题。在白血病患者中，认知行为疗法常用于诱导化疗期间，此期患者通常确诊白血病不久，面对经济负担、并发症和死亡的威胁，其内心经历着复杂的变化。认知行为疗法的核心在于诱导与改变。

（1）ABC转换思维练习。用以应对自我负性情绪的调整，通过回答调整看待问题的角度，调整不良心理感受。该练习每周 1~2 次，每次 15 分钟，持续 4 周。同时指导患者书写感恩日记，强调关注身心愉悦的体验。

（2）音乐、冥想。在化疗时让患者收听舒缓音乐，每次至少 30 分钟。在患者一般状况稳定的情况下（无发热 38.0℃ 以上或临床评估患者躯体症状严重或是患者拒绝参加）跟随冥想指导语音每日进行冥想 15~30 分钟，运用冥想音乐或根据个人喜好设立冥想引导语，如对大自然的兴趣，对美的事物的追求等。

（3）运动。运动强度以运动后心率为基础心率的 1.5 倍为宜。运动方式包括散步、肌肉收缩练习、床上蹬车练习等。运动每次20分钟，每周至少5次。

（4）改善社会支持。包括家属的心理调适和心理学基本知识的介绍。入院当天开始，每次30分钟，7～10天干预1次。

8.联结家庭支持

针对心理障碍患者，要加强对其家属的教育，鼓励家属正确看待疾病，不能让患者觉得是家人的累赘，要给患者提供源源不断的支持、希望和信心，降低其自我感受负担，从而帮助患者恢复稳定的心理状态。

9.跟进与随访

心理障碍干预是一个持续的过程，医护人员应定期追踪、随访，及时了解患者后续心理治疗和康复情况，并根据不同的情况调整干预方案，使患者得到及时有效的延续服务。

10.评价

心理障碍干预技术有助于缓解白血病患者心理障碍程度，改善或消除其悲观、恐惧、抑郁、失眠等异常情绪或行为，促进自我效能感的养成，降低自我感受负担，从而改善患者生活质量。在心理障碍干预实施后，使用相应量表测量患者心理痛苦、负性情绪和死亡焦虑程度。同时可在干预前后使用肿瘤自我效能感量表（strategies used by people to promote health,

SUPPH）、自我感受负担量表（self-perceived burden scale，SPBS）评估患者的自我效能感及自我感受负担，以评价心理障碍干预效果。

11.注意事项

（1）个体化评估。在心理障碍干预之前，应对患者进行个体化的心理障碍评估，不能一味地恪守某种固定的模式，需要灵活地为不同患者实施不同的干预措施。

（2）动态化干预。在实施干预前，要根据实际情况不断调整干预方案，持续进行反思、总结和评价，强化患者积极的心理应对方式，并寻求可获得的环境支持，增强其对心理障碍的适应能力。

（3）干预者保持理性。在面对暂时失去理智控制的干预对象时，干预者应保持冷静理性，为干预对象恢复心理平衡创造一个稳定的氛围，保障干预对象安全。

（浙江省中医院　吴筱莲）

第三节　白血病的中药护理（外用药物）

一、概述

中医认为，胎毒内伏、正气虚弱、血瘀内阻是疾病发生的内伤基础；饮食不节、疾病侵袭、感受邪毒是疾病发生的外在条件。白血病临床上以发热、白细胞升高、贫血、出血为主要症状。这些症状多数属于中医所说虚劳，基本治法是补虚。四子散热熨、交泰丸贴敷等中医外治法均有扶正祛邪，补益正气的功能。此外，化疗期间患者往往会伴有恶心、呕吐、纳呆、体倦乏力等表现。大量临床实践证实，及时运用中医药护理操作可以有效减轻白血病患者的副反应、提高生活质量。

二、常见的外用中药护理

（一）青黛四黄散敷脾疗法

白血病患者长期使用化疗药物，久之中伤脾胃之本，毒瘀内生，表现出肝脾肿大或身体其他部位有肿块，治疗上宜活血祛瘀，软坚散结。青黛味咸、性寒，入肝经，含靛蓝、靛玉红、蛋白质、鞣酸及无机盐等成分。具有消肿散瘀、凉血解毒、祛腐生肌等药理作用，外用可以促进修复溃疡、糜烂的黏膜，改善充血、水肿。四黄水蜜以大黄为君，泻下攻积、清热泻火、止血解毒、活血化瘀；以黄芩、黄连等为臣，清热燥湿、泻火解毒、止血；以蜂蜜为使，缓急解毒，调和而成；可针对血肿、脓肿、癥瘕等所致瘀、热、肿、痛等症，二者合用可加强消肿解毒和散瘀消积的功效。

操作方法：取适量青黛散及四黄散以温水调匀成糊状（青黛：四黄比例为3：1），摊涂于透明玻璃纸上成圆饼状，厚度约为1cm，直径约为5～10cm（针对敷药部位面积调整），外涂适量蜂蜜，翻折透明塑料纸简单固定，外敷于脾区（一般外敷2～4小时）。观察局部皮肤有无红、肿、热、痛，询问患者有无不适，防止皮肤过敏瘙痒。

（二）姜夏脐疗

白血病患者舌质多为淡暗或淡嫩，舌苔多为白腻苔或白苔，属中医学的寒湿困脾、脾胃失和证型，治疗上以温化寒湿、健脾和胃为主。中药贴敷姜夏脐疗可散寒止呕、和胃消痞、散结开窍。现有研究证实：姜夏脐疗明显降低了迟发性呕吐的发生率，提高了化疗患者恶心的治疗有效率，减轻了化疗后恶心呕吐反应，降低医疗成本，提高护理效率。半夏始载于《神农本草经》，性温、味辛苦，有大毒。生姜捣汁与半夏同下，可解其毒。《别录》记载：半夏可消心腹胸膈痰热满结，咳嗽上气，心下急痛坚痞，时气呕逆；消痈肿，堕胎，疗痿黄，悦泽面目。生令人吐，熟令人下。神阙穴位于脐部，可联系全身经脉交通于五脏六腑、四肢百骸、五官九窍、皮肉筋膜等。中脘穴位于脐周，可和胃降逆、安神定志，适用胃肠功能紊乱、胃痛、胃炎、便秘腹泻、心慌失眠等症，是中医治疗脾胃疾病的重要人体穴位之一。

操作方法：法半夏粉10g，生姜汁5ml拌成泥状，将调配好的药泥置于穴位贴上，敷在神阙及脐旁四穴处。贴敷时间一般4～6小时，最少2小时，调药时注意掌握好药物的干湿度，以既不至于流淌，又不至于脱落为适宜。贴敷过程中，如出现水泡，瘙痒，烧灼感、疼痛等症状时，应停止治疗，去除药物并清洁皮肤，报告医生处理。

（三）康复新液含漱疗法

白血病患者常伴有免疫功能低下，同时，化疗药物对口腔黏膜上皮细胞有较强的杀伤作用，极易诱发口腔问题，常以牙龈增生、瘀血、出血为首发症状。口腔感染是白血病患者常见的并发症之一，它不仅影响患者口腔的正常生理功能，也可引起全身感染，影响治疗和预后。康复新液是运用现代科学技术，从美洲大蠊中提取有效药用成分精制而成的纯天然淡棕色液体制剂，性温、味甜、气味腥臭。主要成分是生物复合因子（WHF），具有促进血新生善创面微循环，消除炎性水肿，加速创面坏死组织脱落，促进新生肉芽组织生长，修复疮面的功效；另一有效成分"核糖核酸"具有增加人体免疫力的功能，对非特异性免疫功能的细胞起活化作用。现代研究证实康复新液通过抑制蛋白质及RNA的合成，达到抑菌抗感染的目的，具有刺激性小、渗透力强的特点。

操作方法：每餐后取10~20ml康复新液漱口；化疗中出现咽痛者，将康复新液冷藏后含漱，可有效缓解黏膜损伤产生的口咽部疼痛。

（四）四子散热熨

李东垣《内外伤辨惑论》云："脾胃气虚，不能升浮，为阴火伤其生发之气，荣血大亏，荣气不营，阴火炽盛，是血中伏火日渐煎熬，血气日减。"随着病程渐长，患者的脾胃日渐虚衰，气虚血亏，全身倦怠乏力，需益气养阴，扶正补虚，使脾胃运化有权，元气兴旺，清气升而营卫和。四子散由白芥子、苏子、莱菔子、吴茱萸组成。白芥子能通经散寒、消肿止痛；莱菔子长于利气、散风寒；苏子可下气定喘、温中开郁；吴茱萸，性辛、大热，有温中下气、除湿解郁、开腠理、逐风寒之功。四种药物合用，并热熨于胃脘部，直接作用于神阙穴、中脘穴、气海穴，能补中益气，解郁行滞，扶正补虚，促进脾胃运化。

操作方法：将四子散用布袋包裹，加热至50~70℃，年老、婴幼儿及感觉障碍者，药熨温度不宜超过50℃。患处涂凡士林，将药袋放到相应穴位处用力来回推熨，每次15~30分钟，每天1~2次。药袋温度过低时，及时更换药袋或加温，操作过程力度要均匀，观察局部皮肤的颜色情况，若出现水疱，立即停止操作，报告医师，及时处理。

（五）交泰丸贴敷涌泉

《素问·刺法论篇》言"正气存内，邪不可干"，《素问·评热病论篇》言"邪之所凑，其气必虚"。正虚是白血病发病的根本，也是邪气留伏骨髓的先决条件。白血病治疗以化疗为主，而化疗药物在抑制肿瘤同时亦会大伤人体正气，故在化疗期间需时刻关注正气盛衰，采取中医药行气解郁，活血补血，可辅助增强化疗之效。黄连、肉桂均为《神农本草经》之上品，是中医经典药对。黄连以根茎入药，味极苦、性寒，入心、肝、胃、大肠经，具有抗菌、抗病毒、抗炎、降糖、抗肿瘤、改善消化系统和心血管保护作用，可清热燥湿、泻火解毒；肉桂以干燥树皮入药，其味辛、性燥，入心、肾、肝、脾经，具有抗炎、抗菌、抗氧化、抗肿瘤、改善糖脂代谢、调节神经系统和保护心血管等药理活性，可补火助阳、温里散寒。两药一阴一阳，上清下温，扶正祛邪并举，调节脏腑气机，对心肾失交所致怔忡失眠疗效明显。二者合用体现了"寒热并用""升降并用""泻南补北""辛开苦降""反佐"等配伍思想。

操作方法：根据《韩氏医通》记载，将黄连∶肉桂以9∶1比例取药，并以适量姜汁调匀，压制成直径1.2cm，厚度0.3cm的药饼，每晚睡前用温水泡脚15～

20分钟后擦干，将药饼分别放于3cm×3cm大小的胶布上，贴敷于双侧涌泉穴，配合指揉按摩15分钟，第二天早晨取下。

（福建中医药大学大学第三人民医院　刘丽敏）

第四节　白血病的中医非药物护理

一、概述

中医认为，白血病主要是由于正气不足、毒邪病邪乘虚而入引起的。化疗后患者易出现恶心呕吐、腹泻、乏力、焦虑抑郁、失眠等症状。中医非药物疗法在护理白血病患者中应用广泛，效果显著，同时也获得了专业领域内的广泛认同。中医非药物疗法通过调节患者体内阴阳、气血与脏腑的功能，改善病体的免疫和修复能力，从而达到提高患者生活质量，延长生存时间的目的。

二、常见的中医非药物疗法护理

（一）艾灸

白血病患者气血亏虚，脾胃寒凉，化疗后不良反应较多，如恶心、呕吐、腹泻等。艾灸作为常用的中医外治法之一，集中医经络学理论的精髓，以艾叶作施灸材料，借助热力透入肌肤，刺激组织调和气血、疏通经络，达到温补脾肾、扶阳固脱、防治疾病的目的。神阙穴为下焦之枢纽，有益气固脱、健脾和胃之效。足三里穴为足阳明胃经之合穴，又为胃之下合穴，"合治内腑"，六腑病皆可用之，具有扶正培元、通经活络、补益气血之效。因此，常选取神阙穴、足三里穴。

操作方法：采取手指同身寸法进行定位，以局部感觉酸、麻、胀、痛为标准。护理人员向患者解释操作目的及配合要点，协助患者取舒适体位，充分暴露穴位所在部位，清洁皮肤；点燃艾条一端，对准穴位，距穴位约 2~3cm，以灸至局部稍有红晕为度，每个穴位每次灸 15~20min；实施操作过程中应密切观察患者皮肤情况及了解患者感受。注意要监测血常规，血小板值 $>30\times10^9$/L，自发性出血风险小时，可酌情应用艾灸疗法。若血小板值 $<30\times10^9$/L，自发性出血风险大，则不建议使用。

（二）穴位按摩

化疗是目前临床上治疗白血病的主要方法之一，恶心呕吐是化疗后最常见的胃肠道不良反应。中医学上恶心呕吐实属"呕吐"范畴，化疗药在抑制或杀死肿瘤细胞的同时，作为药毒又易损伤患者的脾胃功能，导致胃失和降、气逆于上而形成恶心呕吐。穴位按摩则是在经络理论的指导下，运用手法的局部按压，作用于经络、腧穴，对其产生良性刺激，从而激发经气，疏经通络，调整气血，提高对疾病的治疗效果。合谷穴为手阳明大肠经原穴，刺激此穴具有调理肠胃、宽中理气的作用，可促进患者肠蠕动恢复。内关穴属于手厥阴心包经，刺激此穴可疏通经络，对胃气上逆具有一定的治疗作用，同时还可宁心安神。足三里穴为足阳明胃经的主要穴位，刺激此穴能起到调理脾胃、补中益气的作用。

操作方法：常选取合谷穴、内关穴、足三里穴。运用手指同身寸法进行定位，以拇指指腹为压力源，采取点按法、点揉法交替进行，力度以患者有酸、麻、胀得气感为宜，力度由轻到重，再由重到轻，循序渐进，单个穴位一般按摩 3~5min，体质较虚弱者可以适当缩短按摩时间，整套按摩时间应控制在 30min 内。穴位按摩可在白血病患者化疗前、化疗中、化疗后进行，贯穿于整个化疗过程。

（三）耳穴贴压

白血病患者常伴有焦虑、抑郁情绪导致失眠，化疗作为白血病的主要治疗方案，在此过程中会产生诸多副作用，如：疲乏、食欲下降、睡眠不安等。古典医学著作《黄帝内经》中，耳朵被认为与人体的经络和脏器有着密切的关系。六阳经络直接进入耳朵或分布在耳朵周围，而六根阴经通过对应的阳经间接连接到耳朵。耳部与五脏（心、肝、脾、肺、肾）和六腑（胆囊、小肠、胃、大肠、膀胱、三焦）密切相连。通过按压耳穴，可以激活经络，平衡阴阳，调理气血，安神助眠，在一定程度上缓解白血病患者的不适症状，因此耳穴贴压是护理白血病患者的有效干预措施。

操作方法：常选取心、肝、神门、皮质下、内分泌等穴位。用75%酒精自下而上、由内到外、从前到后消毒耳部皮肤，选用质硬而光滑的王不留行籽或莱菔子等丸状物粘附在 0.7cm×0.7cm 大小的胶布中央，用止血钳或镊子夹住贴于选好的穴位上，并给予适当按压，使患者有热、麻、胀、痛的感觉，即"得气"。在耳穴贴压期间，每日自行按压 3~5 次，每次每穴 1~2min，睡前 30min 暂停按压。

（四）中医五行音乐疗法

白血病是一种难以治愈且病情较长的疾病，严重影响了患者的正常生活，并且患者一般都伴有不同程度的焦虑、紧张、恐惧等情绪，不利于疾病的治疗。此时利用五音疗法，使音乐声波与所归经络产生共振，而后通过经络循行，能影响脏腑气血进而调节情志。中医五行音乐疗法是以五行理论为基础，将五音、五志、五脏相结合的疗法。五音（角、徵、宫、商、羽）是根据中医五行（木、火、土、金、水）关系的理论创编、制作的。《黄帝内经》中记载"角为木音通于肝，徵为火音通于心，宫为土音通于脾，商为金音通于肺，羽为水音通于肾"。它能影响机体的气机运化，平秘阴阳，调理气血，保持体内气机动态平衡，维护人体健康。角调属木入肝胆，可调畅气机疏肝解郁，代表曲目：《草木青青》。徵调属水入心小肠，可养心安神定志，代表曲目：《百鸟朝凤》。宫调属土入脾胃，可养胃健脾，代表曲目：《秋湖月夜》等。商调属金入肺大肠，可调肺宣发肃降，代表曲目：《黄河大合唱》。羽调属火入肾膀胱，可补益肾阳，代表曲目：《塞上曲》。

操作方法：采用感受式音乐法，选择一个安静，稍暗，温度适宜的房间。患者取卧位，在治疗师音乐讲解下，全身处于放松状态，聆听五行音乐。每天上午、下午各一次，每次 30min，音乐的音量控制在 20~40db，7 天为一个疗程。

（五）八段锦运动疗法

白血病患者恢复周期长，并发症多，功能恢复不佳。研究证明，运动疗法对白血病患者恢复具有积极意义，不仅能改善白血病患者的躯体功能，同时对疲劳和生活质量也有一定疗效。八段锦是我国传统运动疗法之一，通过肢体运动和调理气息，加速血液循环、促进气血运输，达到抒发心火、改善患者内分泌、疏导消极情绪的作用。另外，八段锦运动疗法可以舒筋活络，排除体内郁气，调节气血，从而缓解白血病患者身心疲劳状态，改善身体状况，提高患者生活质量。

操作方法：住院期间组织白血病患者观看八段锦视频，视频内容包含八段锦全部动作、动作分解、动作要点及训练注意事项等，由护士进行动作教学，分解各个动作并详细教导。出院后患者可跟随八段锦视频进行同步锻炼。操作步骤：两手托天理三焦，左右开弓似射雕；调理脾胃需单举，五劳七伤往后瞧；摇头摆尾去心火，两手攀足固肾腰；攒拳怒目增气力，背后七癫百病消。初期主要根据患者的自身体力、呼吸情况等量力而行，以身体不觉疲劳为标准，若患者出现呼吸困难、胸闷头痛等症状时应立即停止，再根据患者身体恢复情况调整运动量，每日锻炼一次，时间为30min。

（北京中医药大学东直门医院通州院区　韩丽珍）

—— 第十九章 ——

白血病的中医调摄

第一节 白血病的情志调摄

一、概述

情志，即中医所称的"七情"（喜、怒、忧、思、悲、恐、惊）及"五志"（喜、怒、忧、思、恐），是指机体对外界环境刺激的不同情绪反应。无论是传统中医还是现代医学都认识到情绪可以影响到疾病的发生、发展及转归，并且十分重视其在疾病治疗中的作用。白血病的诊断给患者带来巨大的心理压力，无助、绝望、焦虑、恐惧和抑郁等情绪响应普遍存在于患者中。白血病的周期性治疗、有副作用的治疗方案等给患者带来长期的心理负担。患者的情志状态在白血病的治疗过程中具有不可忽视的作用，良好的情绪状态有助于提高患者对治疗的响应和依从性，甚至影响预后。

二、情绪的生理基础与疾病影响

中医经典明确表明情志的变化可影响到人体脏腑功能。《素问·举痛论》有言："怒则气上，喜则气缓，悲则气消，恐则气下，惊则气乱，思则气结。"说的是情志变化可以导致气血紊乱。陈无择在《三因极》云"七情，人之常性，动之则先自脏腑郁发，外形于肢体"，情绪波动过度首先伤脏腑，也会表现到形体上的病变，又云"惟七情交错，爱恶相胜为病"，强调七情的复杂互动也可导致健康问题。此外，张景岳在《类经》中指出"喜出于心，过则伤心；怒出于肝，过则伤肝；脾志为思，过则伤脾"，进一步详述了各种极端情绪均能引起相应脏腑功能的损害。

中医学描述的最佳健康状态是"形与神俱"，现代医学同样认为生理和心理二者彼此依存，互相影响。目前的研究表明，心理负担与免疫和炎症过程有关，这些过程有助于癌细胞的增殖和存活。故通过情志调节可增强患者的免疫功能，有助于改善病况。此外，不良心理状态还可以削弱患者的治疗依从性，提升治疗中断的可能性，从而对治愈结果产生不利影响。

三、情志调摄策略

（一）认知行为疗法

组建包括血液科医生、护士、心理医生等的多学科团队，为患者加强科普教育，提高患者对白血病及其治疗的知识，强调患者自我管理对改善心理状态的作用。通过改变患者对疾病和治疗的认知，以调节其情绪反应，降低焦虑和抑郁水平，以增强患者的自我恢复信念，减轻他们的心理重担。

（二）心理咨询和支持

建议患者定期至心理门诊做心理咨询服务，由心理医师进行细致入微的心理辅导，激励患者积极迎战逆境，引导患者合理释放内心的压抑情绪，并提供坚定的情感支撑。帮助患者正确认识自己的思想及行为，教会患者争取家庭、病友及社会的支持，主动为患者解除心中疑虑及烦恼，并从文化、精神及情感上给予患者足够的支持，提高患者康复信心，有助于患者建立积极的应对方式。

（三）压力管理和放松训练

系统性的压力管理和放松训练对改善患者的情志状态至关重要。通过系统的放松训练，包括深度呼吸练习、冥想、正念等方式，可以辅助患者缓解紧张感，降低压力水平，从而有助于改善情绪状态。

（四）中医疗法

1.五音疗法

宫（春江花月夜、月光奏鸣曲等）、商（悲怆、第三交响曲等）、角（蓝色多瑙河、江南好等）、徵（卡门序曲、步步高等）、羽（二泉映月、梁祝等）分别与人的五脏脾、肺、肝、心、肾相对应。基于此，我们根据患者辨证论治所得的脏腑偏胜情况，安排每日30分钟的音乐放松时间。在这段时间里，患者可以在床上平静地躺下，轻轻闭上眼睛，沉浸在旋律中，逐渐释放紧绷的情绪。通过对白血病患者实施音乐疗法，可以有效缓解他们的神经紧张，并减轻焦虑情绪。

2.安神静志

通过30分钟左右的站桩、静坐和静卧等静功来达到精神集中的状态。还可教导患者学习八段锦、太极拳等健身气功，可以鼓励年轻患者练习瑜伽，使其让全身放松。动静结合调神有助于患者稳定及控制情绪，增强患者意志力，促进气血循环，改善阴阳失调，消除郁结。

3.穴位按摩与足浴

在患者入院后，中医师指导患者本人或家属针对太冲、合谷、百会、十宣、三阴交、涌泉、四关等关键穴位进行按摩，每个穴位按摩5分钟，每天早晚各进行一次。此外，也可配合中药足浴。足浴药液可以通过皮肤渗透到人体内，然后随血液循环而输布到周身脏腑，从而起到疏通气血的作用。

4.环境调养

鼓励家属为患者创建一个安静、清洁、舒适的休养环境，去除可能引发焦虑和抑郁的不利因素。同时，鼓励患者每天适当进行户外活动，帮助缓解他们的焦虑和抑郁情绪，促进健康恢复。

5.顺情从欲

鼓励家属在可能的情况下尽力满足患者的合理情感需求，医护尊重合理的治疗意愿，让患者在感情上获得支持与满足感。如果患者有宗教信仰，也应予充分尊重，使其获得内在平静。

6.移情易性

帮助患者分散对疾病的专注，可以鼓励患者做一些感兴趣的事情，如观影、下棋、养宠物等；或通过组织病友会，增强与其他患者的交流，以分享他人成功的治疗经验来强化他们的康复信心，并以他人积极的情绪感染以消除患者内心的忧虑和恐惧情绪。

四、小结

白血病的进展与患者心理状态密切相关，负面情志甚至能加重疾病的进程。接受情志调摄的白血病患者在乐观态度、应对策略、支持寻求和情感释放等积极因素上的评分可获得提升。所以白血病的情志调摄应是贯穿于整个治疗过程中不可或缺的组成部分，医护应重视患者心理建设，有利于提高患者生活质量，值得临床进一步推广。需要指出的是，目前尚缺乏针对白血病患者社会心理挑战的大样本干预性研究，需要更多的前瞻性研究来解决这一重要问题。

（清华大学附属北京长庚医院　刘承）

第二节　白血病的生活调摄

一、起居有常，顺应四时

《素问·上古天真论》云："起居有常，不妄劳作，故能形与神俱"。对白血病患者而言，应当合理安排起居作息，养成起居有定时、生活有规律、劳逸结合的习惯。培养良好的睡眠习惯，避免熬夜；顺应四时变化，避外邪，尽量少去公共场所活动，必要时与保护性隔离措施；餐饮有节，遵循定时定量或少量多餐的基本原则，合理进行营养搭配，以高蛋白、丰富维生素、易消化的食物为主；适当安排日常生活与工作。此外，要保证居处环境安静、干净整洁、采光良好、空气流通。

二、适度运动

对于白血病患者而言，不适合进行大量活动，但并非所有运动都是禁止的。患者可以根据自己体能情况选择一些动作轻柔、舒缓的运动，如八段锦、太极拳、易筋经等传统功法，以适度、温和、循序渐进为原则，微微出汗为宜。

三、生活情志调摄

对疾病担忧及身体不适使得绝大多数患者出现焦虑、抑郁、恐惧、紧张等负面情绪。情绪太极不仅会降低患者生活质量，同时对疾病的发展转归也有一定影响。《素问·上古天真论》曰："恬淡虚无，真气从之，精神内守，病安从来"。保持心神宁静对机体功能维持具有重要作用。一方面，患者应当保持正常的社会交往，与家人、朋友沟通交流，减轻心理压力、舒缓负面情绪。一方面，可通过科学的防护措施，通过音乐、舞蹈等方式调节情志，特别时按照五音与五脏、五志相配合的曲目。

四、中医外治法

"正气存内，邪不可干"，白血病患者可以通过一些具有中医特色的外治法提升机体正气，调和机体阴阳，促进机能恢复，减少或降低感染的风险。可通过灸法灸神阙、关元、气海、足三里等穴位提升患者正气；通过穴位贴敷、耳穴压豆等改善胸闷、气喘、咳嗽、腹胀、纳差等症状；通过艾叶、生姜等沐足改善患者畏寒怕冷、失眠等症状。

（广东省中医院　吴远彬）

第三节　白血病的饮食调摄

中医饮食调摄在白血病治疗中占有重要地位。目前，中医饮食调摄主要基于药食同源的理论，中医药食同源的理论认为，许多食物既可用来饱腹，又可用来治疗疾病。这是因为食物和药物一样，同样具有防治疾病的功效。许多中医食疗方案被用于改善患者的营养状况、减轻化疗不良反应，以及提高患者的生存质量。

一、药食同源在白血病中的应用

中医学中的药食同源是指药物和食物是同时起源的，并且食物也有"四性"、"五味"等特性。这些特性与中药的特性相似，可以用于调理人体的生理功能，达到防治疾病的目的。在中药中，有一些药物既可以当作药物使用，也可以作为食物食用，这些被称为药食两用。这些物品具有较好的营养价值和药用价值，在日常生活中可以适量食用，对于增强身体健康和防治疾病都有很好的效果。

在白血病的治疗中，药食同源的食物被广泛用于辅助治疗，并取得了一定的疗效。以下推荐在白血病中"药食同源"的几个药物：

（一）山药

山药具有益气养阴、补脾肺肾的功效，可改善白血病患者脾虚食少、倦怠乏力、便溏泄泻等症状。现代药理研究表明，山药具有抗肿瘤、调节免疫功能等作用，能够缓解白血病化疗后的不良反应。

（二）枸杞

枸杞子具有滋补肝肾、益精明目的功效，可用于白血病肝肾阴虚证患者的辅助治疗。枸杞子含有多种活性成分，如多糖、黄酮类化合物等，具有抗氧化、抗炎等作用，对白血病细胞的增殖有抑制作用。

（三）桑葚

桑葚具有滋阴补血、生津润燥的功效，对于白血病阴虚内热证的患者有较好的辅助治疗效果。桑葚含有多种营养成分，如黄酮类化合物、花青素等，具有抗氧化、抗肿瘤等作用。

此外，还有甲鱼、牡蛎、核桃、黑芝麻等食物也属于药食同源的食物，它们含有丰富的营养成分，对白血病的治疗和康复具有一定的辅助作用。

在应用药食同源的食物时，应根据患者的具体病情和体质情况，合理搭配食材和药膳，避免过度依赖或滥用药物。同时，白血病患者应在正规医院接受规范治疗，避免自行诊断和治疗。

二、白血病的中医证候分型与饮食原则

白血病的中医证候分型有多种，主要包括气阴两虚型、热毒炽盛型、痰瘀阻结型等。针对不同的证候类型，饮食原则也有所不同。

（一）气阴两虚型

这种证候的白血病患者，会出现神疲乏力、低热、五心烦热、自汗盗汗、衄血或紫斑等症状。舌嫩红，苔薄白，脉细数无力。对于这种证候的患者，饮食原则是益气养阴，泻火解毒。推荐的食物包括：益气养阴的食物有：大枣、赤小豆、龙眼肉、花生、芦笋、香菇、黑芝麻、蜂乳、菠菜、猪肝、鸭肉等。推荐的药膳有：黄芪250g、薏苡仁50g、豆沙适量、糯米250g，先煮薏苡仁，熟后与豆沙拌和，用黄芪煮水，以黄芪水煮糯米成饭，将薏苡仁豆沙纳入糯米饭中，食时可再蒸熟，有补益气血的功效。

（二）热毒炽盛型

这种证候的白血病患者，会出现起病急、壮热口渴、骨节疼痛、肌肤灼热、周身出现瘀点等症状。舌

嫩红，苔薄白，脉滑数。饮食原则是清热解毒，凉血泻火。推荐的食物包括：清热解毒的食物有：绿豆、马蹄、菱角、鸭梨、鲜藕、莲子、冬瓜、西瓜等。

（三）痰瘀阻结型

这种证候的白血病患者，会出现身微热、面色不华、神疲乏力、颌下、颈部、腋窝痰核等症状。舌淡紫，苔薄白，脉弦滑或弦数。饮食原则是清热行瘀，消痰散结。推荐的食物包括：清热行瘀的食物有：竹叶、芦根、马蹄等。

三、白血病治疗期间的中医饮食调摄

白血病化疗期间，患者的身体状况较为虚弱，食欲不振，恶心呕吐等症状较为常见。中医饮食调摄对于改善患者的营养状况、减轻化疗不良反应具有重要作用。

（一）白血病化疗期间患者应遵循高蛋白、高维生素、低脂肪的饮食原则

高蛋白食物能够提供足够的能量，促进身体的修复和免疫力的提高；高维生素食物能够增强机体免疫力，抵抗感染；低脂肪食物则有助于减轻脾胃负担，保持消化功能正常。

（二）针对化疗期间患者常见的消化系统不良反应

如恶心呕吐、腹泻等，中医饮食调摄也有相应的

原则。患者应避免食用过于油腻、辛辣、刺激性的食物，以免加重脾胃负担；多食用清淡、易消化的食物，如稀粥、蒸蛋等。此外，竹笋、芦笋、甘蔗汁、秋梨、苡米、山药等食物具有和胃止呕、健脾止泻的作用，适合患者食用。

（三）根据中医证候分型进行饮食调摄也是必要的

例如，气阴两虚型患者应食用益气养阴的食物，如红枣、蜂蜜等；热毒炽盛型患者应食用清热解毒的食物，如绿豆、菊花等。痰瘀阻结型患者应食用活血化瘀的食物，如山楂、桃仁等。同时，应避免食用过于滋腻的食物，以免助湿生痰。

（四）患者在化疗期间应注意水分的摄入

保持足够的水分摄入有助于维持正常的生理功能，减轻化疗不良反应。建议患者在饮食中适当增加汤水类食物的摄入。

综上所述，白血病化疗期间的中医饮食调摄应以高蛋白、高维生素、低脂肪为原则，并根据患者的具体情况进行证候分型饮食调摄。同时，注意保持消化系统健康，避免食用过于油腻、辛辣的食物。通过合理的饮食调摄，有助于改善患者的营养状况，减轻化疗不良反应，促进身体的康复。化疗期间的饮食调理：减轻化疗副作用，提高患者耐受性。

四、白血病放疗期间的饮食调理

白血病放疗期间，患者的身体状况较为虚弱，容易出现胃肠道不适、骨髓抑制等不良反应。因此，白血病放疗期间的饮食调理应以清淡、易消化、营养丰富为原则，并适当补充蛋白质、维生素和矿物质等营养素。

（1）白血病放疗期间患者应多食用清淡、易消化的食物，如米粥、面条、鸡蛋羹等。这些食物不会给胃肠道造成太大的负担，有助于保持消化系统的健康。

（2）患者应多食用富含蛋白质的食物，如瘦肉、鱼类、豆类等。蛋白质是身体修复和免疫系统正常运作所必需的营养素，对于放疗期间身体虚弱的白血病患者尤为重要。

（3）患者还应多食用富含维生素的食物，如新鲜蔬菜、水果等。维生素能够增强机体免疫力，抵抗感染，对于放疗期间的预防感染具有积极作用。同时，矿物质和微量元素也是身体正常运作所必需的营养素，患者可通过食用富含矿物质和微量元素的食物来补充。

（4）根据中医理论，白血病放疗期间患者可能会出现阴虚火旺的情况，因此应避免食用过于温燥的食物，如姜、蒜、辣椒等。同时，应避免食用生冷、油腻的食物，以免影响消化功能。

综上所述，白血病放疗期间的饮食调理应以清淡、易消化、营养丰富为原则，适当补充蛋白质、维生素和矿物质等营养素。同时，根据患者的具体情况进行中医证候分型饮食调摄，有助于改善患者的营养状况，减轻放疗不良反应，促进身体的康复。

骨髓移植期间的饮食调理：促进恢复，预防感染。

五、白血病常见症状的中医饮食调摄

针对白血病患者在治疗期间常见的症状，中医饮食调摄也有相应的原则和方法。以下是针对贫血、发热、感染和出血等常见症状的中医饮食调摄：

（一）贫血

贫血是白血病患者在治疗期间常见的症状之一。中医认为，贫血多与气血不足有关。因此，饮食调摄应以补气养血为原则，多食用富含铁元素和维生素 C 的食物，如猪肝、瘦肉、红枣、桂圆等。同时，应避免食用生冷、油腻、辛辣的食物，以免影响消化功能和加重病情。

（二）发热

白血病患者在治疗期间可能会出现发热的症状。

中医认为，发热多与外感邪热有关。饮食调摄应以清热解毒为原则，多食用具有清热解毒的食物，如绿豆、菊花、金银花等。同时，应避免食用过于温燥的食物，以免加重病情。

（三）感染

感染是白血病患者在治疗期间常见的并发症之一。中医认为，感染多与正气虚弱、外邪入侵有关。饮食调摄应以增强机体免疫力、清热解毒为原则，多食用富含蛋白质、维生素和矿物质的食物，如瘦肉、鱼类、新鲜蔬菜等。同时，应避免食用过于滋腻、辛辣的食物，以免助热生痰，加重病情。

（四）出血

出血是白血病患者在治疗期间常见的症状之一。中医认为，出血多与血热妄行有关。饮食调摄应以清热凉血为原则，多食用具有凉血止血作用的食物，如藕节、柿子、黄花菜等。同时，应避免食用过于温燥、辛辣刺激的食物，以免加重病情。

综上所述，针对白血病患者在治疗期间常见的症状，中医饮食调摄的原则和方法也有所不同。患者应遵循相应的原则，选择适当的食材，注重食物的搭配和摄入量，以促进身体的康复。同时，遵循中医证候分型进行饮食调摄，能够更好地改善病情，提高治愈率。

六、日常生活中的中医饮食建议

对于白血病患者来说，日常生活中的中医饮食建议主要包括以下几个方面。

（一）根据中医证候分型选择食物

不同证候类型的白血病患者应选择不同的食物。例如，气阴两虚型患者应食用益气养阴的食物，如红枣、蜂蜜等；热毒炽盛型患者应食用清热解毒的食物，如绿豆、菊花等。

（二）保证营养丰富、均衡

白血病患者需要消耗大量的能量和营养物质，因此，日常饮食应保证营养丰富、均衡。患者应多食用高蛋白、低脂肪的食物，如鱼类、瘦肉、豆类等，同时搭配富含维生素和矿物质的食物，如新鲜蔬菜、水果等。

（三）注意食物的消化吸收

白血病患者的消化系统可能较为脆弱，因此，日常饮食应选择易于消化吸收的食物。同时，避免食用过于油腻、辛辣的食物，以免加重脾胃负担。

（四）保持水分充足

白血病患者在治疗期间容易感到口渴，因此，应保持水分充足。建议患者在日常饮食中适当增加汤水类食物的摄入，如骨头汤、鱼汤等。

（五）避免食用不健康食品

白血病患者应避免食用过于生冷、油腻、辛辣的食物，以及烤焦、烤煳等高温烹调方式的食物，以免影响消化功能和加重病情。

（六）遵循"五味调和、饮食有节"的原则

中医认为，五味调和、饮食有节是保持身体健康的重要原则。白血病患者应避免偏食或暴饮暴食，尽量做到多样化、适量化的饮食。

综上所述，白血病患者在日常生活中应遵循中医证候分型选择食物、保证营养丰富和均衡、注意食物的消化吸收、保持水分充足等原则。同时，遵循"五味调和、饮食有节"的原则也是保持身体健康的重要方面。通过合理的饮食调摄，有助于改善患者的营养状况，提高免疫力，促进身体的康复。

七、食疗方与保健品的选择

以下是几个经典的白血病中医食疗方。

（一）天冬粳米粥

配料包括天冬、粳米和瘦肉。首先将天冬和瘦肉洗净切块，然后加水煎煮，去渣后加入粳米熬粥。适合阴虚有热的患者。

（二）百合干地黄粥

材料包括百合、干地黄、粳米和蜂蜜。首先将百

合和干地黄洗净后用水泡一会儿，然后加水煎煮30分钟，去渣留下汁液，加入泡好的粳米熬粥，最后加入蜂蜜食用。这款粥有清热、滋阴、凉血的功效，适用于白血病属于阴虚血热者。

（三）蟾蜍煮鸡蛋

材料为鸡蛋和蟾蜍。将鸡蛋带壳洗净，蟾蜍处理干净后将鸡蛋塞进去，然后加水煮沸30分钟。该食疗方具有软坚散结的功效，对于白血病并发淋巴结肿大的患者有一定疗效。

（四）水牛角牡蛎汤

主要材料包括牡蛎、水牛角和阿胶。将牡蛎先煎，然后与其他药材一起加水煎煮。此汤适用于白血病属热毒炽盛者。

（五）六神大枣汤

材料包括六神丸、红枣、黑豆、赤小豆、红糖。将黑豆、赤小豆、红枣一起放进锅里面加水煮汤，煮好后放入红糖调理，用汤送服六神丸。

随着现代医学对中医食疗研究的深入，以及对食物中活性成分的提取和分离技术的进步，中医饮食调摄有望在白血病治疗中发挥更大的作用。例如，开发针对不同证候分型的食疗方案，深入研究食物与药物之间的相互作用，以及探索食疗对患者免疫系统的影响等。

此外，结合现代营养学的研究成果，中医食疗的未来发展可能会更加科学化、个性化。例如，通过基因检测、代谢组学等手段，更好地了解患者的营养需求和代谢特点，从而制定个性化的食疗方案。

（中山大学肿瘤医院　范腾）

（北京市海淀区安宁科　马俊丽）

第四节　白血病的体能调摄

白血病患者由于疾病对机体的损伤消耗，以及在接受放化疗、靶向及免疫治疗等高强度过程中或治疗后普遍会出现身体机能下降，体质虚弱的表现，对疾病的治疗、康复带来不利的影响，临床常采用药物干预，或静养或锻炼的方式进行干预。白血病患者体能下降带来的疲劳、乏力、气短、活动力降低等表现均属于中医气虚、正虚的范畴，以益气扶正类中药配合艾灸足三里、关元等补气要穴有利于患者正气恢复，从而达到改善体能状态的目的。此外，中医传统运动养生认为"动静有道养天年"，中医养生康复专著《寿世传真》中强调"修养宜行外功"，提倡"重意不重力"，重视身心同调、顺应自然，因此针对白血病患者体能恢复的过程不可一味地采取静养，可配合对体能要求较低、运动量相对适中的有氧运动。以太极拳、八段锦、五禽戏、六字诀等为代表的中医传统运动疗法将修"形"、调"气"、安"神"相结合，在白血病患者体能恢复、增强免疫功能、辅助常规治疗等方面可发挥重要作用。

一、中药内服

中医学认为"正气存内，邪不可干"，白血病的中医发病机制总有正气之虚，尤其疾病中晚期及化疗后，正气大虚，患者出现体力下降、乏力加重等表现，更属于气虚的表现，而中药可扶助恢复患者之正气，改善患者体能状态，提高患者生活质量，提高常规治疗的耐受。髓系白血病中西医结合诊疗共识的临床证候分型中，同样将伴有乏力、神疲、体能下降的白血病患者归属于正虚型和气虚型，因此治疗多以益气扶正为基本原则。孙伟正教授擅用益气扶正法辨治急性淋巴细胞白血病可改善患者乏力、气短、倦怠的表现，经治疗，患者一般状态、体力情况及活动量均较前明显改善。李达教授同样提倡扶正补虚以"固本"治疗白血病，对患者倦怠乏力有明显改善作用。有研究运用扶正解毒汤治疗急性髓系白血病患者，研究发现西药联合扶正解毒汤组患者气短、头晕、神疲乏力、懒言等气血亏虚证候较单纯西药治疗组显著改善。综上，益气扶正类中药复方可在白血病患者体能恢复、改善疲劳乏力症状方面发挥重要作用。

二、艾灸疗法

艾灸属于中医外治法的一种，具有扶阳固托、温经散寒等作用，可培补人体正气，防病保健，具有补虚之效。白血病患者使用艾灸治疗，可以缓解机体虚损状态，有助于温养体内阳气，培补人体正气，调节机体免疫功能，促进体能恢复。中医认为白血病患者体能下降以气虚为基本病机，艾灸可选择神阙、关元、气海、足三里等具有补气作用的穴位进行治疗。神阙为任脉之要穴，具有补阳益气、温肾健脾的作用。关元为任脉与足三阴经的交会穴，联系命门真阳，为阴中之阳穴，具有补肾壮阳、温通经络、理气和血、补虚益损，培补一身之元气等作用。气海穴为元气之海，为任脉经穴，同样具有补气、调气之效。足三里是足阳明胃经腧穴，具有很强的补气作用，为全身的强壮要穴。除补气之外，白血病患者进行穴位艾灸治疗还可发挥温通经脉、补益脾胃之效，通过改善睡眠、调和脏腑功能，使身体得到充分休息，从而达到恢复体能状态的目的。

三、中医传统运动疗法

中医传统运动疗法以形体动作为辅助，配合意识的引导，意与气合，以意引气，通过修"形"、调

"气"、安"神"三者有机结合，进而达到更高层次的身心调节与体能调摄，在白血病患者体能恢复、增强免疫功能、促进身心健康、提高生存质量等方面可发挥重要作用。其中，具有代表性的太极拳、八段锦、五禽戏、六字诀等，均结合了经过特别设计的肢体运动和呼吸控制，对精神、呼吸、机体、运动都有良好的养生效果，对白血病的体能调摄具有良好作用，在临床中值得被进一步重视和推广。

（一）太极拳

太极拳以中国传统哲学及中医理论中的阴阳概念为基础，具有修身养心、强身健体、调畅气血等功能，是一种集颐养性情、强身健体、技击对抗等多种功能为一体的运动，具有刚柔并济、动静结合的特点。传统太极拳门派众多，有杨式、陈式、武式等。目前，在健身保健方面应用最广泛的是国家体育总局1956年由杨式太极拳精简而来的24式简化太极拳。太极拳锻炼时需首先做到全身心放松，可减弱、转移并战胜内伤七情的刺激，同时有利于经络畅通；其次，太极拳轻盈柔和，可温煦全身，能增加经络运转的速度与强度，有利于脉气运行于周身上下，内通于无端的经络系统，促使经络运行顺畅，从而达到血充盛于全身，滋脏腑、营阴阳、恢复和维持身体机能、增强抵御病邪与自我修复能力的目的；再次，太极拳锻炼时，腰部转动与肢体屈伸形成缠绕运动，可使身体300余穴位受到不同程度的拧挤、牵拉、压摩，这种自我按摩的方法，可以发挥与针刺相似的功能，激发经气、疏通经络，增强脏腑间的联系，使其处于和谐有序的状态，从而在心理层面减轻焦虑情绪，在生理层面上增强体能。此外，有研究表明，太极拳可显著改善肿瘤患者癌因性疲乏程度，提高患者体能。白血病患者经过放化疗、靶向或免疫治疗后体能下降，而太极拳作为传统功法，轻盈柔和，运动量适中，可激发患者正气，增强患者体能。

（二）八段锦

八段锦起源于北宋，属于传统健身功法，由动作古朴高雅的八节体势组成，故名"八段"，古人以"金"与"锦"同音，寓意"功用之重，价值如金"，因此得名八段锦。八段锦将"调身"、"调息"、"调心"有机结合，是一套完整的养生功法。现代医学认为八段锦属于轻度的有氧运动，锻炼时对于练功者姿势、呼吸、意念均有一定要求，要求练功者体势要稳，虚实要分明，动作不能僵，不停顿；肌肉不能紧张，练习时力度要恰到好处，意念要静，放松贯穿于整个过程；将精神上的修养与形体上的锻炼相融合，推动真气在体内运转，从而达到强身健体之效。有研究表明，八段锦能在一定程度上辅助减轻肿瘤化疗所致疲乏的程度，改善临床治疗效果，提高生活质量。白血病患者进行八段锦锻炼，不仅可以调理气血及脏腑阴阳功能，还能调理心身，以心身并练和内外兼顾相结合，通过有节律的呼吸与坚持运动改善体能。

（三）五禽戏

五禽戏是东汉著名医家华佗在《庄子》"二禽戏——熊经鸟伸"的基础上，模仿虎、鹿、熊、猿、鸟五种动物的野外活动习惯，结合"户枢不蠹，流水不腐"思想理念发展创编而成的一种传统功法。《后汉书·方术列传·华佗传》中记载："吾有一术，名五禽之戏：一曰虎，二曰鹿，三曰熊，四曰猿，五曰鸟……普施行之，年九十余，耳目聪明，齿牙完坚。"目前应用最广泛的是陶弘景《养性延命录》中记载的五禽戏版本，分为虎、鹿、熊、猿、鸟五戏，每戏两个动作，力求蕴含"五禽"之神韵。五禽戏模仿虎之威猛、鹿之安舒、熊之沉稳、猿之灵巧、鸟之轻捷，蕴含五禽神韵，它惟妙惟肖的形体动作配合规律的呼吸气息，以气导形，起到了培补元气、平衡阴阳、疏通经络、调和气血脏腑、延年益寿等作用。白血病患者进行五禽戏锻炼不仅能锻炼肢体，同时可调节内气运行，通过意念导引来调整身心，内外结合增强体质，以达到恢复机体功能、提高生活治疗的目的。

（四）六字诀

六字诀是中医传统气功功法之一，历史悠久，最早记载于陶弘景的《养性延命录·服气疗病篇》中。六字诀主要是以发音和口型为手段调节和控制身体内部气息升降出入，通过呼气时配合"嘘、呵、呼、呬、吹、嘻"六字的不同发音，唇齿的不同用力以调动脏腑中经络气血的运行，达到抵抗疾病的能力。六字诀中的六字分别对应人体的五脏和三焦，呵主心、嘘主肝、呼主脾、呬主肺、吹主肾、嘻主三焦。2003年国家体育总局对传统六字诀进行了修订，对其练习顺序、读音与口型、发音、吐纳法、导引动作及呼吸方法进行了统一，将行气与导引有机结合，训练方法更加简便易行。六字诀除了可有效改善呼吸功能外，还可调节体内气机升降，而白血病患者在多种治疗后出现的乏力、短气、体能下降等症状，一则由正气不足所致，二则由体内气机升降失常所致，六字诀训练操作简便，安全可控，既可宣导气机，又可达到调节气血阴阳、补气扶正的目的，符合白血病患者强身治病、改善体能的需要。

白血病的治疗需要进行放化疗、免疫、靶向治疗等强有力的治疗手段控制病情，但这些治疗也为患者带来了一系列的不良反应，同时患者免疫力降低，体能下降，乏力感明显，对患者的生活质量造成了负面影响。中医针对其气虚的主要病机，以益气扶正类中药内服，配合艾灸足三里、关元等补气要穴外治，辅以太极拳、八段锦、五禽戏、六字诀等为代表性的中医传统运动疗法，对白血病患者的体能调摄具有良好作用，同时有利于改善患者社会心理适应能力，使之更好地回归社会，在临床中值得被进一步重视和推广。

（首都医科大学友谊医院　林海　王子卿）

第五篇

白血病的中西整合研究进展

—— 第二十章 ——

白血病的西医研究进展

第一节　白血病的发病机制新进展

白血病是骨髓造血干细胞异常克隆性增殖导致的血液系统恶性肿瘤。白血病的发生机制复杂多样，化学物质、放射性物质、遗传基因突变、信号通路异常、表观遗传调控、白血病微环境或免疫失衡等都能引起白血病的发生。随着高通量测序技术等基因组学技术及细胞检测技术的快速发展，对白血病的发病机制也有了更为深入全面的理解。本文将主要阐述基因突变或表达异常、表观遗传学异常、白血病微环境以及肠道菌群异常介导白血病发生的研究进展。

一、基因突变或表达异常

在白血病中，基因突变主要包括胚系突变和体系突变，可导致基因表达及信号传导异常。此外，非编码 RNA 的异常表达也在白血病的发病中发挥重要作用。

（一）胚系突变

胚系突变是指胚胎发育期已经存在的基因突变，具有遗传性。影响白血病发病的胚系突变主要包括：（1）先天性多器官功能障碍综合征相关的胚系突变，例如唐氏综合征患者髓系及淋系白血病发生率均升高，具有 BRCA2 双等位基因突变（FANCD1）的范可尼贫血患者 AML 发生率增加；（2）先天性血小板疾病相关的胚系突变，例如 RUNX1、ANKRD26 和 ETV6 等导致血小板疾病的胚系突变显著增加了白血病的发生率；（3）不导致综合征的胚系突变，例如 CEBPA、DDX4、TP53 突变等家族性突变不造成相关综合征，突变者更易罹患白血病。

（二）体系突变

体系突变是指体细胞中后天获得的基因突变。与白血病相关的重现性体系突变根据基因功能不同可大致分成以下几类：（1）信号传导和激酶通路相关基因，比如 FLT3、KRAS、NRAS、KIT、JAK、NOTCH1 等；（2）表观遗传学修饰基因，比如 DNMT3A、IDH1、IDH2、TET2、EZH2、KMT2A、PHF6 等；（3）转录因子，如 CEBPA、RUNX1、GATA2、BCL11B、ETV6 等；（4）RNA 剪切调控基因，如 SRSF2、U2AF1、SF3B1 和 ZRSR2 等；（5）抑癌基因，如 TP53、WT1 等。其中大部分基因突变在白血病发病的"双打击模型"中发挥重要作用，可促进白血病干/祖细胞增殖相关信号通路激活（如FLT3、KIT、Ras信号通路），或抑制造血干细胞分化。

（三）非编码RNA表达异常

非编码RNA是指由基因组转录而成的不编码蛋白质的RNA分子，其中调控型非编码RNA，如微小RNA（miRNA）及长链非编码RNA（lncRNA）等在转录、翻译以及表观遗传修饰等多个层面参与基因的表达调控，参与白血病细胞增殖、分化、凋亡和代谢等多种生物学过程，对白血病发病具有重要的调控作用。研究显示，白血病各亚型均具有特征性miRNA表达谱，且与白血病临床特征及预后相关。例如，miR-29、-125、-142、-146和-155等与AML发病和预后均显著相关。在CML中，lncRNA BGL3竞争性结合miR-17等来调控PTEN的表达，从而抑制Bcr-Abl癌蛋白诱导的CML发病。CLL患者中lncRNA DLEU表达下降，与预后不良密切相关。

二、表观遗传学异常

表观遗传学是指基因序列不发生改变的情况下，发生可遗传的基因表达改变。表观基因组异常是白血病的重要特征。常见的表观遗传学异常包括DNA及组蛋白甲基化异常、组蛋白乙酰化异常、RNA甲基化异常等。DNA 甲基化受 DNMT3A、TET2、IDH1/2 等 DNA 甲基化酶调控。在 AML 中，DNMT3A 突变率达 30%，TET2 突变率达 7%~23%，IDH1/2 突变率达 16%~19%，其失活性突变导致 DNA 甲基化程度降低，自我更新过程不被适当抑制，而促进白血病干细胞扩增。组蛋白甲基化受 KMT2A 及 PRC 等组蛋白甲基化酶调控，组蛋白乙酰化受组蛋白去乙酰酶（HDAC）的调控，这些基因的表达及功能异常均可导致基因异常转录，从而促进白血病的发生。此外，RNA 表观遗传学异常在白血病中的作用也逐渐取得进展，其中 RNA m6A 甲基化受到 METTL3/METTL14 及 FTO 等 RNA 修饰酶的调控，这些基因表达异常可促进多种白血病的发生。

三、白血病微环境异常

除了细胞内源性基因异常外，白血病的发生发展也需要微环境的共同作用。骨髓微环境是最主要的白血病微环境，包括基质微环境及免疫微环境。

（一）基质微环境

基质微环境由血管上皮细胞，基质干细胞（MSC）、成骨细胞、脂肪细胞及细胞外基质等构成。这些基质细胞可形成"龛"结构，维持白血病干细胞自我更新、分化潜能及耐药性。白血病细胞通过其表面高表达的CXCR4、CD44、整合素等黏附相关分子与基质细胞相互作用，介导白血病细胞的迁移及归巢。白血病细胞也可重塑骨髓微环境，如抑制正常成骨分化，增强肿瘤相关血管生成，促进黏附相关配体CCLs、CXCLs等生成、促进脂肪细胞合成释放脂肪酸等以适应自身生存需求。Notch信号通路、Wnt/β-catenin信号通路、Hif1α乏氧通路等均介导了白血病细胞与基质微环境相互作用。

（二）免疫微环境

免疫微环境主要由淋巴细胞、浆细胞、树突状细胞（DC）、自然杀伤（NK）、细胞中性粒细胞和巨噬细胞等免疫细胞及免疫相关细胞因子等组分构成。白血病细胞可通过对自身表面抗原的修饰及改变肿瘤组织周围的微环境来逃避机体的免疫识别与攻击，即免疫逃逸。白血病中程序性死亡-1（PD-1）通路异常活化介导的T细胞活化受抑及耗竭，抑制性Treg细胞生成增多，抑制性细胞因子如IL-10、TGF-β等生成增多、肿瘤相关巨噬细胞异常极化、髓系来源的抑制性细胞（MDSC）增多、DC分化成熟缺陷等多种因素导致白血病免疫微环境呈免疫抑制状态，从而介导白血病干细胞免疫逃逸。此外，异常的免疫微环境也可促进白血病细胞生存。CLL中的哺育样细胞是具有M2表型的肿瘤相关巨噬细胞，表达TNF家族成员BAFF和增殖诱导配体，通过相应的受体（BCMA、TACI、BAFF受体）向CLL细胞提供生存信号。

四、肠道菌群紊乱

肠道菌群紊乱导致肠道免疫及代谢异常并促进炎症发生，导致白血病发病及进展。研究显示，白血病患者肠道细菌种类的相对丰度与健康人有显著差异。白血病患者肠道菌群多样性明显低于健康人，肠道菌群优势结构也有显著差异。紊乱的肠道菌群可导致菌群代谢异常，引起肠道免疫系统异常激活，促进IL-6、IL-1、TNF等炎性细胞因子产生并随循环进入骨髓，影响造血干细胞的分化增殖，加速白血病的发生，介导免疫逃逸及化疗耐药，其具体作用机制仍有待进一步研究。

（山东齐鲁医院　纪敏）

第二节　白血病的西医诊断新进展

白血病，如急性髓系白血病（acute myeloid leuke-mia，AML）不断克隆演化，复发率高，白血病的诊断模式发生了巨大改变，我们对疾病的认识已达到了分子层面。从诊断分型上来讲，已经从FAB分型发展到MICM分型，即包含细胞形态学（Morphology）、免疫学（Immunology）、细胞遗传学（Cytogenetics）和分子生物学（Molecular）的综合诊断分型。这个分型使疾病诊断、疾病分层以及危险因素的评估都变得更加精准，对临床治疗具有至关重要的意义。细胞遗传学和分子生物学研究的最新进展发现染色体、基因异常与肿瘤细胞生物学特性的关系更加密切，也检出血液病患者中存在越来越多的新发分子及遗传学异常，这些新发分子与异常与患者的预后、治疗等密切相关。因此需结合患者的临床表现、既往史、家族史、实验室检查、影像学检查、基因突变、染色体、遗传易感性等进行精准诊断。因此血液病的精准诊断是精准治疗的第一步，使得白血病从规范化治疗过渡到精准治疗。因此血液病的精准诊断是精准医学的关键，而白血病精准医学的关键挑战，是如何深入了解肿瘤的发生发展规律。随着科技的发展与研究的进步，目前国内外对于白血病的精准诊断已经卓有成效，分子诊断从实验室逐步走向临床，为临床诊断提供更多的研究证据。因此，分子诊断在现代血液病诊疗体系中占据越来越重要的地位。本文主要了解针对白血病的分子诊断技术的研究进展，以便更好地了解各种分子诊断技术，使临床医生选择更合适的分子诊断。

（一）染色体的检测

目前临床上应用的对肿瘤细胞的核型进行分析的技术包含染色体核型分析、荧光原位杂交技术

（FISH）。但由于染色体核型分析难以区别改变的小片段，并且依赖分裂期细胞，而FISH只能检测探针所设计靶点所在的染色体区段，不能探索未知的异常核型，目前认为全基因组测序克服了染色体检测的局限性，可以检测出白血病常见的染色体结构和数量异常，如重排、缺失、倒位等，且有较高的分辨率和覆盖率，可替代染色体核型分析和FISH。

（二）二代测序

目前已经逐渐推向临床用于白血病诊断的技术包含转录组测序、外显子组测序、全基因组测序、单细胞测序等。以外显子组测序和全基因组测序为例进行讲述。外显子组测序包含靶向外显子组测序（Targeted-Exome-Sequencing，TES）和全外显子组测序（Whole-Exome-Sequencing，WES）。TES针对预先设计好的固定基因进行外显子测序，测序深度高，可以检测到等位基因变异率（Variant allele frequency，VAF）大于等于1%的突变，能够发现这些基因外显子以及部分剪接位点突变，但是无法检测固定基因外的基因突变。WES针对所有基因的外显子进行测序，由于外显子的覆盖面增加，测序深度相对TES显得不足，对于VAF值大于等于5%的突变具有可靠的检测能力。二者能够发现基因突变，同时可以检测基因重排，但是基因的断裂点必需位于外显子剪接位点附近，也可以发现基因拷贝数的变化，但仅限于影响外显子的扩增或缺失。而全基因组测序除了可以解析染色体核型，也基本涵盖了全外显子组测序的所有功能，但是受限于测序深度，全基因组测序检测低频突变效率偏低。

（三）融合基因检测

实时荧光定量PCR（RT-qPCR）是临床上用用广泛的定量方法，因其敏感性、特异性和有效性，被用于检测白血病融合基因及MRD。而数字PCR（DPCR）与RT-qPCR相比精密度高、重复性好，不需要标准曲线的循环阈值进行定量，可实现绝对定量分析，代表了PCR的创新与发展。而三代PCR技术微滴式数字PCR（DDPCR）因具有很高的灵敏度，可以检测到低至0.1%的突变等位基因片段，为检测MRD的一种有效工具，同时被应用于临床标本的突变基因检测、基因重排检测、拷贝数变异分析等。DPCR的真正优势可能会在未来更加明显。

（四）流式细胞术

流式细胞术可用于细胞周期、细胞增殖、细胞凋亡、表面分子染色、胞内蛋白染色、荧光细胞条形码化、稀有细胞、细胞外囊泡、微生物学、纳米颗粒的检测。而先进的流式细胞学技术和应用程序的开发，产生出更多先进的流式检测技术，如多色流式细胞术与质谱法相结合的质谱细胞术、通过测量整个荧光光谱来创建光谱指纹的光谱分析仪、为每个记录的事件提供显微视觉图像的成像流式细胞术、基于微流体细胞术的设计、制造的微流体细胞术及能够对无荧光标记的单个活细胞进行图像的分选的拉曼流式细胞仪。而2023年美国血液病年会公布了人工智能结合流式细胞术在血液病领域中应用的研究结果。提出了机器学习实现流式细胞术高通量数据处理的自动化，其可以执行快速和高质量的分析，提供了快速、无偏倚和精确的细胞分型，可用于血液系统恶性肿瘤的诊断和免疫分析。使用基于流式细胞术CD标记物的二代测序和机器学习替代血液肿瘤诊断中的流式细胞术，可靠地诊断各种类型的血液肿瘤。

（五）液体活检

精准医学时代，液体活检已经成为肿瘤诊疗的重要助力手段，在早期筛查肿瘤、选择治疗方案、检测有无复发以及生物制药等方面受到大家的关注。液体活检包含的范围从最初的循环肿瘤细胞、循环肿瘤DNA，再到后来的细胞外囊泡、肿瘤诱导血小板、循环肿瘤RNA。目前只有个别的CTC及循环肿瘤DNA检测产品，如循环肿瘤DNA检测基因突变可作为伴随诊断或耐药监测。而大部分液体活检项目仍缺乏临床有效性和实用性的证据，需要开展大规模的临床研究解决这一问题。

（六）其他检测技术

质谱技术由于灵敏度很高，可用于低水平的基因突变检测，可用于白血病的诊断和检测。其他检测基因突变的方法，如PCR-单链构象多态性技术、低温变性共扩增PCR技术、高分辨率熔解曲线分析、双梯度变性梯度凝胶电泳、基质辅助激光解析电离飞行时间质谱、变性高效液相色谱等可用于白血病突变基因的检测，研究MRD的存在。

在过去的几年中，人们对白血病的研究取得了许多进步，分子诊断技术的发展促进了白血病的诊断和分型。随着PCR技术的发展和进步，该技术的灵敏度、特异性将会更加提高、检测时间将会缩短，检测成本将会降低，同时也能够发现更多有临床意义的融合基因，也将获得更多的分子诊断和治疗的靶点，对于白血病的诊断、预后危险度分层、检测MRD以及精准治疗带来更多有力的临床应用证据和支持，进而提高白血病疾病的缓解率，延长患者的生存时间。随着二代测序逐渐从科研进入临床，将能够更好揭示白血病肿瘤细胞的发生发展规律，当前与白血病相关的突变基因将得到扩展，基于二代测序的基因组的基因诊断程序将取代对单个基因突变的常规检测，尽管二代测序存在技术和生物信息学方面的缺点，但本技术将被用于白血病的精准诊断。随着分子生物学技术的发展，现有的技术障碍将会被逐渐克服，并且会有越来越多新的检测技术的涌现，为临床的精准诊断提供有力的诊断依据。

（郑州大学第一附属医院　王芳）

第三节　白血病的西医治疗新进展

近年来，基因检测已被应用于血液系统恶性肿瘤的临床常规诊断，以改善疾病（亚）分类、预后、患者管理和生存。在最近的血液系统恶性肿瘤分类中，疾病亚型是通过传统方法（即细胞遗传学、荧光原位杂交和靶向测序）检测到的关键复发性基因改变来定义的。由于高通量测序的技术进步，我们现在可以应用广泛的基因组测试，包括全面的基因芯片或全基因组和全转录组测序，以确定临床上重要的诊断、预后和预测标志物，实施精准诊断以指导治疗选择和提高生存率。

一、急性淋巴细胞白血病

急性淋巴细胞白血病的一线治疗通常包括2~3年的4个阶段：诱导、巩固、强化和长期维持。

（一）酪氨酸激酶抑制剂 （Tyrosine kinase inhibitors，TKI）

酪氨酸激酶抑制剂主要通过抑制细胞信号转导而抑制肿瘤细胞的生长和增殖，促进细胞凋亡。目前临床上最常用的针对BCR-ABL融合基因的酪氨酸激酶小分子抑制剂，包括第一代药物伊马替尼，第二代药物达沙替尼（施达赛）和尼罗替尼，第三代药物普纳替尼。酪氨酸激酶抑制剂主要通过抑制BCR-ABL融合蛋白，从而发挥抗白血病作用。

与达沙替尼或伊马替尼相比，普纳替尼治疗对3个月时达到CMR患者的预后改善独立相关，具有更好的无进展生存期（PFS）和OS。

（二）hyper-CVAD方案

环磷酰胺、长春新碱、多柔比星、地塞米松。

hyper-CVAD联合伊马替尼的CR率>90%，长期OS率为40%。后续hyper-CVAD联合达沙替尼的CR率为96%，5年OS率为46%。

（三）博纳吐单抗

是一种双特异性T细胞接合剂（BiTE），靶向CD19（一种B细胞表面表达的抗原）和CD3（一种T细胞表面表达的抗原）。博纳吐单抗通过将T细胞受体（TCR）复合物中的CD3与良性和恶性B细胞上的CD19连接来招募并激活内源性T细胞。通过将T细胞和肿瘤细胞结合在一起，博纳吐单抗会诱导免疫反应，从而导致 T 细胞激活和增殖，促进 CD19$^+$ 肿瘤细胞的裂解。

安德森癌症中心启动了一种一线治疗方案，在诱导期间将普纳替尼和博纳吐单抗联合给药，并继续博纳吐单抗共 5 个疗程。在一线治疗的 44 例患者中，一个疗程后的 CMR 发生率为 64%。在 25 例通过下一代测序（NGS）进行 MRD 评估的患者中，22 例（88%）的患者在敏感性水平为 10^{-6} 时未检测到疾病。估计的 3 年 PFS 和 OS 率均为 95%。

（四）利妥昔单抗（rituximab）

CD20 在 30%～50% 的急性 B 淋巴细胞白血病患者中表达，并且与成人的不良预后相关。抗 CD20 单克隆抗体，利妥昔单抗，显示出对成人复发或难治性疾病的良好结果。与未使用利妥昔单抗的相同治疗方案相比，hyper-CVAD 方案联合利妥昔单抗或儿科启发方案的复发率更低，无事件生存期和总生存期均有所改善。

（五）奥英妥珠单抗（Inotuzumab ozogamicin）

CD22 在约 90% 的急性 B 淋巴细胞白血病中表达，其与抗体结合后迅速内化使其成为免疫偶联治疗的理想靶点。奥英妥珠单抗是一种抗 CD22 单克隆抗体，在一项针对复发或难治性急性淋巴细胞白血病成人患者的3期试验中，将每周服用奥英妥珠单抗与标准化疗进行了比较。奥英妥珠单抗治疗组的完全缓解率为81%，而标准化疗组为29%（$P<0.001$）。

（六）CAR-T细胞疗法

CAR-T细胞是经过基因工程改造以表达靶向特定抗原的嵌合受体的T细胞，配备有嵌合抗原受体（CAR），它能使T细胞识别并消灭表达相应抗原的肿瘤细胞以达到治疗肿瘤的目标。以CD19为靶点的CAR-T细胞免疫疗法是治疗B细胞急性淋巴细胞白血病的一种很有前景的方法。自体CAR-T细胞治疗包括收集患者的T细胞、递送CAR构建物以及将经过改造的CAR-T细胞输注给患者。由于CD19几乎在所有B细胞急性淋巴细胞白血病中均有表达，因此CD19被认为是开发抗CD19 CAR-T细胞的理想靶点。一项研究中纳入53例患者并进行了长时间的随访。获得完全缓解的患者比例为83%（其中73%的患者微小残留病阴性），中位随访时间（29个月），无事件生存期（6.1个月），总生存期（12.9个月）。CAR-T细胞已被EMA和FDA批准用于治疗25岁以下的儿童或青少年，这些患者患有难治性或复发性疾病，且经过二线替代治疗或造血干细胞移植后病情仍未缓解。

二、急性髓系白血病

（一）维奈克拉（Venetoclax）

B 细胞淋巴瘤-2（BCL-2）蛋白家族参与多种凋亡的调节过程。BCL-2 抑制被确定为重新激活恶性细胞凋亡的药物靶标。初始 II 期试验显示单药维奈克拉治疗复发/难治性 AML 的总缓解率为 19%，另有实验研究维奈克拉与 LDAC 或低甲基化药物的组合，其结果超过了历史对照。

（二）FLT3 抑制剂

FLT3-ITD 突变与预后不良有关，因为伴 FLT3 突变 AML 患者的预后差且易复发。大约 25% 的新诊断 AML 患者存在 FLT3-ITD 突变，因此应在诊断时进行检测。米哚妥林联合标准化疗能明显延长患者中位总生存时间，且老年患者对该药物耐受较好，欧洲医药管理局（EMA）和美国食品药品监督管理局（FDA）批准米哚妥林联合标准化疗用于 FLT3 突变成年 AML 患者的一线治疗。

（三）异柠檬酸脱氢酶抑制剂（Isocitrate de-hydrogenase inhibitors）

异柠檬酸脱氢酶抑制剂可以减少白血病细胞产生的异常代谢物 2-羟基戊酸（2-HG）的积累。这些代谢产物在白血病细胞内过度积累，导致细胞生长和分化的异常。通过减少 2-HG 的积累，异柠檬酸脱氢酶抑制剂可以恢复细胞的正常功能，并抑制白血病细胞的增殖。艾伏尼布和恩西地平最初在复发/难治性环境中作为单一药物进行测试，以证明其疗效足以保证 FDA 批准。

（四）格拉吉布（Glasdegib）

可以抑制 Hedgehog 通路和平滑蛋白。在 132 名不适合强化化疗的患者中进行一项 2∶1 的随机试验比较了格雷司琼联合 LDAC 与单用 LDAC。结果发现，联合组的缓解率为 17%，而单药组的缓解率为 2.3%（$P < 0.05$）。

（五）TP53 通路调控

TP53 抑癌基因的突变发生在大约 10% 的新诊断的 AML 中，并且在继发性 AML 患者中更常见。TP53 突变的患者生存明显较差，并且通常见于复杂核型的患者。APR246 在对骨髓增生异常综合征和少幼粒细胞性 AML 患者的 Ⅰb/Ⅱ 期研究显示出良好的结果后，并已进入 Ⅲ 期临床试验。

（六）造血干细胞移植（Hematopoietic stem cell transplant）

对于中危或高危复发患者，HSCT 往往是其缓解后治愈性治疗的选择。是否有资格进行移植取决于对诱导化疗的良好反应、患者的健康状况和干细胞捐献者的可用性。HSCT与化疗相比具有更高的治疗相关死亡率，但对于选定的患者群体，HSCT可以提供更好的长期生存。

三、慢性淋巴细胞白血病

慢性淋巴细胞白血病的治疗主要基于烷基化剂（氯丁嘧啶、环磷酰胺和苯达莫司汀）、核苷类似物（氟达拉滨、戊抑素和克拉屈滨）和糖皮质激素的化疗。

（一）BTK抑制剂

依鲁替尼是第一代BTK抑制剂，是一种非受体酪氨酸激酶，在B细胞受体信号传导和B细胞发育中起着核心作用。对CLL患者进行氘标记后的白血病细胞增殖和死亡率的连续测量显示，一旦伊布替尼治疗开始，细胞增殖受到抑制，细胞死亡率显著增加。伊鲁替尼在复发或难治性CLL患者和小规模的先前未接受治疗患者中的试验显示了较高的反应率，并且先前未接受治疗的患者中有非常持久的反应（7年无进展生存率83%）。第二代共价BTK抑制剂阿卡替尼和泽布替尼与依鲁替尼相比具有更高的BTK选择性。

（二）PI3K抑制剂

艾德拉尼，一种口服可逆的PI3Kδ抑制剂，抑制B细胞受体和CLL归巢受体的信号传导。在一项随机

3 期试验中，与安慰剂加利妥昔单抗相比，艾德拉尼联合利妥昔单抗显著延长了无进展生存率（24 周时为93%；中位生存期为 20.3 个月）和总生存期。由于自身免疫性副作用（肝炎、结肠炎和肺炎），感染性副作用（肺孢子菌肺炎和巨细胞病毒感染），以及低于BTK 抑制剂的疗效，艾德拉尼不是 CLL 治疗的首选激酶抑制剂，但对不能耐受 BTK 抑制剂相关副作用的患者来说是一个有价值的替代方案。杜韦利西布（Duvelisib）是一种靶向 PI3K δ 和 PI3K γ 的双靶点PI3K 抑制剂。在 DUO 试验中，杜韦利西布与奥法木单抗相比，具有更长的无进展生存期（13.3 个月 vs.9.9 个月）和更高的反应率，支持 FDA 批准杜韦利西布用于复发或难治性 CLL。

（三）BCL-2 拮抗剂

BCL-2 位于线粒体外膜，抑制促凋亡蛋白并支持细胞存活。维奈克拉（Venetoclax）是一种口服的、强效的 BCL-2 选择性抑制剂。维奈克拉在复发或难治性CLL 患者中的 1 期临床试验显示，在所有 CLL 患者亚组中均有较高的反应率，中位无进展生存期为 25 个月。在相关临床试验数据的基础上，维奈克拉联合抗CD20 抗体作为一线治疗方案和复发 CLL 的治疗方案获得了 FDA 批准。

（四）造血干细胞移植

尽管BTK抑制剂和维奈克拉的使用显著提高了生存率，但高风险CLL患者由于耐药性的产生，仍然面临疾病进展的风险。因此，对于那些具有高危疾病风险的年轻患者、有del（17p）、TP53突变、复杂核型的患者以及先前接受了化学免疫治疗后复发的患者来说，造血干细胞移植也是一种选择。

（五）CAR-T细胞疗法

一项靶向CD19的CAR T细胞（CD4和CD8细胞比例为1∶1）与伊布替尼联合治疗伊布替尼耐药的CLL患者的试验显示61%的患者骨髓中检测不到MRD，12个月无进展生存率为59%，在检测不到MRD的患者中总生存率为86%，且其副作用相对减少，细胞因子释放综合征的严重程度较低。

四、慢性髓系白血病

（一）酪氨酸激酶抑制剂（Tyrosine-kinase inhibitors）

伊马替尼是第一代酪氨酸激酶抑制剂，最初被批准用于干扰素α治疗无效的患者。达沙替尼抑制ABL1和SRC，对伊马替尼不耐受或耐药的患者，可使用达沙替尼100mg，1次/d治疗。第二代酪氨酸激酶抑制剂包括达沙替尼、尼洛替尼和博舒替尼。泊那替尼是第三代酪氨酸激酶抑制剂，对所有测试的 ABL1 激酶结构域突变均具有强效活性。

（二）造血干细胞移植

对第二代酪氨酸激酶抑制剂也产生耐药的患者，考虑到患者的目标和现实的反应预期，可以考虑进行干细胞移植，干细胞移植是慢性髓系白血病治疗的主要方法，为长期缓解提供了最佳选择，并为符合条件的患者提供了可能的治愈方法。

（福建医科大学附属协和医院　李晓帆）

—— 第二十一章 ——

白血病的中医研究进展

第一节　白血病的中医体质研究

一、中医体质学说

体质是人体在先天禀赋和后天调养基础上表现出来的功能（包括心理气质）和形态结构上相对稳定的固有特性。中医体质学说的雏形首见于《黄帝内经》，如《灵枢·寿夭刚柔》曰："人之生也，有刚有柔，有弱有强，有短有长，有阴有阳"，"形有缓急，气有盛衰，骨有大小，肉有坚脆，皮有厚薄，其以立寿夭"。而《灵枢·阴阳二十五人》提出的"阴阳二十五人"是系统而全面的体质分类法，充分地体现了"形神统一"的思想。而《伤寒杂病论》明确了体质与发病的关系，经过后世医家的不断补充和发挥，到明清时期中医体质学说日趋成熟。现代中医体质学说研究兴起于20世纪70年，目前已取得了深入发展。尤其是体质的分类研究从理论走向现实，逐步建立了客观、规范化的体质分类方法和标准，并采用量表测评法对个人或群体的中医体质类型进行科学评价与量化分类，广发指导临床研究。

体质与疾病的关系密切，具体体现在以下三个方面：①体质与疾病的发生：一方面，体质在发病中占主导地位，外来因素通过人的体质状态才能对人体产生危害；另一方面，不同的体质对不同疾病因子的易感性不同，对不同疾病的倾向性也不同。②体质与疾病的演变：体质决定病机的从化，从化即言病情随体质而变化，因体质有阴有阳，脏腑有强有弱，机体对致病因子有化寒、化热、化燥、化湿等的区别。③体质与疾病的预后：疾病的转归预后虽与邪之盛衰，治疗得当与否有关，但体质因素具有重要作用，尤其是与体质内部阴阳矛盾的倾向偏颇相关。因此，体质的形成秉承于先天，得养于后天，遗传因素的多样性和环境的复杂性使人体体质存在明显差异，体质影响疾病发生发展及预后转归的全过程。一般而言，体质强壮者，正气充足，抗邪能力强，不易感邪发病，即使发病，也为正邪剧争得实证，病势虽急，但不易传变，病程也较短暂；体质虚弱者，不但易于感邪，且易深入，病情多变，易发生重证或危证；若在正虚邪退的疾病后期，精气阴阳大量消耗，身体不易康复；若罹患某些慢性病，则病势较缓，病程缠绵，难以康复。

二、中医体质与白血病的发生

人有多种体质，而每一种体质又易患与其相对应的疾病，所谓同气相求，是中医学的特色理论之一。如《灵枢·五变》所言："肉不坚，腠理疏，则善病风"，"五脏皆柔弱者，善病消瘅"，"小骨弱肉者，善病寒热"，"粗理而肉不坚者，善病痹"，"皮肤薄而不泽，肉不坚而淖泽，如此则肠胃恶，恶则邪气留止，积聚乃伤"。著名温病学专家赵绍琴认为，白血病的根本原因是禀自先天的温热毒邪，是胎毒，在病因上以热毒为本，体虚为标，在病机上是热郁骨髓由里外发。这是对上述理论的进一步发挥。重庆地区儿童白血病发病相关危险因素的初步研究结果显示，母亲流产史、母孕期出售配置和喷洒农药及杀虫剂、母孕期房屋装修史、母孕期使用电磁器具、父亲接触有机溶剂是儿童白血病发病的主要危险因素。临床观察显示，阳性的火型人体质为急性白血病患者的易患体质，成因与父母的阳亢和胚胎期气候的阳热有关，由这种体质导致体内火/气过盛而水/精相对或绝对不足是急性白血病发生的根本因素。因此，中西医均强调先天因素在白血病发生中的重要性。

正气统指一切对人体生理健康的维持起重要作用的能量或物质，在疾病过程中起着至关重要的作用。

体质强弱是对正气强弱的具体诠释，能在一定程度上反映正气的盛衰。《素问遗篇·刺法论》谓："正气存内，邪不可干。"《素问·评热病论》言："邪之所凑，其气必虚。"《灵枢·口问》曰："故邪之所在，皆为不足。"可见，正气与病邪是疾病发生过程中的一对基本矛盾，中医对恶性肿瘤发生的认识都是基于这一理论，白血病也不例外。目前中医认为，正气亏虚是急慢性白血病的根本。脏腑、气血、津液等是体质的物质基础，也是导致体质差异的重要影响因素，决定人体正气的盛衰。针对初诊急性白血病的宏观群体进行体质调查发现，湿热质、阴虚质出现比例较高，而继发性急性白血病以阳虚质和阴虚质为主。运用三阴三阳体质量表对急性白血病患者进行体质评定显示，三阴体质（少阴、太阴、厥阴）属易感体质，病性以虚为主，且老年人中最常见的体质为太阴体质，青中年最常见的体质为少阴体质。可见，与白血病相关的正气亏虚主要指肺脾肾脏气受损，或气血阴阳不足。现代医学认为，白血病的发生、进展与机体细胞免疫功能状态存在显著关系，如功能减弱的白血病患者可并发外周血 T 淋巴细胞亚群数量与功能的改变，包括 T 细胞数量明显减少、免疫监视功能低下与细胞免疫功能缺陷等。流行病学研究显示，初诊儿童白血病体内一些微量元素含量发生紊乱，如锌、镁、铁明显降低，铜明显升高。现代医学的免疫或微量元素是否是中医正气的生物标志物有待研究确认，但均说明体质是导致白血病发生的重要因素。

三、中医体质与白血病的防治

如上所述，中医体质是疾病发生的"土壤"，偏颇体质较平和体质患病的风险更高。目前中医体质学理论被广泛应用于"治未病"研究中，主要包括未病先防、既病防变、瘥后防复，为疾病防治提供了新的诊疗模式及思路。目前中医体质辨识在实体瘤防治方面的临床研究取得了很多进展，如中医体质指导肿瘤调治、预防术后复发、肿瘤相关性失眠、癌因性疲乏等。并在大健康背景下，以体病相关理论为依据，结合慢性病防治策略，把恶性肿瘤疾病划分为无病、病前、病中、病后4个阶段，将辨体—辨病—辨证诊疗模式灵活运用于恶性肿瘤不同阶段防治策略中，有助于建立多学科协同的恶性肿瘤诊疗及健康管理模式。21世纪初已有学者从事基于体质调整的中医药防治白血病复发研究，体质调整的方法主要是药物、食疗和气功等手段和方法的配合，药物的选择强调调理深层（脏腑）和归经广泛。以中医体质理论为指导进行白血病防治方面的临床研究有待实现突破。

基于中医体质学说，探讨中医体质类型与白血病的关系，辨别白血病高风险人群体质类型，依据中医体质特征寻找发病规律并进行早期干预，具有重要理论和现实意义。同时，在白血病的防治过程中进行中医体质辨识，有助于形成个性化诊疗方案，对改善患者的症状及预后具有积极指导意义，为白血病的防治提供一条行之有效的方法和思路。

（南京中医药大学附属医院　代兴斌）

（中国中医科学院西苑医院　胡晓梅）

第二节　白血病中医证型与指标相关性研究进展

目前关于白血病中医证型与指标相关性的研究主要集中在急性白血病的范畴，较多的是急性髓系白血病；而对于慢性白血病相关的研究甚少。

一、外周血、生化等指标

韩乔燕等研究显示，在急性髓系白血病患者当中毒热炽盛证型的 WBC 及 LDH 水平均明显高于瘀血痰结证、气阴两虚证，提示毒热炽盛证初诊急性髓系白血病患者肿瘤负荷高；气阴两虚证 Hb 水平明显低于毒热炽盛证、瘀血痰结证，提示气阴两虚证初诊急性髓系白血病患者贫血症状较重、红细胞输注需求量较高。方伟祯等研究显示，各证型患者外周血 WBC 比较袁差异有统计学意义，WBC计数在中医各证型组中有差异，气阴两虚<毒热炽盛<瘀血痰结型，这可能是因为阴阳气血逆乱以致邪毒入侵，血行迟滞，瘀血痰结型是邪毒入侵的产物以致WBC大量增殖之故。单丽娟等研究表明，经治疗后急性白血病患者CR率为气血两虚型>气阴两虚型>热毒炽盛型或痰热瘀结型，而热毒炽盛型、痰热瘀结型血管内皮素（ET）含量明显高于气血两虚型及气阴两虚型，表明痰热瘀结型和热毒炽盛型临床疗效较差，这与各中医证型血浆ET含量变化结果相一致，进一步说明血浆ET含量越高，临床疗效越差。因此检测血浆ET含量以客观地反映AL患者中医证候的动态变化，作为观察病情进展、判断预后转归的参考，为中西医结合的疗效判定提供一定的、客观参考依据。

综上，初诊急性髓系白血病的中医分型诊断可辅助分析预后，外周血WBC、Hb、LDH、ET水平有助于中医分型诊断。但因研究病例偏少，研究结果可能存在一定的局限性。

二、相关基因表达

急性白血病是造血系统恶性肿瘤，肿瘤发生、发展的分子学本质是细胞内遗传调控和表观遗传调控的紊乱。急性白血病是造血系统恶性肿瘤，肿瘤发生、发展的分子学本质是细胞内遗传调控和表观遗传调控的紊乱。近年来随着分子学研究的进展，诸多研究发现AML常伴有一系列基因的突变。DNA甲基化是最早发现的基因表观遗传修饰之一。2004年相关研究首次提出，ID4是一个新的抑癌基因，该基因启动子区甲基化抑制基因的表达而导致肿瘤的发生。刘菲等研究初步证明，ID4基因甲基化与AML中医证型存在一定的关系，毒热炽盛证患者更易发生基因异常甲基化，这为AML中西医结合治疗提供了一定的依据。采用基于荟萃分析的方法研究Wif-1基因甲基化与多种人类肿瘤的发病机制之间的关系发现，肿瘤组织中Wif-1基因甲基化明显更高，表明Wif-1基因甲基化可能是多种人类肿瘤发病机制中的重要事件。Wif-1基因通过多种人类肿瘤中的启动子过度甲基化，基因组缺失或基因组重排而下调。陈毅宁等研究显示，三种不同证型的Wif-1基因甲基化水平差异有统计学意义，气阴两虚证最高，瘀血痰结证次之，毒热炽盛证最低，推测Wif-1基因甲基化水平可能可以作为AML中医辨证分型客观标准之一。

CTNNA1基因是一个潜在的白血病干细胞肿瘤抑制基因，CTNNA1基因启动子异常甲基化存在于部分AML患者中，甲基胞嘧啶双加氧酶2（TET2）、肿瘤蛋白P53（TP53）、甲基化转移酶3A（DNMT3A）、FMS样酪氨酸激酶 3 的内部串联重复（FLT3-IDT）、CCAAT 增强子结合蛋白-a（CEPBA）是新发现的骨髓恶性肿瘤基因，抑制细胞分化、凋亡通路，从而导致白血病的发生，并影响 AML 的预后。研究显示，将预后良好的 CEBPA 和 NPM1 归为一组，将预后较差 TP53 和 FLT3-IDT 归为一组，毒热炽盛型和气阴两虚型相比，气阴两虚型预后良好基因组比例显著性增多；在预后危险分组中，瘀血痰结型和气阴两虚型相比，瘀血痰结型高危比例显著性增多，而毒热炽盛型和气阴两虚型相比，气阴两虚型低危比例显著性增多。但对不同中医证型 AML 中 CTNNA1 基因异常甲基化比较，发现不同中医证型间无统计学差异，说明 CTNNA1 基因异常甲基化不能用于区分不同中医证型 AML，或许需要更多的病例进一步明确。究其原因，可能因 AML 在急性发作期，当外来毒邪所诱发这一病变过程时，由于既有外邪又有内邪，故而一般发展迅速、证候严重，所以多表现为瘀血痰结型和毒热炽盛；但有相当一部分病例由于治疗不及时或毒邪较盛，正邪交搏、两败俱伤、精气被耗，就诊时即为气血阴虚之象。

综上，相关突变基因可以辅助 AML 的中医辨证分型诊断，为中西医结合治疗提供依据。

三、染色体

刘军霞等研究显示，在老年 AML 中是否存在染色体突变在气血两虚和邪盛正虚患者中存在统计学差异，存在染色体突变患者在邪盛正虚患者中占比更大，这或许可以成为 AML 患者邪盛正虚和气血两虚的辨证的依据之一；对于老年 AML 患者，早期诊断、分层治疗有助于控制病情发展，降低死亡率，改善远期预后。

四、多药耐药

多药耐药是急性白血病临床治疗失败的重要原因之一，相关研究中发现 P170 高表达与急性白血病临床疗效差存在着密切的关系，并有一定的预后意义。苏伟[1]等结果表明：气血两虚型患者 P170 表达较低，临床缓解率较高，而气阴两虚型与温毒瘀血型患者 P170 表达较高，临床缓解率较差。此研究可为经辨证论治改善预后与多药耐相关的中医证候提供了理论依据。

综上所述，目前关于白血病中医证型与指标相关性的研究主要集中血常规、生化、染色体、特异性基因、多药耐药等范畴，但是由于研究选取样本量较少，数据不具有普遍意义，今后应采用多中心、多样本进行前瞻性研究，探讨白血病中医证型相关影响要素，进一步形成规范统一的辨证标准。

（重庆市中医院　刘娜）

第三节　白血病的中药逆转多药耐药机制研究

目前，白血病的治疗方法主要包括化疗、造血干细胞移植、支持治疗等，其中化疗是应用最广泛且有效的治疗手段。然而，白血病细胞对化疗药物产生的多药耐药性（multidrug resistance，MDR）是导致化疗失败、疾病复发的主要原因。MDR是指在白血病治疗过程中，在接触了某一种化疗药物之后，该种化疗药物减效或失效，与此同时对其余多种结构各异的化疗药物也产生耐药。白血病MDR的产生具有异常复杂的分子作用机制，是由多重因素共同参与所致，国内外学者围绕白血病MDR进行了多层次、多环节、多途径的研究，发现耐药机制主要包括：①ABC转运家族蛋白的错误表达介导的药物外排；②凋亡机制存在缺陷；③细胞内酶异常改变；④骨髓造血微环境的细胞间相互调控；⑤DNA修复机制活性增强；⑥细胞自噬等。因此，寻找有效的耐药逆转剂提高白血病患者生存率成为当前研究的热点。中医疗法在白血病的辅助治疗中已经体现出较大优势，某些中药本身具有抗癌作用，或可通过调节机体免疫功能等协同化疗药物杀灭白血病细胞、增加其化疗敏感性，有效防止多药耐药的产生。因此，寻找高效、低毒、多靶点的中药逆转剂、阐明逆转耐药机制是目前白血病MDR的主要研究方向。

一、中药干预药物外排机制逆转白血病的MDR

白血病MDR的发生与白血病细胞内化疗药物浓度达不到有效毒性浓度相关，膜转运蛋白ABC过度表达，使化疗药物被转运出细胞外，从而降低细胞内原有药物浓度，从而导致MDR发生。ABC转运蛋白家族中的P-糖蛋白（P-gp）、肺耐药蛋白（LRP）和多药耐药相关蛋白（MRPs）对白血病细胞的MDR最具有代表性。大量的研究表明，许多中药中都存在着影响膜转运蛋白的化合物，发挥着逆转多药耐药的作用。茶多酚、扶正祛邪中药复方含药血清均可通过降低多药耐药细胞HL-60/VCR中P-gp的表达水平达到提高对化疗药物的逆转多药耐药作用。芍药苷、山柰酚、苦参碱、姜黄素、川芎嗪作用于白血病多药耐药细胞株K562/ADR、K562/VCR后，可不同程度的抑制MRP1、P-170蛋白的表达，减少药物外排，从而逆转白血病耐药细胞的耐药性。

二、中药干预信号通路逆转白血病的MDR

PI3K/Akt信号通路在细胞增殖、分化和凋亡等方面起着重要作用。大量研究表明，许多中药通过各种细胞传导通路介导细胞凋亡，从而逆转白血病多药耐药。葛根总黄酮可体外诱导人急性单核细胞白血病细胞株SHI-1细胞的凋亡，具体分子机制可能与活化Caspases水解酶、激活MAPK通路、下调NF-κB及BCL-2等信号分子有关。姜黄素通过活化PI3K/Akt信号通路逆转APL耐药，促进全反式维甲酸对急性早幼粒细胞白血病细胞NB4-R1的分化。冬凌草甲素通过下调细胞内蛋白激酶p-Lyn，抑制Akt/mTOR信号通路中p-Akt、p-mTOR、p-P70S6K、p-4EBP1的表达、下调BCL-2表达、提高Bax/BCL-2比值，导致对伊马替尼敏感和耐药的K562细胞出现凋亡现象，抑制肿瘤细胞的增殖，起到抗白血病的作用。

三、中药干预细胞凋亡逆转白血病的MDR

细胞凋亡可维持正常生理活动和内环境稳定，凋亡与增殖的失衡会导致肿瘤的形成。当白血病细胞由于化疗药物等外源因素的诱导，引起凋亡通路中的BCL-2、IAP家族、NF-κB等抗凋亡因子高表达、促凋亡因子Bax、Cyt-c、Caspase家族等低表达或失活，使得白血病细胞凋亡受阻，导致 MDR 发生。槲皮素、砒霜提取物三氧化二砷（As_2O_3）作用于白血病 K562/ADR 耐药细胞后，可导致 Caspase-8、Caspase-9 和 Caspase-3 的激活，BCL-2 表达降低，p53 蛋白水平升高，能够诱导 K562/ADR 多药耐药细胞凋亡，逆转耐药。解毒化瘀药对 HL60/ADR 细胞的耐药逆转作用可能是通过阻断 NF-κB 信号通路，影响 MDR1 耐药基因的表达，进一步逆转耐药。

四、中药干预酶量与活性逆转白血病的 MDR

DNA 拓扑异构酶（Topo Ⅱ）参与 DNA 的重组、修复、转录、复制过程。当细胞内 Topo Ⅱ 含量降低或酶活性减弱，抗癌药物的作用靶点减少，从而产生 MDR。谷胱甘肽（GSH）具有抗氧化作用和整合解毒作用。谷胱甘肽巯基转移酶（GSTs）可以与化疗药物相结合来降低化疗药物的活性，并通过催化化疗药物与 GSH 相结合，从而加快化疗药物的代谢和转化。环氧合酶 COX-2 被认为是诱导性反应基因，参与白血病的发生、发展，在白血病多药耐药的发生中起着关键的作用。槲皮素、白花蛇舌草熊果酸能够下调 K562/ADM 细胞内 GST、GSH-Px 活性，减少 ADM 的外排，提高 ADM 的细胞毒性作用，从而诱导 K562/ADM 细胞凋亡，逆转多药耐药。川芎嗪衍生物和贝母素甲能引起 GSH 水平下降、下调 GSTs 相关酶活性来逆转慢性髓系白血病多药耐药。

五、中药调控骨髓微环境逆转白血病的 MDR

骨髓造血微环境（BMM）的细胞间相互调控为白血病干细胞（LSCs）提供了一个避难所，使 LSCs 逃避化疗药物的杀伤作用而获得耐药。研究证实，抑癌基因 PTEN 可以抑制与白血病干细胞增殖、凋亡密切相关的 PI3K/Akt 通路激活，从而抑制其下游 mTOR 因子的活性。扶正解毒方可以提高 PTEN 因子的 mRNA 及蛋白的表达，同时降低 mTOR 的表达，由此我们推测，扶正解毒方是通过激活 PTEN，进而负调控 PI3K/Akt/mTOR 通路而发挥逆转 LSC 耐药的作用。

（北京中医药大学东方医院　谌海燕）

第四节　白血病治疗常用中药的机制研究

白血病是造血干细胞的恶性克隆性疾病。现代医学目前主要以靶向治疗、化疗及移植治疗为主，但不可避免出现的很多不良反应使患者难以耐受。大量研究表明，中医药在治疗白血病方面，有其独特的优势及很好的疗效，联合西药化疗可以增强化疗药物的敏感性，提高化疗效应，缓解骨髓抑制，降低毒副作用等优势。且实验研究已证明，中药的确具有抗白血病的作用，其作用机制包括抑制白细胞增殖、凋亡；诱导白细胞分化、防治多药耐药、清除微小残留灶、防止复发等。中医在此病的研究上，已取得较为广泛、明显的疗效，主要包括中草药及其提取物、中药单体等。

一、中草药

（一）祛邪清热解毒

1.砒霜

砒霜是一类剧毒物，有杀虫、截疟、消痈功效，化学成分是三氧化二砷（As_2O_3），在医学上砒霜作为抗肿瘤药物已有两千多年历史，《本草纲目》记载"砒乃大热大毒之药，而砒霜之毒尤烈"。20世纪70年代，哈尔滨医科大学附属第一医院的张亭栋教授根据民间验方，最早开始应用砒霜治疗白血病的临床研究，发现砒霜选择性地对急性早幼粒细胞白血病（APL）有显著疗效，砒霜成为治疗 APL 的一种有效常用中药。研究表明，三氧化二砷能通过多种途径作用于 K562 细胞，包括抑制细胞周期蛋白 D1 的表达，使细胞周期阻滞在 G0/G1 期，最终抑制 K562 细胞的增殖，或者上调 TMS1 的表达，通过降低 DNA 甲基转移酶 DNMT1 的活性，使 TMS1 去甲基化，诱导细胞凋亡，此外三氧化二砷也可调节 FAS/FASL 受体途径，对多药耐药性细胞 K562/ADM 起到抑制增殖、诱导凋亡的作用。

2.雷公藤

雷公藤系卫矛科雷公藤属木质藤本植物，其味苦、有大毒，具有活血通络、祛风除湿、消肿止痛等功效，其有效成分为雷公藤红素，又名南蛇藤醇/素，近年来，随着不断研究雷公藤红素抗肿瘤机制的热潮，雷公藤红素抗白血病的作用也逐渐被大众重视。研究发现雷公藤红素对于多种类型的白血病均有良好的疗效，其主要的作用机制都是诱导细胞凋亡，其中包括对急性早幼粒白血病细胞 HL-60、急性 T 淋巴细胞白血病细胞系 jurkat、慢性粒细胞白血病细胞系 K562 均有很强的促凋亡作用。此外，雷公藤红素可以通过降低 P-糖蛋白的表达，逆转慢性粒细胞白血病耐药细胞株 K562/A02 的多药耐药性。并且研究表明雷公藤红素能够通过抑制细胞间粘附分子的表达和炎症因子（IL-1β 和 TNF-α）的释放，来减轻全反式维甲酸治疗急性早幼粒白血病导致的分化综合征，且不会影响全反式维甲酸诱导白血病细胞分化成熟的作用，虽然目前对于雷公藤红素治疗白血病的作用机制研究较少，但良好的疗效以及现有的研究已经表明了雷公藤红素在抗白血病方向有广阔的研究前景和应用价值。

3.蟾酥

蟾酥是蟾蜍科动物中华大蟾蜍或黑框蟾蜍的干燥

分泌物。味辛、性温，有毒，归心经，功效为解毒，止痛，开窍醒神。适用于痈疽疔疮，瘰疬，咽喉肿痛，牙痛等病证。主要含有蟾蜍毒素类，蟾蜍配基类，蟾毒色胺类。蟾蜍灵是从传统中药蟾酥中提取的蟾毒配基之一。蟾蜍灵在体内外均抑制对 K562 细胞增殖，经蟾蜍灵处理的 K562 细胞，其核染色质凝集、碎裂，沿核周边分布，胞膜内陷将变性的细胞内容物包裹成凋亡小体，并可下调白血病特异性癌基因 WT1 蛋白表达，也可通过有效作用于细胞 DNA 断裂，加速细胞凋亡。蟾蜍他灵可以通过抑制 HL-60 细胞增殖活力，诱导细胞凋亡，而沙蟾毒精（ARE）作为蟾酥的主要活性成分之一，通过激活 RhoA/ROCK1 信号通路，促进 BAX 向线粒体转位，或通过持续激活 AMPK 促进 Drp1 向线粒体转位，增加线粒体裂变，进而抑制 NADH 氧化呼吸链复合体 I、III、IV 酶活性，致使线粒体能量代谢紊乱，两种机制均可诱导白细胞凋亡，对急性白血病细胞 Jurkat 和 MV-4-11 有着高效杀伤作用。

4. 白花蛇舌草

白花蛇草为茜草科植物，其味微苦、甘、寒。归胃、大肠、小肠经。有清热解毒，利湿通淋之效。白花蛇舌草及其提取物可多种途径致白细胞凋亡，通过 PI3K/AKT、Wnt/β-catenin 信号通路抑制 HL-60 细胞增殖，诱导细胞凋亡。而白花蛇舌草乙醇提取物、香豆酸组合物均可诱导Kasumi-1细胞凋亡，前者通过调节Bax/BCL-2的表达影响线粒体途径与激活NF-κB信号通路以抑制原癌基因C-myc和AML1-ETO融合基因的表达，后者与Caspase家族蛋白、BCL-2家族蛋白和IAPs家族蛋白表达变化以及MAPKs信号通路的激活相关，有研究表明，白花蛇舌草总黄酮可诱导多药耐药白血病CEM/VCR细胞凋亡，细胞体积缩小、细胞膜出现皱缩，核聚集并且以新月形边聚于核膜下，细胞的染色质出现浓缩等，但具体作用机制尚不明确，根据多年研究结果，白花蛇舌草在抗肿瘤方面效果显著，有极好的临床价值。

5.冬凌草

冬凌草，也被称为冰凌花、冰凌草、雪花草等，是一种来自唇形科香茶菜属植物碎米桠的全株入药的草药。它具有清热解毒、消炎止痛、健胃活血等多重功效，显示出极高的药用价值。科学研究表明，冬凌草中的冬凌草甲素具有较强的抗肿瘤活性作用，对多种恶性肿瘤均有一定的治疗效果，尤其对白血病的治疗效果尤为显著。细胞试验证实，冬凌草甲素能够通过Fas/Fas L信号分子调控细胞色素C的释放，从而启动线粒体凋亡途径，使U937细胞发生凋亡。此外，在体内研究中发现，冬凌草甲素能够显著延长AML M2b

移植小鼠的生存期，且无明显的毒副作用，表明它可能对 t（8；21）AML 患者具有治疗作用。因此，冬凌草作为一种重要的草药资源，具有广泛的应用前景和巨大的开发潜力。

（二）健脾益气扶正

1. 人参

本品为第三纪子遗植物，属五加科，多年生草本植物。味甘，微苦，微温。归脾、肺、心、肾经。功效：大补元气，复脉固脱，补脾益肺，生津养血，安神益智。主要含有人参皂苷，以及多糖、挥发油、氨基酸、有机酸、黄酮类、维生素类和微量元素等。人参皂苷 Rh2 能通过作用 PI3K/Akt/mTOR 信号通路，可以增强对过度激活的 PI3K/Akt/mTOR 通路蛋白的抑制作用，可以加强细胞周期相关蛋白的抑制作用，对 Cyclin D1 蛋白的作用最明显，以此对 Jurkat 细胞增殖发挥抑制作用，同时阻抑 PI3K/Akt/mTOR 信号通路显著增加 Jurkat 细胞内的自噬小体数量，增强自噬活性，并且 GRh2 通过阻抑 PI3K/Akt/mTOR 信号通路的过度活化，增强 Jurkat 细胞自噬蛋白的表达，加剧细胞自噬，对抗急性淋巴细胞白血病有不错的作用。有研究表明人参可以通过调节巨噬细胞的免疫功能抑制肿瘤，但同时人参水提液能够调节肿瘤微环境中肿瘤相关巨噬细胞（TAMs）的表型进而抑制 A549 的增值，以达到抗肿瘤作用。且人参皂苷 Rg1 联合阿霉素能明显抑制 K562/ADR 细胞增殖和逆转其耐药性，并提高 K562/ADR 细胞对阿霉素的敏感性。

2.黄芪

黄芪为豆科植物蒙古黄芪或膜荚黄芪的干燥根。味甘，微温。归脾、肺经。功效：补气升阳，益气固表，利水消肿，生津养血，行滞通痹，脱毒排脓，敛疮生肌。黄芪甲苷通过调控 p62-NRF2 通路及其靶基因，增强了 L1210/DDP 细胞株对 DDP 敏感性，逆转 L1210/DDP 细胞株耐药的功效，且黄芪甲苷联合 DDP 作用于 L1210/DDP 细胞株，可以下调 p62-NRF2 信号通路的关键基因 p62、NRF2 及 HO-1 的表达，使肿瘤细胞抗氧化应激反应减弱，以增加对化疗药物的敏感性。此外，在体外黄芪甲苷可抑制急性髓系白血病 HL60 细胞增殖，诱导其凋亡，但作用机制尚不明确，可能与调节 Bax/BCL-2 凋亡信号通路有关。富硒黄芪多糖可通过激活了 Caspase-3 介导的信号通路，起到抑制白血病 K562 细胞的增殖，促进白血病 K562 细胞的凋亡的作用。

3.淫羊藿

淫羊藿又名仙灵脾、刚前，味辛、甘、温。归肝肾经，具有补肾阳、强筋骨、祛风湿功效，柯鸿等研究淫羊藿提取物对 AML 模型小鼠的细胞生物学影响，发现其药理作用类似于阿糖胞苷，通过下调 CD13 和 CD71 以诱导 HL-60 细胞凋亡，增强 PTEN 蛋白表达以抑制 HL-60 细胞增殖。淫羊藿苷通过抑制 BCL-2 蛋白表达水平和上调 Bax 蛋白表达水平诱导急性早幼粒细胞白血病 NB4 细胞株凋亡。淫羊藿苷可能通过阻断 PI3K/Akt 信号传导通路而实现抑制 L1210 细胞增殖效应。淫羊藿素能够剂量依赖性地裂解 PARP，以诱导人急性髓系白血病细胞株 KG-1a 细胞凋亡，其作用机制可能与抑制 Wnt/β-catenin 信号通路及其下游相关基因表达有关。

（三）养血活血止血

1.三七

本品为五加科植物，取其干燥根和根茎。其味甘，微苦，温。归肝胃经。具有散瘀止血，消肿止痛的功效。研究表明，三七皂苷 R1 可通过多种信号通路、多靶点诱导肿瘤细胞凋亡，包括生长因子及受体、转录因子及细胞增殖、凋亡的相关蛋白。人体内血清乳酸脱氢酶（LDH）与 VEGF 的水平升高与降低，反应着体内肿瘤负荷情况，且其高表达会促进急性白血病的发生和发展，可以作为评估预后的重要因素，三七总皂苷 R1 可以抑制 AML 细胞的 VEGF 表达水平，且临床观察发现，三七总皂苷与苦参注射液联合化疗，可以降低二者的水平，且三七皂苷 R1 可抑制

CD34$^+$人 AML 细胞增殖，与激活线粒体通路促进细胞凋亡相关，以减轻临床症状，值得临床进一步推广。同时，三七总皂苷可以通过作用于 Bax/BCL-2 通路，可以上调促凋亡蛋白 Bax 的表达，抑制抗凋亡蛋白 BCL-2 的表达，从而抑制肿瘤细胞增殖，以达到抗白血病的作用。

2. 当归

当归为伞形科植物，药取其干燥根，主产于甘肃，其味甘，辛，温。归肝、心、脾经。功效为补血活血，调经止痛，润肠通便。本品有增强机体免疫、抗肿瘤、抗菌、抗脂质过氧化、抗辐射等作用。当归多糖通过激活外源性促红细胞生成素（EPO）诱导的 JAK2/STAT5 酪氨酸磷酸化，可以增强介导的 JAK2/STAT5 信号通路，增加 K562 细胞对 EPO 的敏感性，可以对 K562 细胞起到生长抑制作用。Liu 等发现当归多糖能提高 L1210 荷瘤小鼠血清肿瘤坏死因子-α（TNF-α）、IL-2 和干扰素-γ（IFN-γ）水平，可以有效促进脾淋巴细胞增殖和巨噬细胞的吞噬作用，增强自然杀伤（NK）细胞的细胞毒性，诱导保护性免疫反应，提高免疫力，从而有效抑制白血病，在白血病治疗上有很大的应用前景。

3. 姜黄

姜黄为姜科植物，主产于四川，味辛、苦、温，具有活血行气，通经止痛的作用。主要含有姜黄酮、莪术酮、莪术醇等挥发油及姜黄素等。近年来，细胞周期与细胞癌变关系成为研究热点，细胞周期失控是癌变的重要原因，而其中G1～S期是细胞周期调控中最重要的调控点，而姜黄素可抑制人AML细胞株K562细胞增殖，将细胞周期阻滞于G0/G1期，促进细胞凋亡，且通过调控Bax、BCL-2和Caspase-3而诱导K562细胞凋亡。同时，姜黄素可通过与Mcl-1小分子抑制剂UMI-77联用的方式来增强对肿瘤细胞的杀伤效应，该作用可能是与降低线粒体膜电位及抑制Notch信号通路的异常激活相关。人BCL-2相关髓细胞白血病序列1（Mcl-1）是BCL-2家族蛋白的主要促存活成员，M通过调节细胞凋亡途径对细胞增殖、分化以及肿瘤发生均产生重要意义，通过隔离促凋亡多域蛋白Bax和Bak来抑制线粒体外膜的通透化发挥抗凋亡作用，在急性T淋巴细胞白血病中的应用研究提供了实验基础与理论依据。

二、中药单体

（一）高三尖杉酯碱

从三尖杉植物中提取出的三尖杉酯碱和高三尖杉酯碱，能抑制DNA合成，是一种周期非特异性药物，其中高三尖杉酯碱，是我国首先应用于白血病的治疗并取得了显著疗效的中药，它可抑制蛋白质合成，能够诱导多种白血病细胞凋亡。研究发现，高三尖杉酯碱可诱导 K562 和 Kasum-1 细胞凋亡发挥作用。同时，高三尖杉酯碱可激活 PARP 和 caspase-3，并抑制抗凋亡蛋白 Survivin，从而诱导细胞凋亡。近年研究表明，高三尖杉酯碱已被用于治疗急性白血病、慢性粒细胞白血病，其机制更多倾向于抑制蛋白质合成和诱导凋亡，具有极大的临床治疗价值。

（二）白芦藜醇

白藜芦醇是一种非黄酮类天然多酚化合物，具有广泛的植物来源，具有抗肿瘤、抗病毒等生物活性。研究表明，白藜芦醇可通过多种机制对人白血病细胞产生不同程度的拮抗作用，其衍生物 C3 和 C11 具有抑制癌细胞生长、抑制 NF-κB 活化、激活 sirtuin 和 5′-腺苷一磷酸活化蛋白激酶（AMPK）活性的作用。此外，白藜芦醇还可在几种人肿瘤细胞系中诱导自噬和凋亡。具体来说，Siedlecka-Kroplewska 等通过检测人白血病细胞 MOLT-4 和 HL-60 的自噬和凋亡及 DNA 降解等，发现白藜芦醇可作为白血病细胞的自噬调节剂和凋亡诱导剂。这些研究结果表明，白藜芦醇具有潜力作为 AML 治疗的药物。

随着现代医学技术的飞速发展，中医药在白血病治疗领域中的突出表现得到了广泛认可。中医药在白血病的治疗中展现出良好的临床效果和机制研究，取得了一系列显著的成果。与此同时，中医药在白血病治疗中的优势和潜力也逐渐显现，为患者提供了多种治疗选择。对于白血病患者来说，化疗后的毒副作用、化疗相关不良反应、治疗期间耐药性以及白血病细胞微小残留等问题一直是临床治疗的难点。而中医药介入治疗的有效改善，为这些问题提供了新的解决方案，展示了广阔的应用前景。中医药通过减毒增效，提高了化疗的疗效，缓解了患者的痛苦，改善了生活质量。然而，尽管中医药在白血病治疗中的临床应用和机制研究已经取得了一定的进展，但仍然存在一些不足之处。中医药治疗白血病的深度和先进性仍有待提高，需要进一步运用分子生物学、细胞遗传学等现代科学的新技术、新方法开展深入的研究。这样的研究将有助于更全面地揭示中医药治疗白血病的机制，进一步优化治疗方案，提高治疗效果。

综上所述，中医药在白血病治疗中的地位和作用日益凸显，其临床应用和机制研究具有广阔的前景和潜力。未来，我们期待更多的科研人员和临床医生能够共同努力，运用现代科学的新技术、新方法开展深入研究，为中医药在白血病治疗中的广泛应用提供更多的科学依据和支持。

（甘肃省中医院　申小惠）